一本书　一扇门　一位良师　一条心路

田原寻访中医经典系列　十年专业健康品牌

小剧场版

健康正能量

田原 中里巴人聚会中医奇人

田原◎著

中国医药科技出版社

内 容 提 要

　　本书为"田原寻访中医"系列丛书之一。早在几年前，"田原寻访中医行动"就开始筹划，并尝试录制了几期《中医达人——高手在民间》三人谈节目，由田原老师主持，邀请中里巴人老师为长期客座嘉宾，每期邀请一位实地追访过的民间中医高手。他们带着自古中医一脉传承下来的绝技、秘方、养生理念和数十年的临床经验，第一次从乡野走到镜头前，亮出独家观点，共同探讨是什么让我们生"病"？他们的视角、理念各不相同，但都为现代人推开一扇健康之门，为绝症病人打开一条生路。本书以访谈视频为蓝本，以文字形式，真实、原味地再现访谈现场——人物表情、动作、嘉宾互动、现场观众反响以及展示家传绝技等生动画面。本书形式和语言均与时下同类书籍大异其趣，通俗易懂而不失趣味性。

　　希望读者在了解更多新鲜实用的养生、保命的秘方、绝学之外，也能"看"到一个个生动、真实、有"人味儿"的民间中医人。

图书在版编目（CIP）数据

　　健康正能量：田原中里巴人聚会中医奇人 / 田原著 . —北京：中国医药科技出版社，2014.1

　　（田原寻访中医）

　　ISBN 978-7-5067-6494-0

　　Ⅰ . ①健… 　Ⅱ . ①田… 　Ⅲ . ①中医学 　Ⅳ . R2

中国版本图书馆 CIP 数据核字（2013）第 284807 号

出版　中国医药科技出版社
地址　北京市海淀区文慧园北路甲 22 号
邮编　100082
电话　发行：010-62227427　邮购：010-62236938
网址　www.cmstp.com
规格　710×1020mm $\frac{1}{16}$
印张　22 $\frac{3}{4}$
字数　244 千字
版次　2014 年 1 月第 1 版
印次　2014 年 1 月第 1 次印刷
印刷　三河市腾飞印务有限公司
经销　全国各地新华书店
书号　ISBN 978-7-5067-6494-0
定价　39.00 元
本社图书如存在印装质量问题请与本社联系调换

写在前面的话

这部书的终结稿，我在京北大杨山一户农家院里完成。每天，随着太阳升起而起，在院里一棵四五百年的核桃树下，和中里巴人一起静静聆听四位来自不同地域中医奇人的生命奇迹。

院子里长满了应季的蔬菜，有阳光的日子，鸟的叫声也欢快了许多。主人说，躺在自家的土炕上，屋前房后尽是鸟语。这几天，她们在开会呢，七嘴八舌商量着七月七的鹊桥相会，而就在七月七那天，平时随时可见的喜鹊一个都见不到了，都飞去了搭鹊桥……

如果能聆听自己的心声，在这里，我听见了自己的快乐和满足。

这部书中出现的四位中医人，都是我曾经着力采访和研究的奇人，他们都来自乡野，深谙自然的奥秘，因此不肯向命运屈服，或者说，他们都在用自己的肉身丈量生命，从自然的视角，探索更多关于人生与生命的真相。

如果中里巴人、董草原、陈胜征、符天昇、李生从书中来到这个农家院，我不知道那场景该有多么精彩好玩，他们一定会争先恐后地讲天说地，山水花草鱼鸟、太阳星星土地、玉米高粱空心菜、核桃栗子向日葵……还有身后大杨山上数不尽的草药。

与中里先生相识多年，我们时远时近，远时可以相互没有消息，近时，重温书稿方知深为同道。我觉得中里真是一个好玩的人，身在京城，却倾心本能，感性而敏锐，几乎完全保留了自然的天性。由此他的专业方向就很稀有：汇通自然，点校生命。

在这里，感谢中里，对"田原寻访中医"多年来的支持和理解！

69岁的董草原，从两次患癌，到开始研究中医理论、易文化，到成为民间治癌高手。此人桀骜不羁，江湖水深，看病、著书、吟诗。一斜背黄书包里，药丸、罗盘、水烟袋，常年不变，书包题名：为人民服务。

穿了一双草鞋的符天昇，从川南大山深处走出来的火灸传人。四川省非物质文化遗产，两个手的拇指一长一短，因常年以拇指施火。这一传承了几百年的中医绝活，可以治疗脑瘫儿、中风瘫痪、各种疑难杂症。这个真正的玩火人说，哎呀，这个火有多好！一根符氏火灸，竟然传袭了古老火文化之源。

69岁，腰杆儿笔挺的是广东民间中医陈胜征，有一双"X光眼"，早年从《易经》中悟出人生格局的秘密，结合古中医面诊，应用于临床。他在脸上定位五脏六腑，不用CT，只看你的眉眼五官，舌苔，摸皮肤温度……就能知道导致疾病的毒素藏在身体深处的哪个地方。我很认同他的八字养命箴言："死保肺胃，清理胱肠"。简单来说，保护好肺和胃，清理好膀胱和大肠，身体就会呈现出一个健康明朗的艳阳天。

李先生，一个普通的退休干部，不寻常的是，夫妻两人都患有癌症，并以癌症作为开始，重新认识身体。他不屈从于命运的安排，也不屈服于现代医学对癌症的判定。他不懈地和癌症抗争，因此妻子延命二十多年，在自己被诊断为贲门腺癌后，又继续向高人学习，寻找并自建保命良方。遗憾的是，不久前，获知李先生的妻子刚刚过世。但是在这个过程中，李先生顽强的精神力量，他所体悟并发现的身体秘密，和对抗癌症的很多方法，值得拿出来与更多的人分享。

超级畅销书《正能量》中，作者说了这样一番话：根据弗洛伊德的理论，人们倾向于将不好的想法从意识中赶走，赶到潜意识中去。一旦进入潜意识，那些不好的想法消失了，转化成为精神能量。当人们积累了足够多的精神能量时，那些想法开始通过多种不健康的方式影响人的意识，导致人们产生不安感、精神病或焦虑症等。

我们每一个人的身体，都是拥有无上智慧的生命个体，都是造物主的巧思。当身体不舒服了、亚健康了、病了，或者当生活过得不那么如意，烦恼得有些头痛时，在将身体随意地交给陌生人之前，先想一想，他是不是会如你自己一般，从根本上善待你的身体。这就像不会有任何人，比你更爱自己的孩子。我们需要做的，是唤醒生命潜藏的智慧，唤醒理查德·怀斯曼先生所说的"正能量"。

2013年，按照古中医五运六气的说法，是火运不及的一年，这让我们度过了一个有些凉意的春天，很多人出现了看似没有原因的不舒服。希望这本书的问世，给每位读者，在这样一个特殊的年份里，送去一份温暖祝福。

几位特别嘉宾，他们带着使命来到这世界，不肯屈从于大多数人都在走的那条路，历经磨难，探索着生命的真相。

通过这本书，他们将用大半辈子生命凝炼的智慧之火，传递给您，您在点燃自己，唤醒身体正能量的同时，也可以将它传递给爱人、孩子、朋友……

2013年7月于北京大杨山一农舍

3

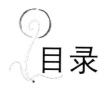

目录

健康正能量
剧场版

健康正能量
文艺版

健康正能量
剧场版

有人说，舞台是一个只有三面墙的微型世界，第四面墙是观众，他们悄然观察着台上人物的一言一行，洞悉人物性格和内心世界。希望我们精心策划的"剧场版"，能让您在了更多新鲜、实用的生命新知之外，也能看到一个生动、真实、有"人味儿"的民间中医人。演出，现在开始！

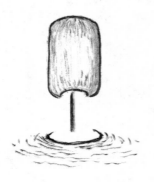

你是一盏灯火
我是一盏灯火
他是一盏灯火
我们，汇聚成能量

开场白

我们每一个人，既然来到了这个世上，就都没打算活着回去。（很著名的一句话）

所以，死亡并不恐惧，如果死亡没有痛苦，甚至还很舒服。人恐惧的，是依然活着的时候，要经历疾病的痛苦。所以我们保健，我们养生，我们求长寿之道。说到底，我们寻找的，不是神医，不是神药，是有生之年，那一份生命的安全感。

但是生命的安全感怎样去获得？

"田原寻访中医"早在几年前，就开始筹划，并尝试录制了几期《中医达人——高手在民间》三人谈节目，由田原老师主持，邀请中里巴人老师为长期客座嘉宾，每一期邀请一位我们实地追访过的民间中医高手。他们带着自古中医传承的绝技、秘方、养生理念，第一次从乡野走进都市，从家里的诊所走到镜头前面，亮出自己的独家观点，共同探讨，是什么让我们生"病"？他们的视角、理念各不相同，但每一个理念，都为现代人推开一扇健康之门，为绝症病人打开一条生路。

所谓"剧场版"，就是将《中医达人》节目，以剧本的形式，将除了访谈内容之外的场景，人物表情、动作，嘉宾互动，现场观众反响，民间中医展示家传绝技等现场场景，首次以文字形式，原滋原味地呈现出来。使得每一位读者如同亲临现场。

有人说，舞台是一个只有三面墙的微型世界，第四面墙是观众，他们悄然观察着台上人物的一言一行，洞悉人物性格和内心世界。希望我们精心策划的"剧场版"，能让您在了更多新鲜、实用的生命新知之外，也能看到一个生动、真实、有"人味儿"的民间中医人。

演出，现在开始！

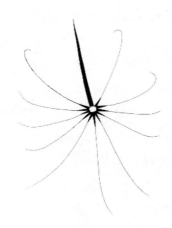

用文字打破时空的束缚

现在，请自由穿梭于我们的剧场之中

小剧场一：ái若莲开

时间：2011年10月29日
地点：北京同春堂皮肤病医院

本场嘉宾：董草原

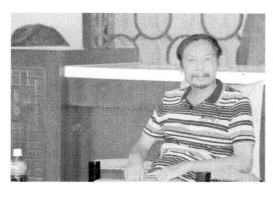

此人乃民间中医师。六十有九，不羁的性格，飘逸的秀发，人送绰号"董大侠"。

此人青、中年时期，曾两次患癌，两次死里逃生。此后，便以治疗天下癌症为己愿，遍读《易经》、《内经》等古传秘籍，内外功兼修50年，终于创立独门治癌秘法——"中医阴阳五行治癌学说"，以"阴阳力致癌−治癌理论"为指导，自制系列中药秘方，临床治愈各类癌症患者万余人。《中国中医药报》冠以"董氏中医学原理"。获广东省十大科技进步奖。国家民委评选"2008年中医药最具影响力人物"。

早年，其常年身着后现代怀旧混搭风海蓝中山装，搭配"为人民服务"黄书包。

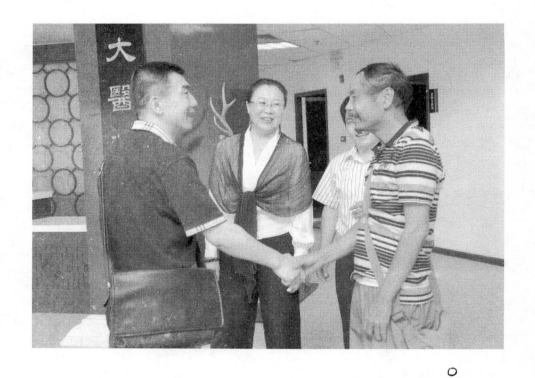

董草原、中里巴人，他们从各自的世界里走出来，在这里相遇了。

本场剧情梗概

广东化州，密林深处，一大院子里有座"癌症楼"。三十多个房间，没有电视、收音机等任何跟"娱乐"沾边儿的现代玩意儿。每个房间，除了门，唯一的通路，是高高在上，只有孩子能爬进爬出的小窗户，在清静的房间里画出方寸外景。

这座小楼，以一种非常手段，护卫着住在里面的癌症病人，不让他们吹一丝风，受一点凉，多消耗一点精气神儿。他们的起居生活都在这里，并在这里远离现代生活方式，重修性命。

这一场，主角是董草原。

癌是怎样的一种生命？它如何在食物、冷热、心神的偏差中，悄然滋生？在癌症发病率逐年增高的今天，怎样做，才是有效防癌？癌症患者如何做到自救，逆转生死？

佛说，人生有七种苦难：生、老、病、死、爱别离、怨长久、求不得。

也有人说，七种苦难，其实是七座"道场"，修的是生命的菩提。

若疾病是修行，ái，或许是修行路上最为坎坷的一段，唯有放下恐惧，张开心眼，才能看到，在她让人恐惧的发音背后，原来是生命慈悲的一面——若苦难是灯火，苦难越重，方向也就越明朗，告诉你，洗尽铅华，回头是岸，终于，ái 若莲花，绽出全新生命。

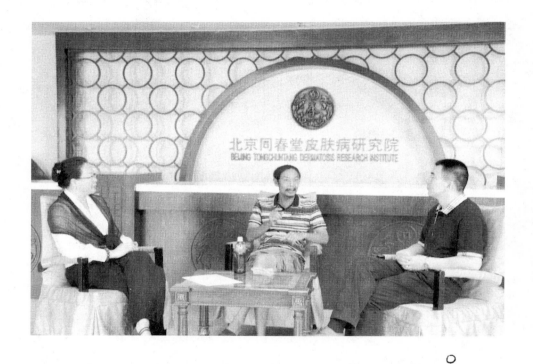

同春堂的主人以另一种形式加入他们。有关他的一本书，
叫作《揭开皮肤病的真相》。

第1幕　对你的血液循环长点儿心吧

【镜头特写】天气晴好，自然光从窗外匀称地撒进室内。镜头从低处向上摇，扫过装饰的双龙斗珠雕花梁，在高悬的清乾隆御赐"同春堂"匾上停留片刻，又晃晃悠悠地回摆到屋子中央的梨花木小方桌。三张木椅围桌而放，两张空荡荡的，静默等待客人。只有田原坐在其中一把椅子上，若有所思。摄影师说：开拍。田原动了动身子，面对镜头，找着自己的最佳状态。

田　原：今天请来的这位，是广东乡野的一位民间中医。

记得我和编辑们第一次见到他的时候，很被震了一下。一身蓝色的棉布工装，斜背着一个黄书包，冬月里，拖拉着一双露脚板儿的酱紫色塑料拖鞋。我还记得书包上面写着五个红色大字——为人民服务。据说这是他的日常打扮。如果没人告诉你，你绝对想不到他是一位中医，而且能治癌症。

不过很遗憾，今天大家看不到我最初认识的那位董先生了，因为他今天莫明其妙的穿得特别利索、主流。我还有点儿不适应。

有请民间中医师董草原。

【画面】董草原上场，短发修剪得很利落，一身横纹T恤、军绿短裤，依旧光脚、拖拉板儿。手里拎着个矿泉水瓶，在靠近瓶子半腰戳个洞，插根竹管，充当水烟袋。原本透亮的瓶体，此时已是乌漆墨黑。

田　原：您这自制水烟袋够有特色的。

董草原：这就是我民间中医的一个特色。抽水烟。

【画面】董草原把"矿泉水牌"水烟和装烟草的塑料袋摆在桌上。坐稳后，两条腿不停地晃，似乎是紧张，看表情又异常镇定。

田　原：下面要请上来这位，很多女同胞们见了，恐怕心里都有同一个想法，原来"帅"也可以这么具体。（笑）有请全民养生偶像，中里巴人老师。

董草原：他很年轻。

【画面】中里巴人上场。一身黑衣、黑裤，非名牌，非高档。浓眉大眼的喜庆模样，有那么几分像是成人版的蜡笔小新。

田　原：刚刚看到两位在一旁聊得甚欢，记得我给了中里老师几包神秘的药粉，就是董医师的。您吃了吗？

中里巴人：我尝试了。因为我不太知道具体是调理哪个地方的，但吃了感觉很舒服。今天我是特意请教。我说这几种药，到底是一个什么思路？先从哪块儿调养？问完这个呢，可能也就知道董先生治病的一个思路，就是请教一下这个问题。

田　原：董医师先解释一下，为什么中里老师吃完药感觉很舒服？

董草原：其实这里有一个很重要的原因，有一包药，它主要呢，是调理血液循环，我这几十年在临床中反复使用。

人的健康，人的疾病，都与血液循环相关。你救一个人，首先救他的血，调理他的血液循环，这个人就生了。所以我医病，首先要在血液上用功，血液循环一好了，人就健康了；血液循环不好了，就容易生百病。所以血液是最重要的。所以我这个药呢，各种各样的病，几乎都要用到它，因为每一种病，都要影响到血液。只不过有时候它起主要作用，有时候是辅助作用。

身体里的血液，就好像我们长江里的水，水流通了，这个长江流域周围的生态就正常了，如果这个水不流通，问题就出来了。

要想血液的循环好，需要做到几个方面，一个，通过刺激生命机能的作用，加速他的血液循环。第二个，要把血液里面，妨碍这个血液循环的多余的水分、废物解掉。你的五脏六腑新陈代谢出来的很多水分啊、废物啊，都在血液里面的。血液循环一慢了，水分、废物不好排出去，积在体内，就越来越慢，最后恶性循环，慢慢地就要引起急性、慢性的……各种各样的病。

田　原：现代医学的透析比较流行，透析就相当于把血液清理一遍。一位台湾学者说，在台湾，家境好的人家甚至会在家里摆一台透析仪。

中里，关于血液循环的问题您怎么看？

【画面】在田原与中里对话时，董草原把水烟拿起来，用手指捏了些烟草，熟练地搓成球，塞到瓶身上插着的竹管里，掏出打火机点着，对着瓶口，呼噜呼噜抽了两口，再弹掉竹管上已经烧成灰的烟草。

中里巴人：董老师说到了这个问题的实质上。如果血流通畅，没有废物的阻碍，人就是健康的。我觉得这个说法是非常棒的。

一个就是呢，血液循环要顺畅，想要顺畅就得有力，就是要给一个冲击的力量，不能太缓慢了，缓慢了，一些脏东西代谢不出去，就会沉积下来，比如湿浊这一类东西。这既是疾病产生的一个原因，也是一个结果。因为这是一个恶性循环。

董草原：加速血液循环，解这个血液里面多余的热量、水分，解掉废物，改善血液的体循环，达到一个养生、治病目的。这里面呢，还有一个血液里存在多余热量的问题，要把这个多余的热量降低。

田　原：这里有一个关键词出现了，"解"。这个词很有意思。

中里巴人：我提一个问题，您这促进血液循环的药，从属性来说，是偏寒还是偏热？

董草原：不寒、不热，我用药要阴阳平衡的，寒热一起来用的。

田　原：您这个药里由多少味药组成？

董草原：有18种，其中草药是10种，其他8种是中药。

田　原：草药和中药不一样吗？

董草原：我那个草药是指我当地出来的，在《本草纲目》里面没有记载的，中药呢，是说《本草纲目》里有记载的。

田　原：能说几味比较重要的药吗？

董草原：可以，比如一个很重要的药呢，叫独活，这个药呢，一个有解表的作用，解表就是能扩张体表的毛细血管，把毛孔打开；第二个呢，它的药性呢，能把血液里面多余的水分解掉，祛湿散寒，就是这个意思。

《本草纲目》里，独活的作用就是去风、去水。我用独活跟它是一样的嘛。

除了独活，再一个呢，我还配有生地，生地呢，养阴，哪一个药过量了，引起机体的不适应，就用这个生地来平衡其他药的副作用，养阴就不会太过了，阴阳就平衡了。阴阳合则万物生。

中里巴人：您这药里面强调君臣佐使吗？

董草原：独活和生地就是作为君药啊。

我每一味药呢，都有每一味药的作用，但是每一味药呢，又肯定有每一味药的副作用，偏性，这个偏性呢，就需要另外一种药，把它抵消掉，或者控制起来。医生治病，安全第一。所以我的这个药呢，说简单了，它就是调理血液循环，对高血压、糖尿病，还有特别重要的，对重感冒，比如非典啊，那些所谓的病毒性的流感，它的作用很好，但是不容易被人相信的。如果42℃的高烧，用姜煲水。有医生试过，他按我的方法连试8个病人，这8个病人都在1小时以内把39℃左右的高烧降到了正常。

田　原：遗憾的是，董医师不能公布方子的成分，但是，大家可以在加强血液循环这里用点心，多关注自己的身体是否有瘀滞，其实生活中还是有很多办法，记住一个观点：让自己的血液循环更加干净通畅。

第 2 幕　人活一口气

田　　原：血液循环好了，身体不生病。这是董医师的一个核心理论。中里老师说说您的看法？

中里巴人：具体的运作过程我不太清楚，直觉来讲应该是有道理的。

还有这个想法呀，也是与众不同。他从人体这个湿气入手，然后呢，既祛湿又不伤阴，有一个源源不断地补充。就是一边排解掉废物，一边又生出新的东西。陈血去了，新血又生起来了。我觉得这个思路应该是没问题的。

就是有一个疑问，您在用药的时候，以什么为血液循环的原动力？这个里边牵扯一个医理问题，因为药这个东西本身来讲，我自己认为，能量有限，这个药物啊，必须得和身体的动力啊，动能的驱向，合二为一，这个药才能真正起到作用，它是一个推波助澜的作用，它不能跟身体相抵触，或者完全依靠药的力量，在身体里进行循环、治病。所以我想问董老师，清除血液里的脏东西，您这个推动的动力是什么，这个动力从哪儿来的？还有一个就是当初造成血液不能很好循环的原因是什么？董老师刚才说了，有的是从外边儿进来的，喝了过量的水、吃了过量的人参等等，在体内不能很好地运化，产生了堆积，然后，阻碍了血液的这种正常循环。

但是外来的一般都是诱因嘛，它能造成这个堵，我觉得首先还是因为我们身体里有这个底子。比如说我吃了人参精可能就没事儿，但是他吃了，因为他本身的体质因素，有个底子在这儿，人参精和他这个体质一结合，两个原因共同产生的作用，造成肿瘤了。

就是说，能量本身可能没有好坏，但是人的体质不同，所以有的人它就变成了体内的一种负能量，但有的人，对他可能还是一种正能量。

董草原：你这个思路最对了。没有生命机能的作用，任何的药物都没有治病的效果，没有生命机能的作用，任何食物，也没有养生保健的作用。

药物治病，也是调动生命机能的作用，解决一些妨碍机能运作的其他原因，进而提高生命机能的作用，然后最终去解决这个病的，是我们自己的生命机能，不是药物。

我就说，不要迷信药物！

还有一个，现代人听到血液循环，首先想到主要是心脏的作用，错了！血液循环是整体生命作用的结果，不但是心脏，也不但是五脏六腑，它还有精神体的统率作用。它是整体生命机能作用的结果。所以能救回一个人的命，要救就救他的五脏六腑跟精神，这能救他的命。

田　原：归纳一下，精神治，环境治，药物治。其实总体来说是唤醒生命的正能量，而不是治病而已。

中里巴人：我觉得是这样，一般人听董先生这话呢，不是很容易听懂，因为不知道从哪儿找一个切入点。

比如我们说你先把毒素排掉，身体就会恢复到一个好的环境，血液循环自然就得到了优化。但是这个毒素怎么排掉？用药直接给它解掉？还是要借助你本身的某个机能，药是通过这个身体的机能来起作用，然后才把这个毒排掉？所以这里边是一个切入点的问题。

就是说像多米诺骨牌一样，推的这下并不使劲儿，但推的那个点很重要。所以董老师诊病也好，治疗也好，以什么为真正的原点？这是非常重要的，是他的一个核心力量。

比如说"心主神明"，是，我一切动力都从这儿来的，但是负动力是不是也从这儿来的？

比如说癌的问题。我看了《破解重大疾病的迹象》，董老师说癌是另一种生命。那么什么是生命？生命其实说得白一点，它是一个能量的表现体。那么癌这个生命，它的能量是从哪儿来的？董老师就认为，一瓶人参精，诱发了他这个骨癌了。但是我还是说，人参精作用于您的身体，造成了一个癌生命，有一个前提，就是您的体质本身已经提供基础了。

因为客观的说，也不是每个吃了一瓶人参精的人，后来都诱发癌症了。别人吃人参怎么不诱发？比如我自己，过去我尝试的时候，一天吃三根儿人参。也没事儿，最多放几个屁而已，也能排出去。因为它通了。只要通了就不上火，不通了，鼻子就要出血。往下通，它就往下走，不是走大小便，就是走这个屁。所以我吃了几根儿人参，我也没事儿。

那董老师可能本身就是不通，吃了人参精以后，就在腿上堆积了这么一个瘤子。但他一吃萝卜，也通了，也没事儿了。

所以我想问的是，这个负能量，它是怎么产生的，怎么堆积的，然后怎么化解。了解了这一系列的过程，知道怎么产生的，我才能知道怎么化解。先把这源头给去掉。这些是董老师宝贝的东西。

当然我不知道董老师愿不愿意随意地说，但是我愿意向董老师请教这个问题。

其实有一点，董老师在无意当中说出来了，当解析一个病人时，他说这个静脉血和动脉血，只有通过出汗，才能进行交流。就是说这个动脉到静脉的转换过程，必须要经过中间的一个程序，就是毛孔打开，才能产生气体的交换。

这些东西全是亮点。

他可能觉得我这还用说吗？这可能大家都知道。其实一般人都不知道。像这些东西，董老师不觉得需要当成一个单独的理论来说，其实是非常重要的，我觉得这才是董老师真正的核心思想。

【画面】董草原只要思考或者准备发言，就得来两口水烟。

田　原：动脉血到静脉血的转换，必须要通过出汗。很多人想都没想过这个问题。从大的范畴来说，一个人死亡了，就停止呼吸了，动静脉血也就不需要交换了。

记得在写作《破解重大疾病的迹象》的时候，我记住了董医师的一个观点：出汗是检验血液循环是否畅通的一个重要方法。其实大家观察自己就会有所发现。记得在一个桑拿房里，我见到一个四十多岁的女人，她的全身乃至脚都会流汗！而我们很多人腿和脚已经很难会出汗了。她说，原来生病的时候腿和脚是不会流汗的。当然，这也许是个案。

中里巴人：实际上是这样。人在死亡的时候，血液还存在，血管也存在，但没有气儿。人死亡以后，皮肤上切个口，血还在那儿流，但是气儿没了。所以气儿这个东西，实际上是衡量生命的主体。

我看到一个消息，现代医学做过一项研究，解剖了300具尸体，也找不着经络在哪儿。其实活体才存在经络，死了就无所谓经络了。人活一口气。

通电的时候那叫电线，不通电的时候那叫铁丝儿。

董草原：有一个俄国的科学家，他能把某一个人体内的经络显像出来，中央台播这个节目的时候我有看到。人的生命呢，由三个方面构成的，一个精神系统，这个既包括了解剖学意义上的神经系统，同时也包括人们常说的这个形而上的心灵世界；第二个，生命系统，就是阴阳系统，这是中医所独有的一套体系，它是无形的，是生命能量的一个源头；还有一个物质体，就是以五脏六腑为主体的各个器官实体。

也就是说人的生命结构呢，既有有形的一部分，也有无形的一部分。站在纯粹物质的角度去看待生命、看待疾病，你只能看到生命很少的一部分，还有很大一部分你没有知道。所以说，现代医学，只知道生命体是怎么回事，搞得很清楚。但是根本上，还不知道生命是怎么回事！

生命是一个整体，每一个生命机能的作用，都是整体的表现。比如，人能够发出声音，要是认为就靠声带的震动，那就错了！这个声音，是由五脏六腑发出来的，再往大一点说，人的声音，是自然界给你的，所以《内经》说"天有雷电，人有声音；……天有五音，人有五脏；天有六律，人有六腑。"这就是天人合一。中医治病，一听这个人的声音，就知道他哪个脏腑有问题，就是这个道理。

第3幕　俺们都有两个世界

田　原：很多人看了《破解重大疾病的迹象》这本书以后，好像看到了最后的希望，给我打电话、写信，要找董医师看病。我觉得有必要强调一下，董草原不是神医，在他的医院里，确实有些人活下来了，但也有没活下来的。

我在写这本书的时候，有一个感悟，一个癌症病人也好，或者其他的绝症、重症病人，再好的医生，能给你的帮助其实也很有限。唯有自己脱胎换骨、洗心革面，才能够重新做人，才能够活下来。怎么样脱胎换骨？某种意义上就是取决于精神体的作用。"心主神明"，一个起心动念和另一个起心动念可能就是两条道路。

董草原："心主神明"和"心主血脉"，实际上说的是两个心，一个是中心的心，一个是心脏的心。

中里巴人：我觉得是这样，人有两个世界，一个是每天生活的这个现实世界，也就是说身体这个层面所处的空间；还有一个是精神世界，就是说的"心主神明"这个世界。

比如说一棵大树，精神世界就像什么呢，就是像被土壤埋藏的根一样，现实世界是地面上的树干。我们一般呢，习惯于把关注点放到现实世界的这棵枝繁叶茂的树干上。但是有的时候，一棵树倒了，其实树干是没有什么问题的，是树根烂了。就是说树根如果不行，这树怎么也长不好，有一天它肯定会倒的。所以一定要整体地来看这棵树，既要看它的地上部分，也要看地下部分。那么在人来说，既要关照现实世界，也要关照精神世界，这才是一个完整的生命。

人的病也是，有时候看上去，是身体病了，其实病根儿要从精神世界、内心世界来寻找和祛除。

田　原：所以过去的"批斗会"就会深挖一个人的灵魂深处，的确，疾病是身体或者灵魂的另一种表达。另一方面，洗心革面就是一件很艰难的事情，所以一些人的疾病很难治愈。

董草原：是一方面吧。精神体是生命的统率，是君主，它的指挥、控制能力差一点，"身体国家"就不好了，一个人生命机能的运作，外在语言、行为等，都是由精神体来指挥、控制的，所以说精神体出了一点问题，他的"身体国家"就要出很大的差错。

田　原：正所谓"君子慎始，差若毫厘，缪以千里。"或者用"蝴蝶效应"来解释会更好理解。其实有的时候回头想想，你今天的人生，就是源于若干年前，一个忽然闪进脑海的念头。一念之间，整个人生就不同了。可是很多人会有疑问，是谁在操控我们的精神体？谁给了我们这个"一念之间"？

董草原：我说了，可能会有人说是迷信，但是我解释给你听，你就不觉得是迷信了，还觉得这是最好的科学。操控我们精神体的是什么呢？就是中国古代的自然地理学。这就是我在学习易学之后，发现的最好的一门科学。

学过中国的自然地理你就知道，所有外界的、五官能感知到的东西，它首先就要储存于大脑，存在大脑以后呢，就影响大脑。外界的环境是好的，大脑接受的就是好的；外面的环境是坏的，大脑适应的也是坏的。外界环境不是直接使人致病，它是通过储存于大脑之后，对精神体的影响、扰乱，来构成和改变一个人的言行。

田　原：也就是今天西方人所说环境心理学、环境行为学。不少人也认同人是环境的产物。大环境、小环境，都是环境。

董草原：这个问题说得太对了。中国有医、卜、星、相、风水五门学问，就是从不同的角度去认知生命。

医是从疾病、健康的角度认识生命。卜，是以认识生命发展变化的范围、速度等为相关因素的一门科学，而且它要不断地去验证。星，指现在说的天文学，日夜的变化、天上的星宿。你看它们很遥远，好像跟我们没有关系，其实有关系。在太阳系里面呢，星星不断地运行，太阳靠近一点地球的回归线，相应半球，大地的温度就高一点，万物生机蓬勃；远离一点，大地就冷一点，万物的生命力就低一点。

中里巴人：您说太阳的光照，对我们身体温度的影响，这个观点很独特。人体的温度，是影响一个人疾病、健康的重要因素。但是这个温度的改变，主要是受谁的影响？是受心理的操纵，还是受外界阳光、温度的操纵，哪一个是主体？

董草原：外界环境是主体。所以《黄帝内经》有一个很好的说法，"阳主外，阴主内"。从人的角度来说，谁是内呢？人体是内，是阴；外界是阳。所以阳是构成生命的主要因素，阴是附属地位。也就是说，人体跟人体以外，自然界的力量，互相交融，才构成了完整的生命，人的生命，无时无刻不受到自然力的影响，自然界的力量是生命的主宰。

田　原：这是董医师一个精彩的观点：如果把人放到自然界中，

天人合一的话，我们的肉身是阴，外界环境是阳。"阳主阴从"，外界环境的"阳"，是操控人体的主要因素。比如人的体温和情绪。

董草原：对，但是现在科学还没发现啊。

中里巴人：您说从大的环境来说呢，外界是阳，人体是阴，人体是受自然、受宇宙操控的。咱们回归到人本身，哪部分是一个人的原动力，哪部分是副动力？比如说像气血啊或者像寒热啊……

董草原：中医呢，就站在阴阳生命力的立场。

我说的阴阳，不是教科书上的概念。我说的阴阳就是冷热，冷热就是两种不同物质的吸引力。孤阴不长，孤阳不生。这两种力合起来，就是生命力，合起来的结果，量化了，就是温度。很简单啊，温度就是生命力的量度。

人的"体温"也是阴阳的量化。

现在人对体温的认识，仅仅停留在概念层面，他还不知道，体温是由人体内部阴的一方面、阳的一方面，也就是冷的一方面和热的一方面，综合起来，产生了这个正常的温度了。很多人没有这个概念。

所以万事万物要"变"，生命要"生"，第一个就要有"力"，就是阴阳力、冷热力，也就是生命力，没有这个力的作用，就没有生命。人只有肉身这个物质体，没有生命力的作用，那不算是生命。现在科学还没完全认识生命力，我们中医五千年前就已经认识到了。

中里巴人：董老师的意思是生命产生，是两种力的合力，就是"阴阳力"，也就是冷热力。有了这两种力的结合，最后才产生出一个动力，这是生命的一个源头，有了这个源头，生命体的各项机能才能运转起来，生命才是活的。

田　原：阴阳就是冷热，阴阳力就是冷热力，是一切生命的源头。

这个理念看似很不好理解，但是我们可以观察自然现象，就特别好理解了。中国文化的源头，最初就是源于古人对自然现象的观察。

咱们就说风是怎么产生的？实际上它就是冷热力造成的一种空气流动，简单来说，就是一个"热胀冷缩"的结果。太阳照射大地，温度升高，地面上的空气受热膨胀，形成上升趋势，在高空遇到冷空气后，又加重降落，降落的过程中，不断的碰到从地面升上来的热空气……现代科学将这种空气的流动定义为"风"。降雨从根本上来说也是类似的原理。从这个角度来说，大自然冷热的变化，决定了某个地域空气的湿润度，风多还是风少，降雨多少等等，然后这样的自然环境，又决定了适宜生长什么样的植物、动物，决定了当地人的样貌、性格有什么共同特点，以及"地方性体质"、疾病的趋同……其实这都可以说是"风水"的一部分。

中里巴人：我觉得董老师这是一个很棒的说法。也确实是明析了，生命的推动力究竟是什么。但是对一般人来讲，可能还是想落到某些更具象，或者能够量化的东西上面来。比如阴阳，它不是有形的，比如说阳气，是人体的哪个脏器先产生的？比如《内经》里说肝为将军之官、肺为宰相之官……五脏六腑都有各自的职能，那回到阴阳的问题上来说，这些脏器里的阴阳是怎么运作的？

董草原：很简单，这个人死了，就没有温度了，就是"孤阴"。孤阴不长，人就死了；这个人的温度高了，也死了，但是死了以后也没有温度了，没有温度也就没有生命力。这个温度哪里来的？没有太阳，没有地球，就没有这个温度。

汽车那个发动机要运作，它需要热量，它的热量由油产生的，平衡它的热量的，就是水。人体内部呢，所需要的热量，是来自于自然的药物、食物，在现在的人看来，这些药物和食物，没有吃到肚子里，它是没有明显的寒热表现的，就像水和油，在没有服务于汽车发动机以前，谁也不能说这个油是热性的，水是寒性的；但是一服务于发动机，就表现出来了，寒是水生的，这个热是油生的。

我们平时吃的东西也是一样，表面看来没有寒热，进到人体内部以后，在人体生命机能的作用下，寒性的食物就产生寒，热性食物产生的就是热量。所以呢，如果你这个人喜欢吃热的，产生热量的食物、药物吃多了，身体里面的火就盛，阳热就超标了；你喜欢吃那个寒性的食物、药物，里面的阴寒就加重。这都是阴阳失调。你的体质就在吃喝拉撒中这么不断地在变，没有那么复杂。

田　　原：谁掌握并驾驭了"寒热"规律，谁就掌握了健康。大的理念没问题，但真正落实到生活中，点点滴滴都是细节。所以理论掌握了，但是缺少方法。总不能用温度计来检测我目前的体质是寒了，还是热了；是偏阴了还是偏阳了。普通人怎么去实践？

董草原：这个呢，现代医学很科学，用温度计能测量出体温的高低。但是我要告诉你，这是错的！完全错了。他不但不能判断身体里面的阴阳、冷热，而且还产生误导。为什么呢？人体的五脏六腑都有冷热变化，这个冷热变化，你用温度计是测不出来的。

比如肝癌，他首先出现的，就是肝里面的热量超标。但是你用温度计测量，他的体温是正常的，你只有用手掌一按肝这个部位，热手的。

所以中医诊断疾病，要诊断你的寒热、阴阳，是很重要的一条。怎么诊断啊？一个就是用手去摸，凭自己的手感。

田　　原：您这方法让我想到宫寒的女人，用手掌贴在小腹的地方，用心地去感知，一定能感觉到从小腹里面渗透出来的寒气，跟按其他部位的感觉完全不一样。过去孩子发烧的时候，家长不也是用手背去贴贴额头嘛，很少用温度计。

董草原：任何的科学仪器都比不上人的自感。要把"自感"唤醒。这个东西呢，你总不用它，它就麻痹了。有好多病人，你问他大便好不好？睡眠好不好？月经好不好？他全回答你，我很好啊，挺正常啊。我没有什么感觉啊，就突然得了这个病……怎么可能没有感觉！是连他自己都已经不知道什么是正常的，就感觉不到异常。但是这个"自感"，只要人还活着，它就不会死掉，只要你呼唤它，它还是会慢慢苏醒。最简单的，平时没有事的时候，摸摸额头，再摸摸小腿，如果上面热、下面凉，就是上下的阴阳失调。

田　原：正常情况下，身体上部和下部的温度应该一样吗？

董草原：不一样，但是人发烧的时候为什么能摸出来？就是当它的温度超出一个正常范围，或者过于热，或者过于寒的时候，你自己就知道。

再一个呢，摸心口窝，摸胃脘，再摸一下小腹。这三点的温度，证明的是三焦的问题。

如果上面热，特别是女性，两个乳房的温度高，那说明上焦的这个肺呀，温度就高了，里边的热量大了，这是肺癌发生的准备工作。

中部，胃脘这个地方，发热，烫烫的，热量超标，就算以后发不成胃癌，也是糖尿病或者肝癌。

下部，这个小腹，女人的腹部凉了，很快就要有子宫肌瘤；热了，就是在做患子宫癌的准备工作。

第4幕　测体温就是测阴阳

中里巴人：董老师的意思是，寒，说明能量不足；热，说明能量有余？

董草原：是，但是我说的不是现在人通常理解的能量。

田　　原：其实就是一个冷热阴阳失衡的问题，只不过在他的临床经验来说，更强调：温度升高，是导致生命变异的一个基础。他认为高温促使生命发生变异，癌肿瘤，就是高热之下变异出来的新生命。有点类似于在湿热环境下，树木会长出蘑菇。

所以他认为没事儿的时候，咱们就按按自己的上焦、中焦、下焦，来个"自检"。如果哪一部分的热量过盛了，说明这儿就有问题了，已经为一些疾病的产生奠定了基础，爆发就是一个时间问题。

董草原：这个观点呢，现在科学没有认识，但是《黄帝内经》里面说得很清楚了，"阴阳者，天地之道也，万物之纲纪，变化之父母，生杀之本始。"就是说阴阳是纲纪，它限制着生命万物的发展变化。

这个纲纪，就如同一个国家的政纲、法纪，一旦纲纪废驰，国家是要毁灭的。身体也一样啊，没有了纲纪的，冷热不均，哪一个地方的热量高了，那个地方的多余物质，在高热量的作用下就会变质，变成另外一种物质。这就好像癌细胞跟病毒。很多流感病人，根据我的观察，体温达到38℃，他不舒服，到医院去，检查不出来体内有流感病毒；体温超过39℃了，才能确认他是病毒性的感冒。但是当他的体温一降到正常范围呢，血液里面又没有流感病毒了。为什么？这就告诉你，不是病毒引起了流感，而是他体内热量、水分超标，才产生的病毒。

所以说流感不是病毒引起的，是体内先有了病毒的生长环境，才发现了病毒。所以即使是流行性的感冒，也有很多人不会被传染。就像非典啊，禽流感啊，这个病毒都不是外界传过来的，是你自己体内产生的。

这就涉及到一个问题，人体内的营养和水分超标，在体温上是怎么表现的？

如果是39℃以上高烧的病人呢，可以初步判断他是热性体质，属于体内的热量超标，还没有达到水分超标。说明他有那个能力嘛，才能热得起来。这种高烧，用中药很好治。

有一种呢，属于水分超标，这种发烧，最高39℃，超不过40℃。最麻烦的就是这种病人。发病时，病人表现出冷热往来的症状。一会儿冷，一会儿热；或者一半身体冷，一半身体热……冷热是不均衡的。全身的骨节疼痛。

好像非典，就属于这一种。

这种病人如果你打一瓶葡萄糖盐水，就会危及生命了。我见过很多。这种病人，是热量超标引起他的水分超标，再打葡萄糖盐水进去，他可能就产生脑水肿，再加上杀伤性的抗生素——抗生素能杀死病毒，也能杀死正常细胞，杀死正常细胞就是损害生命机能。所以这种高烧的病人，就算降烧了，不死也残废。

第 5 幕　哎呀癌细胞，在高温中疯狂生长

田　　原：自然界当中的动物和植物们，他们对温度的体会是怎么样的？作为特别接地气儿的民间中医，这方面您观察过吗？

董草原：每一种不同的生命，它对冷热的要求不一样。低一级的生命，它对温度的要求就比高一级的低；反过来也一样，高一级生命对温度的要求，比低一级的要高。

比如癌细胞，它是正常细胞在高热环境下，进化而成的高级生命体。人体正常细胞在高热量的促动下，变异产生的，而且是进化性的新生命。这个新生命的质量、速度，都是比正常速度高一级的，它的代谢更旺盛，生长更迅速。

中里巴人：这个癌细胞发展得这么快，而且能够截取人体的营养，您认为它是比正常细胞更有智慧的这样一种生命？

董草原：是啊。

中里巴人：那我们要怎么才能驱除它？是把它生存的环境去掉？还是为这种能量找到另一个出口，让它出去？

田　　原：这也是我想问的问题。

中里巴人：这个有一个问题，身体是有智慧的。癌细胞有智慧，咱们的正常细胞同样有智慧的，这是它自己的本能。然后呢，癌细胞

因为能量大大超越了普通细胞的能量，所以它比正常细胞更强大、更智慧，可以说它成为了一种能够在体内呼风唤雨的强大势力，普通细胞到后来已经没办法跟它抗衡了。

那么想要把癌细胞的这股势力给它瓦解掉，我觉得我们身体里，是不是就应该有比癌细胞更高级的智慧？让它从哪儿来的再回哪儿去，或者把它的能量源头给割断，让它脱离人的生命体，再让它从大便啊、尿里边儿出去？

田　原：您的意思是不是说，既然癌细胞如此强大，董医师在治疗疾病的时候，通过用药，将我们的正常细胞重新整合，从普通兵种，华丽转变为"特种兵"，成为比癌细胞更智慧、更先进的新"生命"，然后才能把癌细胞打败，同时这个癌症病人也得到一种新生？

中里巴人：我觉得您这是一种思路，把普通兵训练成超强兵。能不能训练出来，这是另一码事。还有一种，我虽然还是普通兵，但是我通过用药，削弱癌细胞的能量，把它变成弱兵，正常细胞自然就强大起来了。

田　原：我之前采访了几位董医师医好的癌症病人，发现他们都出现了一种返老还童的迹象。头发由白变黑，看上去比实际年龄年轻十到二十岁。而且从精神层面，也可以说是真正的脱胎换骨。

一直在思考，如果一个人，不脱胎换骨，还是穿新鞋、走老路，特别是癌症病人，就算医生好，药也好，他也很难活下来。即使董医师治也一样。有可能三、五年活得很好，但是很难避免复发。所以董医师常说的一句话就是，医生医你的病，救不了你的命。我觉得这是他作为医生，一个特别客观、冷静的角度。

事实也证明了，那些真正能脱胎换骨的病人，第二春来到了，就好像在原本已经枯败的树桩上，长出了新的绿叶，出现了新的生命迹象。这个新生命，可能已经超越了他患有癌症之前的生命。

董草原：人体每一个生命细胞，本来就是精英，不用训练了，这是它的天性。像中里老师说的一样，正常细胞也有智慧，这是它的本能。

但是问题在这里，人是生命，癌细胞也是生命。凡是生命呢，一定要具备生命存在所必须的条件。这个条件，一个是物质基础，一个就是温度，没有别的。人是这样，癌细胞也是这样。

那么，癌细胞的生存条件一具备，正常细胞的生存条件就恶化了。相当于平原已经变成了沼泽，原来生存在平原上的生命，就适应不了这个环境了，它就没办法生存。这是一样的。

当你把体内的生存条件改变了，把体内温度、热量降到正常的情况下，相当于又把沼泽变回了平原，癌细胞的生存条件没有了，就没办法生存，正常细胞的生存质量就提升了。这个时候，你不用杀它，不用手术也不用化疗，这个癌细胞自己就死了。

所以问题的关键呢，不是用什么方法去杀癌细胞。

癌症病人，通过我这几十年的临床观察，十个有九个，不是死在癌细胞手里。死于什么呢？死于内在的生命机能失调，最终衰竭。为什么会失调？因为手术、化疗把肿瘤去掉了，但是癌细胞的生存条件还在啊，你在这里把它杀死，它到别的地方继续生长。把胃的癌细胞杀死，肠里的癌细胞又长出来……无休止的。反而呢，手术、化疗，进一步打击了人体正常的生命机能，杀死了正常细胞。这样下去，慢慢地，机能就衰竭，一衰竭，人就活不成了。很简单的。

中里巴人：这个外界来的力量，实际上又回到了我一开始说到的一点，就是它也要借助人体自身的力量。

董草原：对呀，就是发挥人体的机能作用。

作为一个医生，要治病救人，你首先要懂得，要救一个人，首先要救他的五脏六腑跟精神体，救不了这个，他没有癌细胞、没有病毒，也活不下去。

田　原：我们说个具体的例子。我一位朋友，母亲五十几岁，确诊为肺小细胞癌，不适合手术，而且存活期也就3个月左右。我介绍老人到董医师那儿去治疗。吃了一段时间的药，她吐出来一条东西。朋友拿手机拍下来拿来给我看，像虫子一样的东西，有粉丝粗细。吐了十几天。她说吐完以后，明显感觉到肺部不疼痛了，也不觉得憋闷、喘不上气了。我想问董医师，她吐出来的是什么？

董草原：就是坏死的癌细胞。

中里巴人：我倒想知道您唤醒了她机体的哪个动力，才能把这个东西排出来。

董草原：你把癌细胞的生存条件去掉，正常细胞的生存条件好起来了，它自己就提高了。如果你没有把它进行人为的破坏，没有化疗、没有手术，人体机能自己就恢复起来了，恢复起来以后，它就有能力将体内的异物，通过一些渠道排出身体。

中里巴人：具体怎么操作呢？按您的理论来说，您是给她局部降温？比如说她不是肺癌么，您的药直接到肺这儿，降这里的温度？

董草原：局部降温，也要整体治疗。不能哪儿有问题就治哪儿。比如肝癌，就是肝里面发热，热量高，但是你就治这个肝，就是降它的热，就把它给治死了。你要按照中医五行的原理去治。

所以中医生，如果没有对中医背后的东西深入理解，不懂阴阳、五行，尽管你用中药也能医很多病，也还是不合格的中医生。中医的阴阳五行是我们中华民族的灵魂，也是中医药的灵魂。

田　原：中里老师一直在追问更为深入的层面，但是董医师更在意的是把他这么多年，总结出来的防癌理念传播出去，让更多人知道：想要不得病，想要长寿，饮食和情绪是关键。而且董医师一直强调的精神体问题。一个人的"精神体"决定了他的言行举止。这里（点了点太阳穴）不改变，别人教你再多的养生、治病方法，效果都有限，因为你不懂得为什么一定要这样去做，只是人云亦云。还有可能误用，造成反作用。

从这个角度来说，我倒觉得，也不能说放化疗之后，这个人就彻底活不成了。媒体上也会出现一些经过现代医学治疗以后，活得很好的癌症病人。但是这样的人，如果你去了解他，会发现他的"心境"已经完全转变了。

董草原：我治疗癌症，过去很快，也容易，一个月、两个月的；但是现在不容易了，现在的生活条件越好，医治癌症的难度就越大。而且多见复发，为什么复发率高？就是"三分治，七分养"的这个七分养没有实现。

这个七分养是什么？不仅仅是单纯营养的补充，休息的好坏，而要包括自我身心的重新调养，建立或者找回全新的生命秩序。

这个是我很揪心的事情，你给他治得很好，但是，他好了伤疤忘了疼，仍然回到过去的生活与习惯中，最后有可能癌症卷土重来。这样的人真是痛心。

肝癌患者，他发病的时候是什么状态？激烈地痛，胃痛到肝痛，肝痛到腿麻，再到肩膀麻，到医院检查后，医生告诉他来日不多。他这种不是肝湿，是肝阴虚，肝火盛。他平时吃的多数是高营养的，高营养往往是热的，最主要的是他喜欢吃的东西对肝脏不利。他喜欢吃什么？都是现在科学家指示说有营养的。实际上造成肝阴虚的一般情况，是平时吃的蛋白质类的物质超标了。所以饮食上我让他吃素，并且限制量，吃八分饱，多吃泄肝火的青菜，比如马齿苋、苋菜、冬瓜等。气温高了就吃点红枣、桂圆肉煮冰糖、百合等。用这些东西滋阴养肝，而且养肝不伤肝，是爱护而不是溺爱。

田　原：爱护不等于溺爱。说得好！

第 6 幕　活着的感觉，叫"痛"

　　田　原：有一个癌症患者，五十几岁。平常身体很壮的一个男人。他是颌下淋巴的位置，长了一个很大的瘤子。最开始的时候，瘤子不大，他也没有任何感觉，就没当回事儿。后来瘤子越长越大，脖子这儿都填满了，妻子说咱还是查查去吧。一查麻烦了，查出来就是淋巴癌。医生还说，他可能已经患有肺癌，淋巴上的癌细胞是从肺上转移过来的。结果当时就住院了，查了一个月，确实，肺上也有一个肿瘤。确诊之后，就开始化疗。

　　我见他的时候，他刚做完第三次化疗。人的模样变了，胖头胖脸的，跟以前完全是两个人。我看了一下他的舌苔，非常厚腻。他说嘴里总有一种腐臭的味道，吃什么都是这个味儿。

　　当时正好一位民间中医在北京，我就让这夫妻俩过来看一下。

　　这个病人说，化疗以后瘤子真的没有了，确实起作用啊。但这位民间中医说，不是没有了，只不过原来啊，肿瘤的组织结构相当于是松散的，像海棉一样，膨胀着，看着就大一点。经过化疗打击，这个"海绵"浓缩了，看着就小了。这个时候，再要除掉这个肿瘤，难度就更大了。他说如果我来治疗，我要让它重新松散开，"发"起来，然后再排出去。这是他的观点。

　　董医师对这个案例怎么看？

董草原：要我来看，跟你说的就是两样。这个癌，如果确认是淋巴癌，证明他是寒性体质。这种体质的人一化疗，身体机能很快衰减，很难救。另一个呢，像这个肿瘤，你不医它、不管它，没事，不会死。我见多了。肿的脖子都看不到的，我都见过，但是杀死他的不是肿瘤，是后来这个肿瘤长得太大，把喉咙给堵住了，没办法呼吸了，他才死掉。

中里巴人：您一直强调超标的热量和水分导致了癌症。但是这位患淋巴癌的病人，您说寒性体质才得这种癌症，它在您的临床上，属于癌症里边儿的个例？

田　原：哎，中里老师总能问到尖锐处。

董草原：鼻咽癌跟淋巴癌，都是寒性的。生这个脖颈处淋巴癌的一定是寒性体质，不会错的。用寒性的药一医，人就没命。身体里面，任何一个地方产生的肿块、癌细胞，越是恶性的，大脑马上会发出命令，去围剿。好像过去哪个地方出现土匪了，皇帝马上下命令，马上调兵，去把他控制起来。

控制癌细胞最好的东西，就是肿瘤周边的那个膜膜。那个膜膜是控制这个肿瘤生长的最有力的一个抗癌组织。一把外面的这个膜膜破坏了，问题就大了，癌细胞马上就扩散。但是现在的人都不知道这个道理。

中里巴人：现在做穿刺、活检，不都会把这个包膜给它戳破嘛。看来这个是要思考的。

董草原：在我临床上见到的癌症患者，肿瘤长在体内的不说它，就说外面能看得到的。

现在人不是看到的就是科学的，看不到的就不是科学嘛。就说这个能看到的，真真实实的。脖子侧面长了一个肿瘤的病人，他原来发现的是指甲大的肿块，小小的一个。他的孩子说，哎呀，这个厉害了，会不会是癌症？检查，这个到底是什么东西呢？为了拿到正确的诊断，穿刺吧。一穿刺，三天，原来指甲那么小的肿块，三天以后长到碗口那么大。长在脖子那里，脖子都动不了了。

田　原：董医师认为这个膜是不能碰的。

中里巴人：一般人可能觉得治肿瘤可以用活血化瘀的方法，这个您怎么看？

董草原：错了！我1995年就发表过一篇论文，就是"癌症不能攻也不能补"。补、泻的药，也是攻击性的治疗，尽管这种攻击性比化疗差一点点，没有那么恶。

还有的方法，是以毒攻毒。但是呢，有的成功，有的失败了。

成功的一例呢，就是我家乡的一个老朋友，做药材的，很帮助我。他呢，这个脚趾头，都烂了，黑黑的。到医院以后，医生跟他说，你这是皮肤癌啊，快动手术把这个腿切掉，不然你就没命了。他想，切什么切啊，死就死吧，活了几十岁了。到我家里呢，给我看，我说老朋友，一不能动手术，二不许化疗，第三你听我的话，你回去给自己抓点中药，吃一点祛湿的药，慢慢地就好了。

他晚上回家，痛得要命。怎么办呢？反正他认死了，他说我吃一个马钱子吧。他药店里面有啊，吃了死掉就算了。吃了一个。吃了以后，那天夜里还不错，也不痛，也睡着觉了。第二天起来，又抓了三个马钱子，一起吃，也没事。后来，连吃七八个……就这样，好了。

你一般人敢吃马钱子？吃半个就没命了。

中里巴人：又回到一个寒热的问题。马钱子按过去的说法，是寒性的药物。所以它专门祛热。

董草原：对啊，用寒毒去攻他的热毒啊。就是用现代科学做实验，马钱子也没有明显的抗癌作用，但是这个马钱子祛身体下部的湿热是最好的。湿热一去掉，就好了。

我这个老朋友现在活得很好啊，十年了。

中里巴人：像他的这个皮肤癌，还是水分超标排不出去的问题？

田　原：为什么它会成为一种热的表现呢？

董草原：因为你水分一多了，身体为了要排这个水，就要产生大量的热量，就像电动排水机，要把水排出去要产生大量热量一样。这个热量产生以后，也散不出去，就引起了湿热。

我告诉你啊，每一个脏腑，都有每一个脏腑的病。每一个脏腑的病表现出来都不一样。比如刚才说的那个淋巴癌的男人，你医什么都没用，他的病根在脾。鼻咽癌呢，头两边也肿得很大，你想他的病在头吗？不是。他的病根也在脾。脑瘤，他的病不在脑，在什么地方？在肾！

你要不懂中医理论，想医好癌症是不可能的。比如我见过的，国家安全部的一位领导，淋巴癌，癌细胞扩散得全身都是。医生说，哎呀，快化疗、动手术。他说，化什么化，我得了十几年了，都没有事。后来他的一个领导，告诉他去我那里，我说好的，我给你一点药，吃三天药，你按照我的办法，慢慢就好了。不到一年，完全好了，癌细胞没有了。其实他不用吃我的药，也没事。这种癌就是这个样子。

中里巴人：我理解啊，按照董老师这思路，要止癌痛，首先要把身体里面的湿浊去掉，把体内多余的水分去掉，这是最关键的。

可以说把体内多余的水分去掉，就是一个健康的指标。不只是治疗癌症，人体其他的问题也可以用同样的方法，比如尿毒症之类的，也可以用类似的方法？

董草原：是啊。但是我讲这些容易，临床治疗就不容易了。

我化州历来出了很多名医的，但是都没办法发展起来。我开诊所以后，1995年，我当地有一个姓刘的医生，也开个诊所，专门治那个肾炎啊。我说他能治这个病？我去看看。一看，真的不错。有一个湖南的病人，女的，腹水，浮肿，全身都是黑的，在他那里治。我过一个礼拜再去看，她的脸色就变了，这个腹水也改善多了。但是这个姓刘的医生，诊所开了几个月，就被当地的卫生局、工商局、税务局给查封了，还判了三年刑。

中里巴人：您有很好的理论，是不是还得有很好的药，有专门的武器，才能实施您这个理论？

田　原：中里老师在刨根问底儿，董医师您还得给透露点儿"不让播"的，您是怎么用药来实现理论的。您看好多人眼神儿都期待的。

董草原：我这个中药呢，有苦的，辣的，甘的，淡的……每一种药它作用都不同。

比如，辣的呢，它有刺激身体的神经系统，提高生命机能的作用；苦的呢，你不要嫌它苦，它虽然苦，但是它解身体里面的热跟水。

人为什么有病呢？很简单的。我在北京大学讲课的时候，最后有一个博士问我，他说人为什么生？为什么病？为什么死？这是很重要的一个问题。现在呢，什么是病，没有一个标准；什么是健康，也没有健康的标准。没有标准就没有方向，任何养生、保健的方法基本上都没什么用，都是盲目的。

人为什么病呢？很简单。人的生命体虽然复杂，但是先不去管它，只看五脏六腑，五脏六腑要正常地运作，那你这个人就正常了，他没病态出现。那五脏六腑跟各种生命机能受到妨碍以后呢，它的机能没办法再运作了，就停下来。

现在人认为呢，他的生命机能所以不运作呢，就因为没有能量，错了！这是一个最错的观点。

我们诊病的标准就是，生命机能运作失常，就是病，这就是病的标准。生命机能运作正常了，就是健康的标准，一切妨害、阻碍生命机能运作的因素，就是疾病因素。

田　原：关键是什么原因导致了生命机能没办法正常运作，而不是能量不够！

董草原：生命对物质、营养的需要，是有一个度的，这是一个生命的标准，一旦超过标准，失去了这个度，就是疾病。能产生很多种病，包括癌症。

比如，你这个人，不管是已经有病了或是没病，他今天体内的水分已经够了，你再大量叫他喝水，机能好的，能排出来，但是当你大量的，不从口进，用科学的办法，把它硬给打进去的时候呢，它没办法控制这个量。没办法控制这个量呢，随着水分一超标，里面的生命细胞就要大量地接受水分，就要引起细胞水肿。细胞水肿以后，就要降低它的活力，必然会妨碍生命机能的运作，这就是病。

所以水分啊、营养啊，是生命的基础，但是当你用得不对，它就成了生病的基础。

比如，感冒了，又吃一碗鸭汤，或者吃一小点的人参，有的人，就有死的可能。为什么？他的身体不需要呢，就积在里面，妨碍生命机能运作。如果本身有重大疾病的人，还有可能导致五脏六腑停止运作，就没命了。很简单。

生命机能运作的正常性是不能改变的，这就是"道之大原出于天，天不变道亦不变"。这个道是不能变的，一变就是反常，一反常，病态就出现了。

所以呢，这个生命机能运作正常，就是健康的标准；生命机能运作失常，就是病的标准。

现代医学不是这样看的。现代医学是站在物质的角度看生命，看医药，看疾病，所以他的标准，也是对生命物质进行量化。健不健康啊？一检查，指标在正常范围，就健康了。

生命体是物质体没错，但物质体不等于生命体，物质科学不等于生命科学。我们中医学则站在生命，站在人这个角度，去看疾病，看健康，看人。所以人的根本，就是生命机能的作用。

田　原：董医师这个话题谈得非常全面，也很深入。我觉得重要的有两点：一个正常的天道即人道，人体正常的血液循环，还有人体正常的摄入，它是有一个标准的，但是这个标准没有人知道。

董草原：只有他自己能知道，医生也不能知道，科学家也不可能知道，唯有自己才能知道。所以求医不如求己，这是真话。

中里巴人：但是普通人如果没有"武器"，用其他的方法，可不可以把体内多余的湿浊去掉？或者说只要懂这个理论，不用药行不行？

董草原：不用药有时不行。

田　　原：出汗行吗？

董草原：没那么容易出汗，特别是肝癌、肝病的病人，没那么容易出汗。

田　　原：中里老师是帮癌症病人问的这个问题，还是从养生保健角度问的这个问题？

中里巴人：实际上我认为没区别，只要把体内的湿浊去掉了，就等于把甭管是癌，还是所有其他的病，这个根基、土壤都给去掉了，人就不得病了，所以应该既是治病，也是预防、保健的这么一个途径。

田　　原：说得好！我觉得人的生命啊，从出生时的鲜嫩到疾病死亡时的衰败，表现出来的就是一个损耗和腐朽。如果认同董医师的理念，恐怕我们真的要认真思考"病从口入"了。

不知道董医师对鱼腥草这味药怎么看，鱼腥草又叫佛耳草，南方医生比较擅长用这味药，用它来利小便。中医里有句话叫"利小便而实大便"，就是说体内的湿气从小便走了以后，大便也慢慢成形了。

董草原：我和你讲，陈明仁在湛江，五十五军当军长的时候，他问当地一个老中医，中药里什么最好？那个老中医说，在我眼里，没有好药，也没有坏药，我用习惯的是川连。我说了，你这个医生一有偏见：绿豆好，能治病，人参好，能保健……都是错误的，因为脱离了人的体质。

中里巴人：我觉得董老师的核心思想。还是祛除体内的湿浊。

董草原：你说的这些呢，是致病因素，但是他这个多余的水分，多余的热量在哪个部分呢？在肝里，用肾的药是没用的；在肺里你用肝的药也没用的。这是中医才能发现这个问题，西医还没有这个概念，所以中药有性味、归经。你是这一经的病就要用这一经的药。

比如下颌这里的淋巴癌，他的病在什么地方？在胃，在脾，因为这个部位就在胃经这条线上。你治其他的都没用。

人的病呢，头部的病——现在科学最误人的一个观点，我说这句话很多人要有意见，但是我也不管它，我是为了人的健康——人的头，就是人的中央政府。五官，就是中央政府的对外窗口。五脏六腑的病，有小小的问题，马上要反应到你的中央。比如唐山大地震，全国群众还没知道，中央首先要知道。所以脏腑出了问题，大脑首先要知道。他知道了以后，要发布出来，就是通过人的五官发布出来。比如肝有病了，他首先要从眼睛表现出来给你看。

还有牙的问题，一百个牙病，一百个不单纯是牙的问题，病根在五脏六腑。我认识一个人，她牙疼就去拔牙，另一颗牙又疼，又去拔，她年纪很大了，到后来满口牙都拔了。然后呢，没有牙了，牙床开始疼。所以不是牙的问题，是身体的问题。生命体的每一个部分都是相通的，你不知道是相通的，哪颗牙疼？拔了……

糖尿病早期牙痛的最多，鼻咽癌的病人早期牙痛的也多，肝病的病人早期牙痛的也多，因为肝火上延。

现在信息大爆炸，有好的信息，也有误导的信息，太多了。现在人牙疼，认为拔掉算了。我告诉你，拔掉这个牙，你就没有这个警钟了，脏腑里面有病了，你就没办法提前知道了。

田　原：我知道您几十年不刷牙了。

【画面】董草原笑了，嘴里明显少俩门牙。

第7幕　倾听身体是生活的一部分

田　原：说到身体的警钟，我觉得中里老师是最有发言权的。比如身体哪儿不舒服了，您的感觉来得很迅速。

中里巴人：这个我确实比较敏感。很关键的一点，就是你首先要相信它。我相信人就应该经常跟身体进行对话，把自己的五脏六腑当作自己的孩子一样。所以我是会在夜深人静的时候，自己没病找病。我要躺在那里，感觉一下我身体哪个地方不是特别舒服，然后我就会想想这个不舒服的地方，到底是在哪条经上，或者是哪个脏腑的问题，然后我会赶紧把那个症状去掉。

田　原：董医师刚才说，肝有问题，从眼睛能看出来。您觉得五脏六腑，心、肝、脾、肺、肾，哪儿不舒服了，怎么能感觉出来？

中里巴人：董老师说的，是从外面看到的现象。实际上自己哪块儿不舒服，自己完全能感觉出来，只要你静下心来就可以。你静不下心来，老想着其他事儿，就不可能往里去想。

董草原：对，这是最关键的。

田　原：尤其夜深人静，这个时候感受自己的身体非常清晰。还有一个时候，在水里漂浮也可以感觉到身体的异样。只是大家都静不下心，中里老师有引导的方法吗？

中里巴人：这有很多层面。最简单的层面，你把眼睛一闭，然后呢，把意念关注到肝这个位置，好像静观它一下儿。它不舒服的时候，就会有反应嘛。比如这块儿有气结，就会有胀啊，或者酸啊。反正就是不舒服。这种不舒服的感觉，也不好用语言表述出来，但自己会有感觉，就这儿，跟其他地方不一样，有点异样。这时候你就赶紧找到具体哪儿不舒服。或者用手敲一敲它，限定一下具体是哪个位置，然后这个位置跟哪条经络是通的，你一揉，就好啦。会发现什么呀，揉了以后，最明显的，放两个屁，或者打几个嗝……把这气散出去了，诶，不舒服的感觉就缓解了。

田　原：因为有时候肿瘤是由气的变化结块而来的。

中里巴人：我的看法啊，其实最开始的病，全是气的病，就是气堵在那儿了。全是气结。深层的可能有血瘀，但是气滞血瘀嘛，先有气滞，才有后边儿的东西。最开始不舒服，全不过是气结而已。在人体来讲，只要气被阻滞，就会产生不舒服。所以如果在气这个层面上，把源头给它祛除掉，人是不会有什么病的。《内经》也说到："因于气为肿，四维相代，阳气乃竭"。就是说这个气血不畅和紊乱，产生的严重后果。一些人患癌以后，可以不治而愈，就是这原因。

田　原：中里老师说过一个观点，人体内有两万多个屁，一天应该放上十几个屁。如果一天没放上十几个屁的话，说明身体机能不正常了。董医师怎么看？

董草原：是这样的，每一个人，或者说自然界里的每一条生命，都是一个天然的化工厂。这个工厂里面呢，平时的食物、药物、水分，是原料，这些东西进到身体以后呢，相当于进入到了生命机能的"流水线"，五脏六腑，相当于有不同功能作用的"车间"。在车间里制造出来的，是生命所需的物质。这个物质，它既有现在科学认识的营养物质、能量，也有其他没什么营养价值的，甚至有毒的废料，都在里面。

既然是化工厂，就有废物要排，肯定的，有废水啦，废气啦，一定要有的。如果他没有把这些废物排出，相当于他工厂的排污功能出现问题了。

田　原：这个比喻很生动啊。在很多中医人眼里，人很简单，无非把好一个进口关，一个出口关。就是一个吃的问题，一个大、小便的问题。但是还有人很相信"天命"。

董草原：什么是天命？天，是指太阳；命，是指命令。天命是指太阳的命令，没其他什么鬼鬼怪怪的东西。

天命呢，就是天，命令你，要按照天道去生存，不要违反天道。但是呢，现在的人，没办法，读不懂"天命"，他认为是迷信。错了！天命就是自然发展的规律。自己感知自己，检查自己，这是中医里养生保健的一个关键。

中里巴人：我觉得是这样，我也不是刻意做的，我觉得这就是我生活的一部分。而且我倾听身体的声音，也是一个自然而然的事，好像这是必然要做的，而且也不觉得这是一件很困难的事。我是什么呢，我想要倾听的时候，马上就能听到，不是说还需要一个过程，还需要选择环境、培养心情，这些都不用，可能我随时都可以听。

田　原：每天都会倾听吗？

中里巴人：我觉得这不是一个仪式，需要很形式化。好像要排进日程表一样，每天看看日程表，哦，我该倾听了。不是这样。就是一个自然的过程。我现在把它说出来了，我会想到这事儿，平时我也没觉得是不是每天都要听，它是随时在听的一个东西。

田　原：很多人更多关注的是我和社会的关系，我和金钱的关系……

中里巴人：这个话题说起来比较大，其实比较好分，还是一个现实世界和内心世界的区分。

在现实世界当中，我们不知道谁是"我"。为什么我们不知道谁是"我"呢？因为我们身份太多。比如我，又是中里老师，又是个作者，还是一个父亲，是一个丈夫……这些都是我的身份。实际上这些身份不过是人的一件外衣而已，但我不知道我应该归依到哪个身份上。

但内心世界呢，可以找到我是谁。因为内心世界就抛开这些东西了，身份既不是领导，也不是下属，也不是谁的同事……我就是一个"人"，或者就是一个男人。从内心世界我知道，我是一个男人。所以从这个角度上，我回到了一个自然的属性，我就能认清自己。从自然属性上能认清自己，从社会属性上就不好认清自己。我到底是什么？是一个成功人士？还是一个家庭的家长？这都是社会属性。当你迷失在这个社会属性当中，你就永远也找不到自然属性了。

我们是什么？我们就应该和于光、同于尘，在现实生活中，我们可以融入这个社会属性，但我们一定要知道什么是我们的自然属性。实际上男人就是男人，就是一个跟女人相对应的存在，这就是一个阳跟阴的问题。

田　原：我也在随时感知自己的身体，很有瘾，很有成就感。因为你真的能够不断地了解自己。并且可以驾驭这个身体！但我觉得，更多的我在找自己。这真是一个古老又现实的哲学问题了。遗憾的是，很多人为什么没有这个能力？

中里巴人：您意思就是，虽然都是人，但能力有所不同。

实际上我认为，在内心世界当中，我们能力是一样的，没有谁比较强大、谁比较弱小，只是在现实世界中，表现出来的时候，看到了不同而已。而且只有在现实世界当中，才会区分高、下、优、劣，回到内心世界，都一样是人，无所谓区分的。

所以老子说，"上天不仁，以万物为刍狗"。他就是说所有生命都一样，只有这样才是众生平等。就是因为万物生命的本原是一样的。

田　　原：这世上没有好、没有坏。没有好人、坏人，也没有好事、坏事。

中里巴人：我觉得首先一个，人的心灵、精神是至高无上的，这点是相同的。所以我们都是比较感性的人。

第 8 幕　人参补出一个小肿瘤

田　　原：董医师现在也面临窘境，仍然有很多人质疑他。包括有读者看了《破解》，到广东去找您看病，然后给我打电话，到了广东，根本看不到一个正规的医疗环境。另外，您在书中谈到的理论那么精彩，但是疗效并没有像书上说的那么好。多数病人好像都无功而返。也有一些人反应复发率很高。

在我看来，董医师目前处于一种逃避的状态，他常年都全国各地走，去考察不同地域的地理、人文环境等等。

董医师是不是需要解释一下，为什么很多患者到您那儿去了，却没治好病？您的理论究竟只是说来听的吗？

董草原：这就是现代医学的误导。因为我开的是一个小小的中医诊所，第一个，没有大医院那种高科技的仪器；再一个，治病、救命呢，不是医生一个人能决定的，这个人的命能救、不能救，决定因素，一方面取决于这个人的体质状况，另一方面，能不能治好，会不会复发，还取决于他对是我半信半疑，还是完全相信，一丝不苟地按照我的理论去生活、饮食。

医生只能解一时危难，保不了一世平安的。生命没有一劳永逸的说法。

而且呢，去找我医病的癌症病人，绝大多数，之前都在各个医院医来医去，没希望了，才到我那里。这样的人，到我那里，至少我能让他生时不痛，走时安然。很多病人，来了就只有一个要求，想要死得舒服一点。他医来医去，身体的机能已经衰竭得非常严重了，我确实也救不了。特别是那些痛得很厉害的癌症病人，一痛吧，他就打针，止痛。

那个止痛针不是通过抵制癌细胞止痛的，是通过麻醉神经达到止痛目的的。大量打这种针，麻痹神经，神经就恢复不起来了，神经恢复不起来，命就也快没了。没有这个痛刺激你的神经，你的神经麻痹过度，睡一觉人就没了。

所以到我那里去的病人，我都要问他，你有没有打止痛针？打了多久？你打止痛针的，就不要吃我这个药。一止痛，你就没命了。我给你治，是用中药，把你身体里的癌毒解掉了，自然就止痛了。

那是1998年吧，有一个36岁的香港老板，肝癌，住院一个月，不能吃、不能睡，止痛针打了一堆，没有用。他最后说谁能给我止痛，我给他20万。后来他们医院的肿瘤科主任给我打电话，说董草原你有本事，你给他止止痛，他给你20万。我说这20万我不要，但我可以给他止痛。他说为什么不要？我说给他止了痛，也救不了他的命，还要20万干嘛？他说你有这个止痛的本事吗？我说有没有，说也没用的。他说你马上拿药给他。我给了他消癌根1号，20g。那天夜里他睡觉了，不痛了，第二天早上还没醒过来，到了第二天晚上才醒过来。他说很舒服啊，早一点遇到这个药，我就没那么痛苦了。醒过来以后呢，吃了一碗稀饭。以后再服药也是一样，睡得很好。我问他吃这个药感觉怎么样？他说这个药很香的呀，我说香你就吃，感觉不香你就不吃了。后来没事了，外表看上去好人一个了。他遇人就说，哎呀这个仙丹啊，我痛得那么要命，这个药一次就止痛，我不会死了。我说你不要高兴，你是年轻，你的精神力很强，不然你早就不能醒过来了。我说，你最多还能过一个礼拜。结果，五天。那天晚上睡下去以后，按照我的要求，吃了一碗稀饭，吃了一大碗的白萝卜汤，就睡下了。

田　原：他的死亡原因是什么？

董草原：癌症为什么痛？癌细胞在发展高峰期的时候呢，它会坏死。坏死的癌细胞呢，就变成病毒。这种病毒呢，遇到什么就腐蚀什么，当他坏死的癌细胞出来，融在血里面，通过血液循环，到达毛细血管，它过不去，堵在那里，就把毛细血管腐蚀掉，然后就出血。出血以后呢，癌毒还粘在血管壁上，继续作用。所以止血药止不了这个出血，这个癌毒还在这里一天，血就要继续往外流。要止这个血，就要把这个癌毒给去掉。

第二个呢，癌毒堵在血管里，血液就不流通，人就痛得要命。他不是某一部分痛，他整体都是痛的。但是我的药一吃下去，药力进入血液，就把癌毒给解了，就止痛了，就那么简单。

田　原：但是阻止不了死亡的进程？

董草原：就是这样。

田　原：我记得最初采访您的时候，经过放、化疗，身体机能衰竭到一定程度，无力回天的患者，你是不接受的。但是现在好像这类病人你也开始接受了。

董草原：我是不接受，但我家里的其他医生跟我不一样，病人说得可怜一点，一直哀求，他们就接受了。很早以前，这样的病人我也是接受的，就算他快死了，我也给他用药。后来吸取经验教训，我就不干了，这是害自己。

再一个呢，我今天如果还坐在我那医院里面，看几个病人，那我就不是董草原了。现在我要救的，不是一天几十个病人，我是要让世间的人都知道，癌症是怎么产生的，应该在生活中怎么预防。产生了癌症，应该怎么对待，怎么调理。使更多的人知道，避免这个最痛苦的病。让更多人能健康长寿。

因为我自己有过癌症，两次，我知道癌症的痛苦，是没有任何痛苦能比的，真的，没有任何一种病比癌症痛苦的。所以我要大声地呼叫，我们应该怎么样去预防癌症。

田　　原：董医师在三十几岁的时候得的是骨癌，几年后又患了肝癌……

【画面】董草原又把"矿泉水牌"水烟拿起来，用手指捏了些烟草，熟练地搓成球，塞到瓶身上插着的竹管里，掏出打火机点着，对着瓶口，呼噜呼噜抽了两口。一边说话，一边又搓了个烟球塞了进去。不知是否这个话题引起过往的痛苦，这之后，他在说话的间隙，一直搓球，点烟，吸烟……

董草原：哎呀，癌症是世界上最痛苦的一种病，因为我已经有过两次这个病，所以下定决心要拿下癌症。我生下来的时候三斤多重，体质不好，从小就很瘦弱。后来得了骨癌，我认为是吃了过量的人参导致的。我当时很穷，但是当地的朋友对我都很好。我开药材店的那个朋友，他说草原啊，哎呀，你天天看书，身体又这么差，我送你一瓶人参精。喝下去呢，的确很补，精神很充足。记得那时候喝了这一瓶人参精以后，我三天三夜就看完毛主席的四本书。后来，慢慢出事了。十几天以后呢，就感觉到很累，不想动。慢慢呢，出现这一边身子，站着就没事，坐下来呢，就痛。

当时我想是血液循环不好的问题吧，自己开了些促进血液循环的药，吃了，也没有什么作用。慢慢地，过了一个礼拜吧，坐也痛、睡也痛、走路也痛。我就想这是什么道理呢？最后，在膝盖内侧的地方，能看见一个黄豆大小的包。

【画面】董草原翘起左腿，架在右腿上，比划着曾经生出骨癌的地方。

董草原：哎呀，当时我想这个问题大了！后来在当地医院化验检查了，确诊是癌症。

我家乡有一个原来在国民党的上校军医，下放到我们家乡那里，后来做了化州一家医院的院长。我就去找他。我说你看看这什么问题？他说你这个问题大了，你有病啊，你要马上切掉这个腿，不切掉啊，它扩散了你就没命了！哎呀，我听完以后几夜没有睡觉。

后来我一想，没那么厉害吧。想想自己以前吃过什么东西？啊，想起了这个人参。这个人参最大的一个副作用就是抗利尿。吃了以后，小便就少，身体里面的水分就多了，多了就要影响血液循环。

后来我就发现这个问题。怎么办呢？正好是十二月，我家乡当地有很多那个白萝卜。哎呀，我熬了一个白萝卜，就是白水熬汤，什么都不放，就加点盐。早上熬完，中午吃、晚上吃。这天夜里就能睡觉了。白萝卜很好吃的。吃了以后当天夜里呢，拉了很多小便，以后这半边身子的痛明显地减轻，夜里就能睡了。但是这个腿上的包还在呀，没消。老院长就说，你看看，你不动手术行吗？你不可能消掉这个包的。我说，你不是说不切掉腿就没命吗？我就不信这个邪，我试试看。

吃了白萝卜以后，这个痛呢，就缩小到这个地方痛（比划了一下左边的腿），上面不痛了。后来怎么办呢？很简单的，我当地有一种姜，叫黑姜，里面的心是黑的。切几片，放在肿包上。用艾火一烧。两天就没了，那么简单。

田　原：就因为喝了一瓶人参精，引起抗利尿反应，就出来这么大个事儿。中里老师，您认为这其中的道理是什么？

中里巴人：我觉得这里边儿涉及到一个能量的问题。人体的能量是一切的动力，但这个能量呢，不能乱跑，不能不受控制，如果不受控制它会变成一种负能量，就是变成了损害人体的能量。

刚才董老师呢，他可能强调的是直接吃这个人参，没有其他东西作为辅佐，或者作为引导，这种能量积聚在体内，就形成了一种负能量，是对身体机能造成伤害的一种能量。

但是他吃完这个人参精以后，有那么充足的精力，能连着看三天三夜的书，也不能说它没有提供正能量。但是可能这个能量太猛了，造成了身体里的一些堵塞。这也是一种负能量的表示。

田　原：就像一辆悍马车在高速跑到200迈，速度是它的正能量，但如果有刮蹭，必然要造成交通事故和瘫痪。

中里巴人：对。刚才董老师说他吃了好多白萝卜。人参本来呢，就最怕白萝卜，因为它们两个的属性正好相反，人参是抗利尿，白萝卜是利尿的；人参是补气，白萝卜是顺气……这么一来正好就把人参堆积的负能量呢，释放掉了。但是萝卜呢，只能释放掉这个气，还是那句话，气滞就会血瘀嘛，气卸掉了，还有有瘀血的地方呢，这个肿块儿就是瘀血的一个集中表现。那就必须得把好血引过来。我觉得姜灸的作用，就是把好血引过来，用自己的新鲜血液，把这块儿给溶解掉。我就这么理解的。

董草原：这个理解对。

田　原：我采访过的几位中医，都谈到不同人的身体，都有他自己的一套"自稳系统"，就是说，他内在的机能有一种天然的平衡态。他们认为这是《伤寒论》的一个核心理念。这种平衡态，可能跟一般人所理解的"健康"还不太一样。比如有的人，一辈子看上去都是瘦瘦弱弱的，没什么力气的样子，你觉得他不健康，但他很长寿啊。这也许是生命真正的智慧，是用单纯的知识，没有办法到达的层面。

所以我想人体也是这样，总是拿统一健康标准的尺子去量每一个人，比如每天要喝8杯水，或者每天要有一次大便……这么一量，你就觉得他歪了，想要把他给扶正，反而有可能破坏了它本来的一种平衡。

董医师虽然从小体质不好，但他的身体机能也有自己的平衡。是不是人参的介入，这么迅猛的一种能量，反而扰乱了正常的秩序？尽管让原来比较弱的身体，出现三天的亢奋状态，但是他的身体没有那个能力去控制这股能量，反而被掌控了，就长出了一个肿瘤。

虚不受补也许就是这个道理。

第9幕　天生谁都没病

田　　原：我想问董医师一个实际问题，对于普通人来说，我怎么能知道身体里的水分是不是超标的呢？

董草原：这个人如果水分超标的时候呢，第一个表现，脸色不好看，黑、暗。这个水分超标直接影响血液循环，降低生命机能，里面的废物排不出来，脸色就会显出来黑。

田　　原：脸色发黑、暗，说明体内水分超标，运作失常。

董草原：对。另一个表现呢，水分超标的时候呢，会出现浮肿；第三个呢，当你超标的时候，这个汗排得就少，汗量降低了；还有一个，大小便呢，不太正常，这都是水分超标的表现。

田　　原：中里老师在《求医不如求己》里，提出体内"三浊"的概念，浊水、浊气、浊便。并且给出一些排三浊非常好的方法，推腹、跪膝、金鸡独立。您所说的浊水跟董医师的水分超标是一个意思吗？

董草原：我理解是一样的。

中里巴人：应该是类似的。但是我是觉得人体内的，物质也好，非物质也好，都是混杂在一起的嘛，不可能分开的，有浊水的地方必然有浊气，它是混在一起的。然后有浊气、浊水，大便就不通了。

但是有一点，在疾病产生之前，比推腹法还要靠前一点，如何从源头上就不让身体产生浊气、浊水和宿便？我觉得这是更源头的东西，治病但求其本嘛，应该从本上去找。这也是我今天特意想请教董老师的。

刚才董老师说了这么一句话，你怎么判断水分超标？实际上对于很多人来讲，更重要的是，即使判断了我们也无应对之策，或者即使有应对之策也是补救的方法，就是说，要如何防止这个水分超标，可以防止吗？刚才说了，过量饮水或者吃了过多补益的东西，会造成身体的失衡。但是什么在作用于身体，让我们这些水分不能即时排出去？健康的身体一定是要有一个良性循环的嘛。那就是说我们哪个主要的脏器先受到损害，它的机能先紊乱了，才造成体液在体内的堆积。知道了这个，我觉得我们才能更好地去预防它。

董草原：这是一个很复杂的过程。水分超标，很多时候不是一朝一息的事情，在平时生活中呢，也不可避免，有时候吃咸了，喝多一点水很正常，觉得很热，喝多一点水也很多正常。平时生活中吃多一点食物，积水了……都是很正常的事。这个积在身体里的水分，没有能即时排出去，时间一长，就是你说的那种浊水。那你怎么预防呢？中医是内防而不是外防。所以要做好内防。内防，不是叫你不吃、不喝。怎么内防呢？使五脏六腑和精神体都能正常运作。正常运作的机能，就好像一辆正常的汽车一样，里面的废物、废水自己能排出来，不用你人工操作。人是万物之灵，里面多一点，她都知道，知道了，她就通过生命机能把它排出去。最怕的就是人为的把它搞乱。

田　原：什么情况下会把人体的内机能搞乱了？

董草原：很容易的，妨碍内机能生命运作的主要原因、致病的原因，那多了。比如，你吃的水分多了，会影响生命机能运作，比如你今天这个肝所需要的物质少了，机能作用低了，低了以后引起人体功能的运作就不平衡了。

田　　原：生命本能系统论。但我有一个问题，为什么人家多喝点儿水，多吃点儿东西没超标，我跟人家吃的一样多，为什么我就超标了呢？

董草原：这就是内机能的问题。

田　　原：这个机能是先天给我的，还是后天我自己没保护好？

董草原：机能是父母生给你的，你是后天把它搞乱的。

田　　原：每个人先天的机能都很好？是否过于绝对了。

董草原：我没有见过不好的。按照我几十年在临床生命研究中发现，致人病、致人死的因素，百分之九十五，是自己搞的。所以我刚才准备的那个演讲稿，保健纲要里面提出很重要的一条，就是不要自己搞死自己。每一个癌症病人最痛苦的时候呢，没必要怨天，也没必要怨地，也不要怨鬼，也不要怨神，怨自己。你要问自己，你为什么要自己搞死自己。

田　　原：中里老师您刚才那个问题得到答案了吗？

中里巴人：也许答案就在于阴阳、五行，但对一般人来讲，阴阳、五行是一个总纲，好像没有扩展开，你懂的人呢，可能自然就懂了，不用解释都懂；不懂的人呢，给你解释你也不懂。

董草原：作为生命体来说，生命的机能作用，就是生命的本性，也叫作"体质"。中医呢，就是站在这个立场上，认识生命，认识疾病。很简单的，没有什么复杂的。

57

第 10 幕　活就得活个明白

田　原：人生下来身体都很好，最后有病，有了癌症，是自己把自己搞死的，我首先表示认同这个观点！所以我们每个人都要学习《本草纲目》，都要学习《解密中国人的九种体质》，知道自己是什么体质，知道自己身体是偏寒还是偏热，应该吃什么样的食物，什么样的食物要远离。这样，咱们理论也谈半天了，还是拿实例说话，现场咱们找一位美女上来。

【画面】现场女观众上场。

田　原：您曾经说过，人在您看来，就是一个阴性体质，一个阳性体质。相对来讲阴性体质的人比较容易长寿，阳性体质人呢，比较容易得一些夭折的病。您看一下这个女孩儿，她是阳性体质还是阴性体质，应该吃什么，不应该吃什么，在未来的生活当中，应该怎么注意自己的健康走向。

董草原：一看她就知道她是阳性的体质，偏热。为什么呢？第一个，看她的脸色，她年轻嘛，脸色是有光泽的，不是黯淡的；看她的性格，她的性格呢很刚硬，这种性格的人都是阳性体质人。

田　原：一个人的性格和他的体质是一致的。一个非常直爽、刚性的人，一定是阳性体质？

董草原：对。都不用看其他的，就看这个就可以。再看她的身材……几岁了？

女孩子：20岁。

董草原：你的体质还没有定性，但很快会转成寒性的，也能转到热性的，就看你生活当中怎么调理了。20岁的人，体质还没有定性，一般要35～40岁以后才定。你就是还在不断地变。

《易经》里以不变应万变，万物就万变，不断地变。病也是，今天的病是这个药，明天再吃这副药就不对了。

田　　原：您会建议这个女孩子以后微调一下她的这种热性体质吗？

董草原：回归自然就好了。夏天热了，你由它热，冬天寒了，你让它寒。让自然帮你调整过来。让四季来帮你调整，跟着四季的节拍走。四季违反了，你就自己搞死自己。是啊，这样过日子很苦的，但是你要知道，人来到人间，就是苦的，你要做好苦的准备工作。你要健康长寿，就要准备苦。你准备来人间享受，那就是废物一个。

女孩子：如果回归自然，身体就会正常？

董草原：对，你这种体质的人呢，如果饮食注意一点，你生的都是男孩，不是女孩。

【画面】女孩笑，回座位。

田　　原：其实谈到了夏天不让吹空调，不让吃喝冷饮的话题，所有中医都在说，道理呢，大家心里多少都清楚，但是真能做到的人很少。我想问问中里老师，北京的七、八月，桑拿天儿，不让您跟空调间待着，天天要流一身汗，能做到吗？

中里巴人：我没觉得反感，我对那个倒很适应。空调间也没关系，没有空调，热天儿出点汗也没问题。我从心里上没有抵触。我觉得好多东西呀，心理上先接受它，身体上也就接受了。

田　原：董医师认为夏天一定要远离空调。

中里巴人：当然最好，可是现在都讲不必须，所以也劝导不了。

田　原：您是因为劝导不了，所以才顺其自然？

中里巴人：反正我自己觉得，吹不吹空调都没有关系。别人要吹那吹吧，都在一个屋里，大家都在吹，那我也跟着一块儿吹呗。要我自己，我不吹也可以，吹也行，我没关系。

田　原：有一个男孩儿，20岁，他跟我争论吹空调的问题。他说夏天那么热，人不吹空调就那么闷着，那不有病么？这可能代表了他们那代人的看法，觉得空调的出现也是时代的一种必然，因为现在的生态环境也出问题了，很多地方冬天比过去冷，夏天比过去热。夏天要不吹空调，热晕过去了怎么办。

董草原：这个说法呢，说没道理嘛，还有道理，但是如果你站在医学，站在生命这个角度来说呢，就没道理。

为什么呢？《黄帝内经》有一句话，年轻人也可以好好读一读，想一想，叫作"通天者，生之本"。人跟外界相通靠什么呢？一个靠头部的五官。最主要的，靠表面的毛囊和外界相通。通了你就生，不通你就死，很简单的。外界的风、寒、暑、湿、燥、火，通过毛孔，进到身体里面交流。夏天，一到空调房里面，现代科学说的冷缩热胀，很多人都懂的，这个身体的表面一冷，温度一低，表面的毛孔就关闭。毛孔一闭，里面和外面的交流就断掉了。

最致命的一条，我告诉你，血液循环到表面的皮肤，要通过表面的毛细血管，从动脉，流进那个静脉，再循环回到五脏六腑。当你一吹空调，毛孔收缩了，变小了，毛细血管也收缩、变小，这个血就流不动，就引起血液循环失调，就生发烧的病，叫感冒病。

为什么会生发烧的病？就是因为血液循环不过去，交流得不够，五脏六腑的血就发热，越发热，你就越觉得热，就越喜欢吹空调。特别是冬天都感觉到身体里很燥热的人，这就是告诉你，身体里面已经有恶性的病在产生了，不是癌症就是糖尿病，不是糖尿病就是高血压，不会错的。如果你要你的身体健康，就不要人为的改变它，听天。

中里巴人：我觉得董老师说得很好，它是一个非常好的健康指南，就像榜样作用。但是社会上的榜样比较少，大家都知道，或者他不是真知道，就是表面儿上知道，这样的知识是有利于健康的，但是大家又很难做到。

比方说，大家都知道冰的东西对肠胃不好，伤脾胃，尤其不能跟油腻的东西一块儿吃，这是最不好的，容易让内湿产生。说是这么说，但是年轻人呢，他肯定还得吃，比如我身边的很多年轻人，十七八岁，正是青春期逆反心理的阶段，他有自己的想法，有自己想要去体验的东西。而且他吸收的理念都是来自于西方的，现代科学的东西比较多一点，不太相信什么天人合一。他觉得你这说的有点儿玄了吧，他就觉得我们年轻人，热了，热了吹点儿空调不是很正常吗？

所以我觉得从这个理想状态来讲，能够树立起榜样是很好的，大家都知道这样是正确的。但是现在的情况是，热了吹空调，变成一种必然性；本来应该去遵循的，像董老师说的天道的东西，反而变成一种偶然性。所以普遍的都不接受。因为大的气候就这样。家家都是空调，孩子都吹，大家都喝冷饮，就你不吹空调，不喝冷饮，那可能好多孩子心里头都有您说那男孩子的想法：你不是有毛病么？

田　原：正常成了反常，反常的反倒成了正常了。这也是这个时代的一个特点，不断地颠覆。

中里巴人：对，反而正常的变成有毛病的了。另一方面大家都觉得，我多喝点儿冰冻的东西有什么呀，我吹吹空调就能得什么大病啊？他从心理上还不能够真正地认识。所以你就不能告诉他，你一定要认识。因为人都是思维独立的个体，有些事情，是一个自我认识的过程。所以即使大家都听董老师说了，也觉得说得对，但是，该吹空调还是吹空调，该喝冷饮喝冷饮。只能说董老师把这个传统文化的种子给撒出去了，好多年轻人心里种下了这个，心里想着等我岁数儿大点儿，该养生的时候我再把这个捡起来，这是一番好意，而且是来自于父辈的劝告，挺好。但是呢，不会改变我目前的生活。年轻人就是这样。所以我觉得真正有用的东西，还是他能接受到一个什么程度，你就让他接受到这个程度。他将来自己要转变就转变了。

比如说吹空调。他说我热，我就是要吹空调。那您可以告诉他这热是怎么回事儿。你热，因为你心里有火，你里边儿的火想出来。怎么出来呢？人体有自己的功能，就是通过排汗，毛孔一开，把汗排出来，这火也就跟着出来了。

汗是什么？其实汗既是体内的火，也是体表的一种风寒，人一出汗，就把体表的风寒散出去了，外边儿没有寒了，里边儿热还出来了，这种情况下，你就觉得凉快了。但如果你里边儿有热量出来，但外面空调出来的冷气，啪，把这热量给包住了，这就是"冰包火"，外边儿的空调是冰，包着里边儿的是火，毛孔也闭上了，这火出不来，你就老觉得热，而且觉得越来越不耐热。吹空调，把表面的皮肤给吹凉了，但里边儿是着火的，还是热。实际上如果要是能把这汗排出来，里边儿的火出去了，你也就不是特想喝凉的东西了。

董老师刚才说了一句非常棒的话，就是动脉和静脉的循环，是要有一个媒介的，得通过皮肤出汗这个过程，然后身体才能有一个新陈代谢和循环，这个过程被屏蔽掉了，里边儿就要产生大量的湿浊，就要影响到脏腑。湿浊是脏腑有过多水分的一种状态，有很多浊水在里边儿存着，所以才产生各种的疾病。

董老师刚才说了，癌症、糖尿病、高血压等等，其实这些病只是一个表象，表面的症状而已。因为机体的功能不正常了，自然会产生这些疾病。病只是一个结果，它不是原因。原因是什么呢？年轻的时候呢，就把这些病因给制造出来了。

年轻的时候是人找病，认为我身体好，我能抵抗住。到老的时候，你积攒的这些东西，一点点儿发作了，病找人来了。为什么有的时候觉得，哎哟我这病突然出来了……不是！你都积攒了二三十年了。

所以人在年轻的时候，还是要为自己的后半辈子，得打算一下，得打点儿基础。不是现在可劲儿堆积后半辈子一身的病。

田　原：这个话题特别好，今天的你好好活着，是为明天的你打好健康基础。正所谓"谁没年轻过，但是你老过吗"？

中里巴人：对。我跟我儿子就是，我把这些全给他讲了，然后你该吹空调吹空调，我一点儿不反对。就是我刚讲完，他马上回去吹去，我也不干涉，我还帮他调节这个温度。只是什么呀，把好东西搁在那儿，你看就看，不看，那是你自己的命了。人各有命呀，不能强迫啊。

董草原：我告诉你，我从小到现在没有吹过空调，没有吹过风扇，我家里绝对禁止的。现在我的孩子接班了，没办法了，他老婆要装空调，那就让他去装。有一个中央台的记者到新疆罗布泊去采访，他看见一个一百多岁的老人还在干活，记者就问他：夏天有空调吗？他根本不知道空调是什么东西。沙漠里面白天的温度能达到45℃，冬天又降到零下四十多度。那个记者说，我真想不明白，在这么恶劣的环境下，他怎么还能那么健康，活得那么长久？没什么不明白的，夏天热的时候，能把体内多余的水分、能量、废物排出去，他的身体就壮，生命力就强。四季是人每一年都必须要经历的过程，春天产生生命了，但冬天的寒气、水气、废物等物质还在身体里面，为什么夏天要热？就是要把多余的寒气、水气、废物在这个季节排出来。没有经过这个过程，就会有很多废物积攒在身体里面，就会出问题。

中里巴人：我觉得吧，人不能改变整个儿的气候。孤掌难鸣嘛。到处都是空调，就你家里不安空调，从心理上来讲，就很难抵御外界这种大的气场。那怎么办？老子的一句话很好，叫"和其光，同其尘"，你跟懂养生的人在一起，你就"和其光"；然后在尘世间，你就"同其尘"。因为到尘世间，就不是你一个人的力量能改变的了，只能说找到补救的办法。比如说受了寒了，我书上写的，用取嚏法呀，喝姜糖水呀，喝白萝卜汤啊。有的从里边儿把湿祛了，有的从表面儿把寒气散了。然后这时候机体还没有受到进一步的损害，您这时候要是能开悟的话，您再开悟，再转变。给转变一个时机吧。

【画面】场间休息，服务人员端上来一盘西瓜，几位老师都吃了一两块解渴。但镜头没有停止拍摄。话题也没有中止。董草原放下西瓜皮，站起来，一边来回走着，一边持续就之前的话题发表自己的观点。一旁，中里巴人顺手从左边裤兜里掏出一包面巾纸，抽出一张，斯文地擦了擦嘴，又把剩下的放回右边口袋。

董草原：赵中月老师（总策划）讲得最高明的一点，就是人想改变自己的身体，第一个需要思想的改变。改变世界的第一点，就是改变思想。

中里巴人：其实您说遵循天道，说得接地气儿一点，就是懂得自律。但是自律这个问题，需要有一个精神疏导。现在整个大的精神环境是什么呀？随心所欲，甚至是放浪形骸，自律强调得很少。老一辈人可能自律做得更好，但是你要把自律的这种思想，直接跟现在的年轻人说，中间没有桥梁，他就会产生抵触，这种劝戒就没有效果。其实这就跟家长和孩子之间的沟通是一样的，做家长的走了很多弯路，他肯定不希望孩子再去走，但是他发现他越说什么不能做，他孩子越要去做什么，反而和孩子之间的关系越来越紧张。

所以除非有很好的沟通方法，不然一上来，直接跟年轻人说，你要自律，没什么用。他想听的是，体现你的个性，张扬你的个性。我们能做的呢，只能等他开悟的那一天，再回转过来，补救缺憾。

田　原：真是急不来，我和孩子、家人的斗争方式曾经比较强势，很有受伤感。尽管有作用，但是真是辛苦磨难。现在宽慰一些来想，我们也年轻过，也西化过，最终回头是岸。孩子们也会回来的，我们播撒种子，敞开怀抱，等待！

第11幕　世界因为你而美好

田　原：董医师、中里老师，两位都属于非主流的中医人，外界颇有争议。董医师在网上，很多声音说他是骗子。今天把两位请到一堂，相信大家都能明白想表达的是什么。

现实生活有很多压力，虽然物质生活越来越丰富，但是心灵有很多荒漠，很多恐惧。访谈的最后，请董医师和中里老师再给我们一些忠告或善言，告诉更多的人，我们应该如何去解困心灵，消除恐惧。

董草原：我说。癌症不可怕，只要你不乱医，改变以前的生活方式，清清淡淡地生活；有些人可能还要改变以前的居住环境（疾病与环境的关系请参阅《破解重大疾病的迹象》），让自己回归自然。做到了这些，即使你都不去治它，也能好好地活几十年。有了癌症也不要怕，它不是绝症。

所有人都想好好地生，没有一个人想死的。但是呢，要求好的人生，不需要好的工作，好的名，好的利，最重要的是要有生命科学知识，有医学知识，懂得怎么样用饮食就可以养生，生病了应该怎么样去对待，这才能达到一个生存的要求，不然的话是自己害死自己。

我对每一个癌症病人都这样说，你不要怨我，也不要怨天、怨地，你怨你自己，这个癌细胞是你自己生出来的，不是别人给你的，你知道吗？

田　原：癌症话题沉重，中里老师给点儿阳光吧，让咱们灿烂一下。

中里巴人：我也没什么太阳光的话。我这个人啊，就不是一个特别阳光的人，我是比较平淡的一个人。

我觉得对于生命来讲啊，一个要自己对自己负责任。

大家老说一定要有责任心、责任感。甭管对工作还是对家庭，实际上你要是不对自己的身体有责任心，等于是对什么都不负责任。你一病了，大家都得来照顾你，你谁也管不了了。你说你就有个企业，你一病了，你的企业也得倒。所以来讲，关注身体，实际上是对自己，对他人最大的责任心。但是你关注它就得耗费气血，就得投入更多的精力和气血。我的愿景就是，把我力所能及的这些气血，都储藏在自己的身体当中，不要过多耗散在外部。我觉得向外边儿每一分投资，都是会耗一分气血的。所以对外界投资到一定程度，差不多，就行了。我觉得身体以外的这个世界是座大花园，多数人都努力的想把这座花园弄漂亮了，花很多精力去栽花呀、种草呀，实际上也是我刚才说的，更多的在社会属性上着力，注重穿衣打扮，注重身份感等等。但是您要想到，当您有一个比较好的花园儿的时候，你的卧室是不是漏雨了？卧室才是要长期在里边儿住着的，是真正属于你的空间。反正我觉得，外边儿的东西不一定要太华丽，把更多的气血、时间，投入到自己的身体上来，这个是很重要的。

田　原：说得好！我们常说以人为本。这个人，应该是内心里那个真正的自己。过于关注外在的世界，就会产生迷失、抑郁、烦恼，我们都应该更多地回归内在，关注自己，像中里老师说的那样，活出自己的状态，那个真正的、健康的我，活出滋味儿。这个时候你会发现，生活因你而美好，朋友、事业、家庭，都会因为你而美好。

董草原：要自己的身体好，什么都好，身体不好，什么都不好。

养生绝招大 *PK*

董草原长寿语录16条

1）没有糖治不了糖尿病

70年代的后期，我自己就有了糖尿病症状。

当时我很瘦，只有90斤重，小便的味道比糖还要甜，有很多蚂蚁围过来，每天就是很累的感觉。

古人就是通过这个检查小便的方法判断糖尿病的。蚂蚁的嗅觉很灵敏，所以糖尿病人的小便就会招来很多蚂蚁，健康人的小便是招不来蚂蚁的。

现代医学为什么叫糖尿病？因为西医在尿里面检查出糖了，才能确诊糖尿病。实质上糖尿病早期、中期血糖都不会太高，它首先出现生理性病变，主要就是肠胃功能和肝功能失调，失调时间长以后就产生物质性病变，使你本来不吃糖的，吃进去的东西都变成糖。

本来这肠胃、肝脏是很需要糖的，但是因为肝里的水分太多，没法正常吸收这个糖，糖就停留在血液里面，所以就能检查出很多糖；而在尿里面检查出来大量的糖，不是说明体内的糖分大量流失，而是超标。

因为机能缺糖，所以大量的产生糖，但是产生的糖机能又无法吸收，都储存在血液里，就通过小便排出去。人消瘦，不是因为排得多，而是因为不吸收，但是这个机体肯定是缺糖的。

后来我就仔细回忆，分析自己为什么会出现这样的症状，是什么原因呢？其实就是一些看似平常的习惯。那个时侯，我是喝绿茶过量，伤阴了。那是1978年左右，有整整两年的时间，我每天晚上要烧两暖瓶的水沏茶喝，茶喝多了，就伤了脾气。后来我就开始吃西瓜、南瓜花、南瓜、北方的石榴，南瓜花是清热养阴的，就吃这些东西医糖尿病呀，我就是吃这些吃好的。我试过一天吃一个10斤重的西瓜，吃了整整一个夏天，每天平均5斤。也可以说我不是在治糖尿病，是在调整伤阴的那个症状。糖尿病人要是大量地使用胰岛素，这脾功能就死了，脾脏是产生胰岛素的。如果现代科学检查出缺什么就补什么，比如说缺钙，你就补钙，那身体制造钙的这个功能就慢慢没了，用进废退了。你要知道为什么缺钙？是里面功能的问题，要首先调理好功能问题。

我那个糖尿病的原因就是过量喝茶引起的，不等于别人也是这个原因，我讲了自己对这个病症的思考过程，目的是给出一个认识角度，因为现在的糖尿病病因复杂，营养物质的摄取已经改变了体质。这就要求我们自己警钟长鸣，注意观察身体的细微变化，把握苗头。尽管现代医学给糖尿病分了很多证型，几种类型的糖尿病，但是我认为基本病因是一样的，一般来说要医好糖尿病，首先是调整饮食，少吃高营养的东西。如果糖尿病人喜欢吃牛肉、猪肉、羊肉，那就很难治愈了，不吃那些东西慢慢调理就好很多。

关于糖尿病呢，造成发病的原因还有精神压力，我夫人就是这样的例子，因为精神压力过重得了糖尿病。她是怎么医治好的呢？有一个食疗的好办法，糖尿病患者也要吃一点水果，吃多了肯定不行，调理期间一定不要吃。米饭不要吃得太多。

最好的食疗是南方的甜玉米煲汤。甜玉米本来是甜的，但它对胰腺有帮助，帮助排小便，主要是疏肝、祛湿、养肾，坚持治疗慢慢就可以调整过来了。

要治疗糖尿病没有糖不行，糖尿病不吃糖永远都医治不好，但又不是所有糖都能吃的，白糖不行，要吃果糖，水果的、玉米的、南瓜的、冬瓜的就行。

2）黑萝卜干调整肾虚型高血压

我有一个化州的高血压病人，他之前看病的医生对他说，你不能再喝酒，再喝酒你就死了！他倒一杯酒他老婆就倒掉。后来他没办法了，就分开，你们吃你们的，我吃我的。他就天天喝酒，天天抽烟……他之前在医院检查的时候高压220 mmHg，3个月以后再检查变成了高压130 mmHg。

他这种高血压属于肾阳虚，症状是头晕、头痛、困倦。

用大家比较容易接受的话说呢，就是他的肾功能低下，中医叫心肾不交。心属火，肾属水，肾虚了以后水火不能既济，协调得不好。肾虚了，肝就强了。就比如你现在有本事了，你的父亲就没用了。肝是孩子，肾是父亲，父亲虚弱了，儿子就强势了，这个家庭就不平衡。所以也会导致五脏六腑功能的不平衡。这种高血压病人我在临床上仅仅发现了30%左右。

为什么是肾虚型呢？肾是先天之本，生命的根本，阴阳力的动力。人体的血液85%要经过肾脏的过滤，血流动越快，经过肾脏越快，也就能很快地把多余的水分排出去。如果肾虚了，没有力气升发起来，血液流动的速度就会减慢，就无法正常工作。血液循环慢了，人就会产生头晕困倦的感觉。

那么饮食上怎么调整呢？看这个人的体质，如果胃的消化功能好，吃萝卜就行，最好就是那种黑了的萝卜干，喝点酒，吃点醋，在生活上就能解决问题。

3）肺虚型高血压，脸蛋儿又红又漂亮

还有30%左右是肺脏的问题。肺问题引起的高血压，大部分的人会出现脑中风，就是说一般中风的都是肺虚型的高血压，这是我的临床经验。

一般来说，肺引起的高血压症状不明显，没有头晕的症状，头痛呢，就一阵，一会儿就没有了，但是体温偏高。脸色红润的肺虚型高血压，为什么体温偏高？它是肺阴虚导致的肺热，是肺的功能亢进了，血液向外循环多，出现肝肺功能失衡，即是金木不和。这个证候的高血压到秋天就明显加重，秋天是肺脏的气候，肝脏就进一步衰弱，导致肺功能亢进的症状，就会出现咳嗽、气喘的这种高血压。这个人群呢，平时生活中多吃点滋阴降火的百合、麦冬、生地等，吃点六味地黄丸，慢慢自己调理，自己的感觉最重要。好吃，这个药就对证；不好吃就不对证。所以这种病是调养，不是治疗。这种高血压，夏天多喝点糖水和盐水，润润肝脏就好了，也能解决一些问题。肺功能亢进的人往往就表现肝功能虚弱一些。

这种类型的人呢，脸很漂亮，很红润，他的这个红与肝病患者的脸红还不一样。为什么肺功能会亢进呢？还是那句话，肺所需要的营养物质超标了，那肯定要亢进，过犹不及。你看，人体就跟精准的时钟一样，一个秒针走慢了或者走快了，整个时间就都出了问题。绝大部分肺功能亢进的人是生活条件不太好的。中医讲肺主气，气是归肺来管理的。但是如何理解这个肺功能的强与弱？平常气消耗得多的人，肺反而好。什么叫消耗得多？多活动，特别是在白天，气温高的时候，出去散散步，长期坚持下去，肺的功能也会好。如果容易出汗，又怕热，天天吹空调，这样的人呢，肺和肝是容易出问题的。

那么需要什么来濡养肺呢？肺所需要的营养不是现代医学说的那

些维生素、高蛋白，不是这些。肺需要的是植物。中医认为白色入肺，我们现在吃白色的东西不多啊，比如萝卜、山药……这些植物就是药。肺虚型的高血压呢，我就用温肺的药，但如果是肺阴虚的呢，肺的水分少了，就要润肺。我在临床上发现，如果肺的功能不好，跑一两步就"呵呵"地喘大气了，这种就属于肺热；跑着跑着就没力气了，跑不动了，这种属于肺寒。

肺虚就是肺热。虚就热，每一个功能只要虚了就起火。肺热就会导致肝寒，这是五行的原理。肺性的高血压是肺热即是肺虚，所以多吃萝卜、山药就能缓解。

4）高血压头痛，田鸡炖煮草决明

还有30%的高血压问题出在肝上。

因肝功能失调引起的脑中风、高血压也是很多的。因为肝功能最容易亢进，特别是现在生活太好，摄入的高能量、高蛋白、高糖的物质过多，最容易引起肝功能亢进。

肝功能失调型高血压问题出现在肝上，有肝功能亢进和低下。肝功能低下的表现是头晕，肝功能亢进引起的高血压比较多见，主要表现是头疼。头晕不明显。症状也有是烦躁、坐立不安等，这也是现代科学所认识的肝性脑病，临床上就称为肝性心脑血管病。但他不知道肝为什么引起这个脑病。

肝功能亢进引起的高血压属于肝阴虚，就是肝细胞里面的细胞液浓度高，水分少。

这种病人在生活当中怎么调理自己呢？要看他的体质。

一般体质的人要先清理，还要疏通他的肝。如果虚就得补，如果营养过多，就要泄。肝火盛就要泻肝火，如果肾虚了，要用滋阴降火、用补肾的六味地黄丸之类。补肾和泻肝火要同时进行。

第二个呢，还要辨证地去看肺、胃、脾、肾、心的功能，因为每一种病都不是单一某一个脏器的问题，所以一定要辨证五脏六腑的综合情况，最后才能得出准确的立法用药。

为什么要这样区分一个被西医命名的高血压？就是因为一个人和一个人不一样，这才是生命的复杂性。

但是解决头痛这个问题很容易，用田鸡煮草决明。喝了就能够缓解。喝到不痛就不要喝了。根治的时候就要根据中医的诊疗进行调理。用田鸡煮草决明如果对证，今天晚上喝今天晚上就好了；如果喝了没感觉或好的不多，这个药就不对证，就不要喝了。

还有一种方法，用生姜煮冰糖水喝，也能很快解决这个痛。糖水润肝，姜能把头部的风散发出去，头痛是因为头部里面的血液过不去，所以就用姜把它散发出去。但是这个也不可以天天喝，可以临时缓解，要彻底治愈还是要到好的中医那里治疗。

5）甲鱼、鸭子汤，专调头重脚轻型高血压

90%的高血压症状都清楚了，还剩下10%。

这10%的高血压症状是什么问题引起的？是头重脚轻，脾型高血压，就是胃火盛，也是脾功能亢进，是脾出了问题。

脾是统血的，脾功能出了问题，它就管理不好血，血就向上走。这种人典型的表现就是散步没力气，头重脚轻，根底浅。这种人容易出现脑血管疾病，容易中风，而且这种中风最难治救。

心脏病人多数是脾的功能出了问题。脾性心脑血管病的典型特征就是心率过快，血液循环不起来，血压高，而且是中午以后特别高。

但是脾的功能出现问题不代表脾虚，相反，是脾的功能亢进了。它亢进了，其他的几个脏腑的功能就要低下了。

那么，怎么治疗呢？清心火、胃火的药，就是要把脾功能调整好。

如果是肝脾不和的，就把肝脾调理好，肺脾不和就把肺脾调整好。

不管是哪个脏腑出了问题，都会影响到其他脏腑的功能，五脏六腑是一个整体。

现在的心脑血管病为什么医治不好？是因为根本还没有找到病因，以致很多心脑血管病医生，自己往往就死于心脑血管病。

饮食上怎么调理？煮甲鱼、鸭子汤，这是调养的办法，要适量，也要在辨证的前提下，这个用量要小，要慢吃，不要过量吃。平时多吃点滋阴降火的食物，长期下来会有改善。

6）养肝最好在夏天

有人问：肝不好的人平时怎么养肝？养肝最好在夏天，用红枣、桂圆肉煮冰糖水。冬天养肝往往就可能把它补坏了，适得其反。春天呢，用清淡的中药疏肝，比如竹茹、竹叶、莲子、莲心、陈皮、青皮。秋天不动它。

养一个夏天就够了。

但是正常人不要想着养一个，不要偏激，一养就要五脏六腑都养。我一直主张顺天道养生，夏天不要怕热，不要开空调，任血管扩张加速血液循环，把多余的水分、废物排出来，秋天就不会病，冬天也不要怕冷。

要预防肝炎，在生活中应该这样调理：第一要不怕出汗，出汗就会把多余的水分排出去，要出汗就不要吹空调，特别是夏天；二是要多吃利水的食物，如白萝卜、萝卜苗之类。绝大部分肝炎患者都不能吃鸭，吃鸭会恶化，人参也不行。适量地喝白酒，北方人和南方人有不一样的体质，北方人吃辣的多，北方人如果不吃辣的，不喝酒的话，反而肝病多。

7）姜酒醋，非典、风寒一锅端

非典的高热，其实是很容易治疗的。

中医理论讲"湿能化热"，2003年，北京的3月份到5月份，的确是以寒湿为主的气候，寒湿热并存。而在北京感染非典的人中，大多数是青壮年，说明这个疾病不是因为虚弱才得的，而是一种实证。那个时候，谁的身体内环境是寒湿热的小气候，那他一定是非典的易感者。而这种情况下的发烧，正是报告了身体内部的"军情"。

非典的时候，我的小儿子也在北京，一次冲凉之后，很快就出现了发烧的现象，给我打来电话，我告诉他不要去医院，马上用姜酒醋煮水喝，结果当天就处理好了。

外感风寒病都可以用这个方法。

具体怎么使用呢？用这三种东西加盐煮水喝，既能预防又能治疗。治疗的时候要有高烧的症状，而且病人感觉很冷。大约20g姜，一两酒，半两醋，加一斤水，加点盐。煮开马上喝，一般都能降到38℃左右，然后再根据他的体质和病情的变化，再用点其他的药一调，一两天就能好。

反之如果病人自己感觉很热，这是风热症状，不适合用这个办法。风热病也要一点姜，多了不行，用姜、盐煮水喝，因为姜能通血管，解表发汗，盐有滋阴的作用，加强里面的水分，滋阴解火，所以风热病就要用姜、盐、淡豆豉煮水喝。

8）黑萝卜干，补肾防癌都靠它

自然界中每一种植物，都是一个完整的生命活体，是自然生命就有五行的规律在，但经过现代科学人为提炼出来的东西是没有这个"五行"的。

比如中药，我认为新鲜中药有新鲜中药的作用，炮制后有炮制后的作用，变质的有变质的作用。

比如鲜萝卜，用来煮汤喝能解人参的副作用，利小便；冬天吃呢，还能预防女人下部的肌瘤、炎症等，预防男人的前列腺炎。

萝卜用盐腌过，晒干了以后呢，利尿的作用就没那么大了。利尿多了会伤肾，但是加盐了就不伤肾了，利尿的作用也降低了，平和了。

把这个腌萝卜干晒干了就是黄色的，时间长了就变黑，现在说是变质了。黑的什么样？像中药的熟地一样，但这种萝卜干吃了以后不但不伤肾，还能补肾，清肾火，能预防心脑血管病、癌症等。因为癌症病人中多数是肾火旺盛的。

9）黄瓜干煮粥，夏天腹泻最好用

一般来讲，春天后期、夏天初期的黄瓜是最好的养生蔬菜。

新鲜黄瓜的作用是润肠胃，解肠火，所以春天多吃黄瓜，夏天就不会胃火盛。

黄瓜用盐腌了，晒干就成了黄瓜干。南方人吃荔枝过量了，身上长出了湿疹，用半两的黄瓜干煮粥喝，吃完就好了。

黄瓜干放一年后，它的颜色也变黑了，有的烂了，如果夏天腹泻得厉害，半两的黄瓜干煮粥喝，吃完也就好了。

10）感冒有差别，辨清分别治

通常来讲，感冒就两种，一个发冷，一个发热。也就是说流感病就两种，一个风热，一个风寒。

如果这个人的体质是寒凉的、阴性的，感冒就会发冷，这种寒性的发热病，表明这个病人血液里面的水分多。感冒了，如果发烧，并且感到冷，就是风寒感冒，这个时候就应该使用中医治疗风寒的药，这个时候生姜是最好的药。喝姜汤水，出汗，把自己捂在被子里，出了汗就好了。

如果这个人很强壮，阳性体质的，感冒就发烧、发热，并且有困倦的感觉。这就是风热感冒，比如高温中暑一类的。热性体质的发热病，说明血液里面水分少，这个类型呢，主要的药是盐水，预防和治疗都不能少了盐，这个时候就可以使用输液的办法，能解决一定的问题，最起码把水分补上了。但用清热的中药好得更快，比如板蓝根、金银花等都是清热的药，这种风热性感冒不可以用藿香正气丸。中药中还有一个"十滴水"是治疗风寒型肠胃感冒的，这个要区别地使用。

相对来讲，热病恶化不快，风寒的恶化最快，风寒的如果吃错药马上就会死亡，风寒病如果打吊针，就会恶化，甚至没办法救治。

11）有鼻炎？姜盐藿香正气丸

鼻炎主要的发病原因是胃湿，一遇到风寒就出现这个症状。所以藿香正气丸呢，能预防鼻炎也能治疗鼻炎。

胃湿的人有两种，一种是脾湿，一种是肾湿。肾部排水不利，不爱出汗，也是这个问题，能够正常出汗就不会有鼻炎了。像这样的鼻炎，早期很好解决，用生姜10g，一点点盐，煮水送服藿香正气丸，在平时发病的时候，吃一次就行了。

12）晕车？减肥？也吃藿香正气丸

藿香正气呢，有很多种功效，祛除胃湿、胃寒、解表。所以可以说，藿香正气治疗晕车有奇效！还能减肥。阴虚的人，如果肠胃有湿也可以吃，阴虚的人一般肠胃有湿热。藿香正气使用得正确，不过量，能使头发变黑，如果过量了，黑头发能变白头发，物极必反。

13）减了水分和营养，痛风不治也自愈

为什么喝啤酒和吃海鲜之后痛风会发作？喝啤酒后，里面的血液大量向外部循环，加上酒精刺激肝脏大量吸收水分，导致血液中水分超标，加上高营养在里面发热，循环过不去，就十分的疼痛。所以在还没有调整好这个血液循环的时候，要吃素，而且不要吃湿性、水分太多的食物。白酒可以喝，不要多。一些刺激性的东西部分能吃，部分不能吃，最好是吃苦瓜，天天吃都行，拌着盐吃。白萝卜苗，腌过的，按季节吃，长期坚持，不医治都可以治愈的。

14）"枫叶澡"，缓解痛风、荨麻疹

荨麻疹就是体内的水湿多了，排不出来，就在身体里面到处窜。治疗这个病很简单，就用香山的红叶，煮好以后，加入白糖喝一碗。然后呢，拿那个叶子泡水洗个澡，就好了。

香山红叶治疗荨麻疹有很好的疗效，其他地方也有红叶，都一样可以用，将枫叶和松叶一起放在浴盆里面，洗个澡就缓解了。荨麻疹、痛风都可以用这个办法。

15）细看舌苔辨体质

正常的舌苔呢，应该是粉红色的，有一层薄薄的白苔，均匀地分布在舌上，这就是正常的。但是很少见，因为五脏六腑里面略有风吹草动，舌苔就有变化了。

如果舌苔偏白，是偏寒之相。如果整个舌苔都是白的，但是有薄薄的一层似有似无的苔，这种体质是最好的。一般情况下，红红的没有苔和厚腻苔自己都能看出来。

舌苔越厚，五脏六腑机能运作失常的程度越高，舌苔厚，直接就说明体内机能的废水、废物多了。如果整个舌苔都很厚，说明整个体内都充满着多余的水分、营养、热量，这种舌苔主要是表现体表发散不好，下面排泄不好，这种情况夏天少见，春天、冬天很容易出现带有这样舌苔的人。

还有一种舌苔红红的，就是火相，特别是舌尖红。不是没水，是机能运作失常严重，这种表现是胃或肝因为湿气重而火盛。这个时候

怎么调整呢？很容易，平时多吃点苦瓜、青菜，最好吃白萝卜，去一下火，尤其要针对大肠的热度，少吃肉。

舌苔胖大，有齿痕是肝的问题。第一说明肝功能不协调；二呢，肝脏里面营养、水分、热量超标，这两个是肯定的。有人认为是脾虚的问题，可是过分的健脾问题就出来了，健脾十天、八天一定很舒服，可是这个舒服就是为肝病做准备的。为什么？脾属土，肝属木，健脾过度就会克肝，肝就更不得舒缓，肝气难舒，所以这种情况下健脾是暂时把问题压下去了。还有一种地图舌，这个很危险，这种表示血液循环严重失调，它是整体失调，不是某一方面，这是最危险，随时有死亡的可能。

舌头两边代表什么？左边缘代表脾，右边缘代表肝，中间代表中焦，前面最主要体现的是血液。舌根属下焦，舌根部没有舌苔是什么相？是伤阴过度，就是下焦火盛。为什么舌根没有苔的女人很难受孕，或者孩子留不住？因为她的下焦已经很受伤了，不是刀枪杀伤，是她里面的机能受到障碍，已经到了极度了。

16）"烈火掌"，第一时间救中风

面部中风呢，一般是突然发生的，如你在房间里很热，出去突然一吹风，面部毛细血管马上收缩，血液循环不过去，就导致瘫了，这时马上打一巴掌上去，两边脸都要打，然后用姜酒盐煮水喝，烫烫脸部，血管遇热就会扩张，血液过去就好了。起个名字叫"烈火掌"。

之后，再喝姜酒汤，再用热姜酒熨烫脸部，就会恢复过来。

要抓住第一时间，这个非常关键，时间长了就要治十几天，如果打了葡萄糖，再要恢复正常就不容易了。

——（出自《破解重大疾病的迹象》）

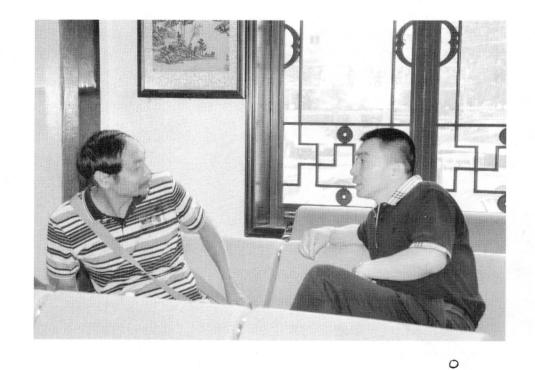

场下仍在不断交流的两个人。

小剧场二：瘫痪·浴火·重生

时间：2012年7月21日

地点：中国医药科技出版社6层中医药文化编辑中心

本场嘉宾：符天昇

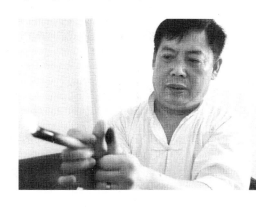

话说当年，金庸笔下令狐冲，以"独孤九剑"纵横天下，招只九式，每式却有千般变化，加之令狐大侠已将此剑练至"人剑合一"境界，真乃剑一出鞘，胜败立现。今，蜀内亦出一奇人，其祖传灸术也堪谓"人灸合一"之化境。清嘉庆年间，合江符卫祖精研灸法，终成"合江地道中草药热灸技艺"（亦称"符氏火灸"），自此传家二百余年。其灸长约9寸，拇指粗细，81味家传中药卷裹其间，然后，以拇指引灸火、灸药，以指代针，痛刺周身经络，通达大小周天，激活人体开关，使瘫者能行、能言，脑瘫患儿回归常态。

符氏五代孙姓符，名天昇，承祖业，几十年间，以祖传技艺医治大量脑瘫、带状疱疹、中风偏瘫、面瘫、鼻窦炎、淋巴炎及妇科病、肿块类疾病，并于实践之中，一门深入，渐悟古方灸道，改良祖传药味。

中央电视台、四川电视台、人民日报等多家媒体予以报道，并被列入"四川省非物质文化遗产"。

本场剧情梗概

四川成都，一条不起眼的小街市里，有户人家，姓符。夫妻两个，用祖上传下来的火灸，专治瘫痪。

他们以指当针，在火焰熊熊中，取下灸条头上被火焚炼过的药末，沿着古传经络路线，点遍有言行障碍的中风后遗症病人、脑瘫孩子周身体肤，一天、两天，一个月、两个月，瘫痪病人原来呆滞的眼神、扭曲的容貌，重新清朗，慢慢复位，然后，能走、会跑，能够开口言说……

为什么一丛药火，有这样的奇效？或许，已经不是"中医"两个字可以说清。它应源于远古先人们，早已从花言兽语中洞悉的自然密码——有一种植物，名为"帝王花"，生长在偏远干燥的山野地带，用它干枯得如同死去一般的肉身，安静等待季候火的降临。当山风刮起，火势凶狠，"帝王花"便沐浴火中，任由焚烧。火灭之后，无数火红色的，状如蒲公英一般的绒花，从干裂的树皮间破壳，瞬间绽放，山风一吹，便像蒲公英那样随风而散，播撒花种，繁衍后代。

还有，你知道吗？许多植物生态，甚至气候的形成，都要依靠火来进行"规划"，比如：地中海气候的形成、温带草原的进化，亚热带及荒漠环境下植被种类的限定等等。

如果说太阳是地球的统治者，火，就是太阳派下的使者，默默地为地球区域气候的形成，以及生物圈的生成，建立着秩序。

由此可见，在我们生存的这颗星上，浴火重生并不只是一个概念或单纯的精神激励。至少"符氏火灸"，实践着火是如何再造生命秩序，让脑瘫儿、中风偏瘫等"机制障碍"的人，浴火，而重生！

从这个角度来说，现在人普遍了解的中医灸法，或许只处于皮毛——灸，对"病"的疗效和养生意义，远非温通、补益可以囊括。如果说中医只是一门医学，那么关于中医用火，关于火灸的内涵，恐怕已经远远超越了人类对医学概念的界定。然而，这就是古老的中医技法。

为了进一步了解"符氏火灸"。符天昇从四川来到北京，他要给中里巴人现场做灸。

说中里巴人拥有这时代最敏感的身体和心思，恐怕不为过。希望通过他的体悟，告诉我们更多关于火的消息：

火与人类健康有什么样密切的关系？符天昇以手引火，与一般火灸究竟有何不同？火灸之火，是怎样在身体里游走？为什么它能够激活瘫痪，点燃脑瘫儿的心灵火种？当天燃气、电能完全侵入生活，离火越来越远的我们，真正失去的是什么？

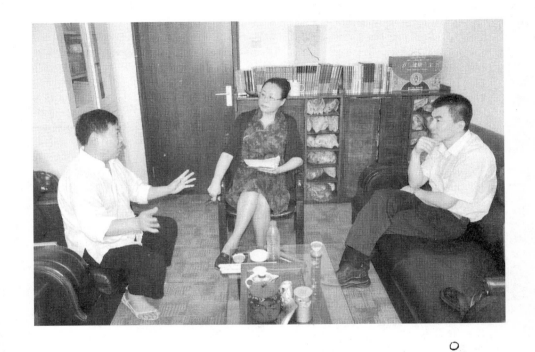

看看这双草鞋吧，你想到什么？我想到周星驰和他的魔幻功
夫电影。

第1幕　从《金刚经》说起……

【旁白】中国医药科技出版社六层，田原老师办公室。摄影师摆好摄像机，来回挪移，寻找好的机位。符天昇夫妇俩因为住在附近客店，加之习惯早起，比约定时间早一些到了社里。符天昇不高，但身型敦实，脸膛红润饱满，六十多岁的人，脸上却看不到什么皱纹。大概要见"久仰大名"的中里老师，今天的穿着也很特别，白布褂，黑布裤，一双露脚面儿的草鞋，若不是他夫人穿着时髦，还真让人有种时光错乱的感觉，让人不自觉想到武侠小说里描写的，乱世之中，隐于民间的武功高手——尽管一身村夫打扮，乡里乡邻们总是看到他笑呵呵的敦厚模样，待一出手，方知原来是高手，高手，高高手！

稍后，中里也到了，还是一身千年不变的搭配：简单随意的棉衬衫（或T恤）、休闲裤，面容上总带着谦和的笑意。

【画面】主客分别落座后，中里巴人用手搓了搓脸。

田　　原：中里老师今天看起来有些疲惫。

中里巴人：昨天我是两点多睡觉的，睡到六点多。

田　　原：天啊，比我起得还早，辛苦了。

中里巴人：没有，我很高兴，这个机会很难得。

田　原：多谢！中里老师近来在凤凰网上讲《金刚经》。

中里巴人：对。如果从义理上来讲，一开始很多人都会知难而退。估计没人能学下去了，所以说学经义并不是一个引道之门。学什么东西，甭管你掌握没掌握，你先得跟他熟悉，跟他亲近，就像一邻居似的，天天靠近他，逐渐地你就觉得他并不神秘了。

田　原：先混个脸熟。（笑）

中里巴人：是这样的，学《金刚经》也是这样，你就天天接触它，每天读一遍。我告诉大家的方法就是"读，但是不思议"。读着读着，如果心生欢喜了……因为我有这种感受，我才这么说的。

我读《金刚经》，最开始其实好多我也不懂，但就是喜欢它里面的话。我也不知道为什么喜欢，反正我读着挺好，也不知道什么意思。我喜欢那些文字，一是节奏，二是它的语言表达方式。比如说最后一段"一切有为法，如梦幻泡影，如露亦如电，应作如是观"。

这里面又有场景，又有义理，又有诗歌，又有节奏。多好！

即使还不知道它真正的意思，但说完了以后你心生欢喜，心生安静，这就是读懂了！

"懂"不是说在文字上、义理上懂，而是心里感觉到欢喜了，有趣了，感觉到亲近了，就是读懂了，而且是真正的懂。所以读《金刚经》可以从这儿来入门，你就每天读，"文读百遍，其义自现"，读一百遍以后你自己就知道怎么回事了。

田　原：我一直想学习《金刚经》，但好几次拿起又放下，觉得缺少一份领路的缘。

中里巴人：就是这个原因。读着读着，这一句我没懂，是不是赶紧把这个先解释清楚了？是这种心理阻拦了往下读。千万别这么读，这本经义啊，或真得有缘分，我原来一直读得觉得挺好，但是没有人点我，杨妍，我办公室的一位女孩，她点了我两句。

说来也巧，在关键时候，杨妍总有提点，我从心里很佩服她。她说郑老师，我最近老睡不着觉。我想起《金刚经》两句话，"经义不可思议，果报亦不可思议"。想起这两句话我就觉得心里特别踏实，然后就睡着了。

她跟我说这个，我突然感悟到整个这本经的经义就叫"不可思议"，用思议法永远不能知道经义，因为它不是用思议法能达到的境界，它是用不思议法达到的境界，这是非常了不得的。

但是杨妍属于什么人呢？放一把火吧，她走了，火着起来了，她还不知道怎么回事。

田　原：她是那种"一言九鼎"的人了。我感觉有很多像她这样的女孩子，语言可能不到位，但人是非常灵光的。她的感觉也是不可思议的。

中里巴人：没错儿。我觉得这句话太棒了，一下把我点着了，就跟那会儿她说的那句话"真心就是大智慧"一样，我觉得这个孩子太了不起了。

我一直不知道什么叫大智慧，没有一个确切的定义，什么叫"大智慧"？读的书多，还是怎么回事？都没法确定，杨妍说"真心就是大智慧"，一下就点中了。

杨妍说，我的话只有你能听在心里才觉得有感觉，我这句话跟好多人说，人家一点感觉都没有。"是经义不可思议"，不可思议就不思议嘛。

田　原：这孩子跟您缘分不浅。

中里巴人：其实我们今天也是一个机缘。

我开始是这么想的，因为我现在对治疗，对技术层面的东西，不是特别感兴趣，我还是觉得怎么在得病之前，能够强壮、养生，从源头上去避免这个疾病的产生，这个我感兴趣。后来我感觉到您说的这个火灸，它也是从本质上解决问题，而且我发现您给我带来的都是一种启迪，还有的是一种机缘。

田　原：您过奖了。您所说的机缘，我特别赞同。跟符老师认识，也是一个机缘。当时是一个成都的大学生，经常看我们的书，热情洋溢地给我写了一封信，推荐了符老师。符老师的祖传药灸，目前是四川省的非物质文化遗产。

符天昇：去年第三届世界非物质文化遗产，当时在我们合江县泸州市，有一个展会，市领导就推荐我参展。参展第三天，来了一个大学生。当时我在撤展，其他学生都走完了，他才问我，说有没有名片？我给了他一张名片，他一看，他说你是合江人啊？我说是，他说我是泸州人，我们是家乡人，我说太有机缘了。

田　原：他说四川有这么一个祖传的火灸，很有传奇色彩，救治了不少脑瘫儿。而且他说，这位民间中医的医德很好。医德好太重要了。后来就打电话给符老师，联系之后先到合江，又去了成都，我一直跟诊了近两个月。

他的这个灸里，卷着81味草药，是秘方。他做灸是以指代针，大拇指要按在滚烫的灸头上，然后把药按到人的皮肤上。我一直觉得有点儿武侠小说里"人剑合一"的感觉。他是人灸合一了。但这样一来，确实很讲究操作。

这次我把他们请到北京，我也在体验做灸，一天做两次。有时也烫个小水泡什么的。但是我发现变化很大。最明显的是什么呢，一天睡5个小时觉都有精气神，跟打了鸡血似的，尤其早上七八点钟，觉得自己状态特别好。

就这个问题，我思考了很久。

从文化角度来说，"盗天火"是人类文明的启蒙。火，为人类带来了熟食，驱散了寒冷和黑暗。因为有了火，人类能够直立行走，增长智力，延长寿命……但是这种理念，是说火需要通过食物作为中介，传递能量，催进生命的进化。但是咱们灸、火罐，它是可以让火的能量，直接作用于身体，甚至能够直抵精神世界，冲破蒙昧，重建秩序。这样也就理解为什么火灸能"焕"醒脑瘫的孩子，能让人精力充沛。

西方哲人赫拉克利特有个重要的观点，他认为世界是由火产生的，火为宇宙生命创建了秩序，这种秩序他称为"逻各斯"，类似于中国的"道"。对后世影响巨大。

中里老师上次谈"乱"之乱象，对我启发非常大。所以我今天特别邀请中里老师，一起来探讨这个话题。在您看来，是不是现在人的身体，普遍处于一种蒙昧的状态，或者说"乱象"，所以每个人都需要"火一把"。反正从我对火灸的体验来说，我觉得有点儿类似于用"以暴治暴"的方法平乱。

中里巴人：我觉得是这样，这是一个很大的话题。但要说咱们找找那个线头儿，从本质上来讲，我觉得心乱是所有健康问题的一个源头。心乱以后，气就乱了，然后身体整个儿都乱了。

《黄帝内经》上说了："主明则下安，主不明则十二官危。"

"主不明"，就是心乱。不明，就是处于一种蒙昧状态，或者说阴霾状态。身心是合一的，你心里有阴霾的状态，表现在形体上就是一种阴寒的状态，湿冷的状态。就要用阳光从外面把它照开，把阳光释放出来。

田　　原：感觉您一直在强调"冰包火"的理论。用中医的话来说，得辨证一下，你是真寒，还是假热。

中里巴人：对。实际上，不管外在表现得怎么样，他里面是有能量的，只要把束缚他的东西给拿掉，这个能量就能激发出来。只不过这个能量被外面阴霾的东西，阴寒、湿气这些东西包裹着、捆绑着，不能释放，处于一种蒙昧的状态。

如果里面没有能量，可能再怎么激发也没用。所以我们说要启蒙。启的就是新能量的"蒙"，把这个新能量调动起来。调动起来以后，心有火力，心明了，这就是"主"就明了。

我觉得符老师这个火灸啊，就是起到这么个调动能量的作用。而且这个火，还得是肾火，是正义之火，是一种正能量。而不是邪火，不说咱们平时口头儿上说的那个，哎，这人心火挺旺。这个旺，它有可能是一种正能量，可能行事比较果断、有魄力，但也可能是一种负能量，因为它是散乱的，不好控制。

田　　原："启蒙"这个词用得太棒了。多数人的理解，"启蒙"可能就是开发智慧，实际上"蒙"在古代用词中，有黑暗的这层意思。但是这个黑暗不是说天真的黑的，而是被欲望，被其他东西给蒙蔽了。

第2幕 人都活在"风水"里

田　　原：符老师，您在临床治疗脑瘫儿的时候，是什么感觉？

符天昇：确实，什么地方都是由心主的。一切原因都是从心里起来的。我记得我父亲说过一句话，他说人的脸色变，实际上是心变，心变了脸就变了，我父亲就是这样讲的。

每个人的生活都有很多不如意的事情，让我们心乱，在脸色、气色、精神状态上，呈现出一种"病态"。所以很多人成天觉得自己不舒服，但是具体哪儿不舒服？又说不出来。上医院检查也没问题。其实道理很简单，病根儿是不快乐。

田　　原：我自己有个体会。有一段时间，工作、生活上的事情特别多，感觉很难快乐起来。符老师他们到北京来，17天，每天我就做灸。那个灸火按到皮肤上，真烫啊，烫得我也哇哇大叫，但是我发现，这十几天我挺快乐。这种快乐不是每天哈哈大笑的那种，而是一种发自内心的状态，是初春的时候，被阳光笼罩，满眼新绿的那种愉悦。照镜子的时候，气色也很好。所以我赞同中里老师说的，灸条的火力，就像阳光一样，它能冲破内心的阴霾，也同时驱散了身体的阴霾。

符天昇：是这样的。我的父亲讲，大自然就四种能量，也是四种偏性，就是风、寒、湿、热，这是自然的一个规律。只要有生命的东西，生活在自然界中呢，就都要去和大自然交流，也就是说，什么生命，他的身体里，也必须要存在风、寒、湿、热这四种能量。

风、寒、湿、热对应的，就是春、夏、秋、冬，不同的季节肯定会产生相应的气候偏性，这个偏性也可以说是节气。这样呢，任何人，每一年都要经历春、夏、秋、冬，每一个都要接受风、寒、湿、热的偏性。其实人的病，就是在接受风、寒、湿、热的时候，没有适应，身体产生了一种"变态"反应。就像不适应花粉的人，会花粉过敏一样。是这样的。

田　原：世界之所以这样美丽、丰富多彩，是无数能量在起作用。中里老师您怎么看？

中里巴人：我觉得是这样，顺着符老师这个理念去说，风、寒、湿、热，这四个节气是启承转合、升降沉浮，就风调雨顺。但是长年这么风调雨顺也不可能，当这四个节气不调和了，不调和就产生病机了。所以中国人为什么讲究节气养生，我觉得就是这个道理。

但是即便它不调和，还有一个源头，或者说一个入口。谁先进来的，谁危害最大，咱们从哪儿能把它理顺了，或者让它们从哪儿出去。总有一个先后，有一个表里。

还是"乱"，乱就得理顺，理顺就得先找着那个"线头"，或者说找到一个入手的地方。我觉得这是关键。

田　原："线头"这个概念很有意思。符老师，您说说这个"线头"是什么？

符天昇：这个线头是这样的，比如就拿目前的气候来说，我在北京就感觉跟成都有差异，我们成都的最高温度在三十二三度，不管我们往什么地方走，都没有像北京这样，你走出去，就有地气（热风）。成都是没有地气的，就是你中午在外面走都有凉风，好像穿透你的心，很爽。

我一个四川人，从成都来到了北京，就存在接不接受这种"热风"的问题。

田　原：比较敏感的人会觉得不舒服了。

符天昇：对喽。总觉得好像有热风，其实就是我心里面的感受。而且，在你的心接受热风以后，还存在你的身体愿不愿意接的问题。病的产生，就是这么一个过程。

中里巴人：我说的是一个泛泛的东西，但是符老师把他的感受说出来了，这种感受也很好。他让我感觉到不同地区的人，换了一种环境，要重新适应这个地域的"风水"，风和水土，适应中，有的人适应了，有的人就会产生不适应，不适应就要不舒服，或者是身体处于一种调整的状态，也是有异常。

田　原：符老师的感觉真好。北京也热，成都也是热，但北京是闷热。

符天昇：对。这个闷，好比是把热关在身体里面，跟外界是不交流的。如果一下子来了寒，那寒跟热一碰撞，就把热给包在里面，更出不来了。这时候，像中里老师说的一样，冰包火了，就需要中医的一个"启蒙"。你寒包住了热，我早晚要把这个门给打开，把里面的热给请出来。如果它不愿意出来，我们还要琢磨，用什么方法去指引它，让它出来。从我的临床操作来说，有的要"牵"出来，有的要在背后"抽"。（此处说的是具体施灸时的"手段"）

中里巴人：我觉得符老师讲得很形象。他说你的门不打开，就只能在原有的、固定的圈子里打转，这就没有新的生机了，没有一个新陈代谢了。这时候就需要推陈出新，需要和外界的能量进行交换。

就说我生病，很多时候就是有些能量被困在身体里面。不把这个问题解决里，不给一个出口，只能原地踏步。就像一潭死水，滋生各种微生物，您说我治治这死水吧，放各种杀菌剂、净化剂……能解决一时。有的可能一时都解决不了。为什么？没有活水。这就没有一个新的能量激发。

田　原：比方说，有的人，从原来的环境里走出去了，换了一个山清水秀，鸟语花香的环境之后，他的病不医就好了。高血压就是个典型的例子，很多人和我说，一回城里血压就高，头就晕，出了北京城，到山区待几天，头也不晕了，血压也不高了。他也没吃药。

中里巴人：这是外界给了他一个助力。没有这个助力，就用中药来置换，或者一些中医的方法来置换。就像符老师这火灸。道理都是相似的。

田　原："置换"这个词用得妙啊！

中里巴人：中药讲"地道药材"，为什么要地道？因为中药是有生命的东西，它跟人一样，基因里就带有当地的风土气息。药一进来，就给原地打转的圈，打开一个口，让闭塞的旧的能量释放到外面去，跟外边的新的能量进行置换，重新吸收。

实际上，人的病，就是能量的置换不好。把身体里污浊的东西给排到宇宙外面去，把新的能量拿进来，病就好了。

倒也不是说用这个新能量把我的旧东西改变了，而是借它激发我固有的能量。过一段时间会发现，这些外来的能量又不行了，只能暂时保持人体相对的平衡，要想得到进一步的提升，必须得让自己的接收能力变得强大起来，才能不断地进行这种内外能量的交流互换。

第3幕　麝香，激活生命的密码

田　原：说得太棒了！中里老师一直以来，都在实践当中探索身体的潜能量和未知能量。是大众养生、提升生命能量的领军人物。

中里巴人：好多人说，我吃了什么药，或者我用了什么方法，太神奇了。但是这个神奇是什么呢？其实无非就是把他现有的症状缓解了。但是如果要长期老用这一种方法就会发现，这就没有进一步的改善。

比如有一个朋友，他原来颈椎不好，他用了"整脊法"，他说"整脊法"太牛了，至少是感觉舒服了。过一段时间，觉得"整脊法"也不是特别行了，又改用"电疗"，又觉得"电疗"太牛了。过一段时间又不行了……实际上借助外力，都是暂时。我觉得外边来的东西就像输血，输血资源有多少，和自己有干细胞造血能力好不好，这是两码事。一个是给你粮食，一个是给你种子。粮食给得再多也可能坐吃山空，但是给你种子，以后你可以生生不息。人要想真的强大起来，就得让自己的"种子"不灭。

生命要延续，光节流不行，想更强一步，必须还得开源。开源，就相当于把骨髓里面没有（苏醒），处于蒙昧状态的干细胞重新再增值，再激活。这可能就需要一种强大的力量，可能是阳气，或者是瞬间的什么东西，看能不能激发它。

田　原：干细胞的话题很复杂。

中里巴人：这是一个比喻。我觉得干细胞的机理很复杂，但实际上并不复杂，它的原理启发并不复杂。所以对于我来说，没有比我们的身体更强大的力量，外界的力量，是药也好，什么都好，都是助力而已。或者是在我们自己陷入囹圄的时候，它能给你一个刺激，帮你跳出来。

田　原：这种感觉很有意思。不仅我们人类的精神世界，这个身体也需要，也完全可以升华！有中医专家评价符老师的火灸是一个强刺激。确实那个带着火星的药灸，按到身体，哎呀，痛！但太刺激了。可能也是需要这种强度的一个刺激，才能将心灵和身体激活。从一种麻木的状态中苏醒过来。就像脑瘫儿，一点点被苏醒，他的眼神儿不断在活过来。

符天昇：我们的前人，走过了很漫长的路，留给我们很多很好的东西，但是需要后人再去探索和挖掘。我觉得中里老师的境界已经很高了，他的《求医不如求己》，让读者对真正的中医，有了更高的认识。我们也在探索前人留下的东西，上代人虽然给我指了这条路，但是经过这么久的时间，走偏还是走正，全凭自己的理解和探索了，也怕走偏啊。

我们的祖辈，他们做起来，就不像我们这么艰难。

比如从脑瘫说起，脑瘫的病因是什么呢？春天，用现在人话说，流感高发，孩子比较容易反复感冒。如果一次又一次的感冒，都没有完全康复，风寒就在里面积攒下来。到夏天和秋天，地球受到阳光暴晒，气温升高，这个时候再感冒，原来的积寒在里面，后来的暴热叠加在一块，就会爆发高烧。如果高烧的持续时间长一点，就会抽疼风（抽风），抽得久了，两三天没及时拉回来，就会昏迷。具体会昏迷几天没有一个确定，4天、6天，都有。甚至还有昏迷半个月的，就能严重到这个程度。

像这种，治起来很难。为什么前人没有我们现在这么艰难？并不是他们的技术比现在高很多。不是这样的。最关键的，是他们可以及时地按照当时的脑瘫规律来治！你一高烧，我马上就给你治，治得很及时。

1岁左右的孩子，用菜籽大小的一粒麝香，就完全足够了。1~8岁的，最多用两到三粒菜籽大的麝香，也能把高烧搞定。很快。用爆灯花也可以，跟麝香的作用相似，也是醒脑、开窍。因为他的阴上升了、阳下降了。

田　原：符老师认为精神力关闭了，是阴上升的一种表现。他这个说法在《内经》可以找到根源，"阳气者，精则养神，柔则养筋。"阳气是滋养精神的，一旦我们的阳气被压抑了，或者不足了，精气神儿也就不足了，甚至被关闭了。

符天昇：就是这样。这时候，用明火一下子把百会打开，药火马上就像电流一样，通过人中，充斥任督二脉。任督二脉再一做灸，一直做到膝关节，把这个火引下来，治得快的，痉风基本上就不再抽了。为什么呢？就是通过任督二脉调节阴阳平衡，使奇经八脉归顺，恢复正常。

田　原：孩子高烧，先用麝香或者爆灯花儿，把百会穴的闭塞给打开，让任督二脉保持一种通畅的状态，是避免脑瘫发生的一个方法。

符天昇：但是现在麝香太少了，我们家也是一般到了必要的时候，才用一点。这是第一个方面。第二个方面，过去的孩子没去医院输液、打针啊，病况受到的影响比较少；现在我们治的脑瘫儿都是在大医院治到没有办法了，才到我们这里来。有的两三个月，三四个月，才找到我们。

所以不是说我们不如前人，其实我们是超越了前人的，因为我们走的路更曲折，遇到的问题更多了。大概是这样的。不恰当的地方，中里老师指正。

中里巴人：您说得非常好，表述得非常清楚。我方才听了，符老师讲这个治疗的过程，实际上来讲是一种自然治愈的状态，您这治疗，不是完全介入，而是遵循了身体自然的这么一种规律，在关键地方稍微给一点点助力，这样孩子就好得很快。如果人为强加的，不是身体自己本来遵循规律的东西，反而把病情给拖延了，反而难好了。而且现在确实，这个药也不行了。

田　原：很多时候，我们仅仅需要外来的助力"点化"一下，助我们找到一个突破口，一个改变的契机。这个火灸它给人的助力，火的刺激是一种，麝香也是一种。

中里巴人：我觉得麝香这个药非常神奇，我没怎么用过，但我有感觉，它通窍、活血的能力特别强劲，它本身带有一种能量，这种能量能够召唤身体里的一种能量。

田　原：我觉得中里今天特别有感觉，（笑）之前用到"置换"，现在又用到"召唤"这个词，妙啊！

中里巴人：因为不召唤，它自己没什么劲儿，它必须跟身体里的东西相呼应，激活起来。一闻到它比如说，气血就动起来了，就是被激活了。所以说明麝香本身能量很大。

田　原：您启发了我，为什么女人闻到麝香容易流产？可能就是因为它激活了身体里的某种机能。

李阳波曾经说过一个例子。他说生物体里存在一套密码，这套密码叫作"气立"，到了某个节气，密码被启动了，生物体里的一套体系就开始运转。比如荔枝，三月开花，就是三月的这个节气启动了让它开花的密码，到了一定时候，开花的密码关闭了，结果的密码又开启了……春、夏、秋、冬周而复始。他认为只要找对了密码，可以让荔枝一月份开花，或者一年开两次花。

那么回到麝香的问题上，是不是就是因为它能够开启女性"生育"的这套体系，让她在未满月的时候流掉孩子？但是像您说的，它本身的能量一定要非常巨大。

这个话题也留给大家去思考。

第4幕　身体需要破冰之旅

田　原：刚才说到线头，找到以后就是置换，或者召唤。我个人理解是，风、寒、湿、热，也是成就或者考验人类生存的四种能力，这四种能量如果出现混乱的状态，在人体内它就是身体王国的不荣，我不知道这点两位老师怎么看？

中里巴人：实际上最直观的：火是驱寒的。那就有一个问题，寒是什么？我觉得它就是一个壳，跟坚冰似的，它在无形当中，把人整个儿给包起来，人体的很多机能，就不能正常发挥作用。但又不是所有有寒的人，都会表现出明显的寒象。

就像很多脸上长痘痘的女孩儿，你说她是热吧，她手脚又是冰凉的。那你说她有寒还是有热？长溃疡、长痘痘，但是两脚冰凉，这就是表现出寒气是一种阻隔，它把想疏发出来的积热憋在里面。这个热没有出路，只能往上走，不能往下走。因为往上走比较顺畅，比较快，所以都在脸上发。

田　原：您认为我们身体所有的问题都跟寒有关系吗？我特别调查了一些长寿老人，其实避寒就暖才是他们最大的优势。不是什么红烧肉。

中里巴人：我发觉我就缺少一点，缺少对寒的一个充分地认识。因为这块儿我的实践少，也不敢轻易实践。但是偶尔有一点感应。我确实觉得所有的问题，如果从寒深入手，快。

田　原：我觉得中里老师这一句话很本质：直观理解，火是驱寒的。符老师是玩火的人，您如何理解这个"寒"字？

符天昇：对于"风寒"，我的理解，其实就是这几十年探索和实践中间的总结。我是怎么理解的呢？比如说一个人关节着凉了，受了风，过一段时间，他会反应出酸、胀。但是一到了寒冷的天气和地方，在酸、胀之外，还要产生痛。如果在身上产生痛症，都是由寒造成的。再交叉上热，关节就发炎了。关节炎是这样一步一步来的。

风寒暑湿这四个能量，就是天地间的气，只要是有生命的万物，不管飞禽走兽，还是树木草坪，都需要跟随它。它们之间有相生相克的规律，但是，它到我们身体里来的时候，可能会出现一些波动，它们四个好比是很要好的弟兄，但也说不准哪一个在背后搞些小工作，你有风了，我寒也来挤一下。并不是它主动来堵你，是你自身需要这些能量，又没有以正常的规律去吸收它，它就赶紧挤过来了，包围住了，夹在一起了。

田　原：寒主收敛，而我们当下的饮食结构，空调、冷饮，都在增加寒敛的这种力量。寒气过重，收敛过度，破坏了这个平衡，这个"敛"跟"生"之间，就形成了矛盾冲突。这个时候，疾病就产生了。

符天昇：是这样的。

中里巴人：我觉得积寒有特定的部位，这个部位一定要知道，知道了才能很好的把它给牵出来。寒不是在每条经络里都"冲突"的。

田　原：哦，说来听听，这才是更重要的。

中里巴人：寒都在什么地方呢？首先在后背，其次从臀部往下，大腿、膝腘窝。

我们看后背堆的那些赘肉，看似脂肪，其实净是寒湿。还有看臀部，如果不结实，那它聚的也是寒气，真正结实的臀部没有寒气。再一个，大腿很粗的，往往也是寒气。赘肉多的就是寒气。

田　原：后背和大腿，集中在膀胱经这个地方。

中里巴人：对。反正越堆越多，都在膀胱经那块。

有了寒气，寒凝血滞，血就缓慢了，产生滞留了，滞留了以后，把腿上的能量阻隔住了，大腿上的能量就相对多了，使它不能形成良好的循环。本来血液是个顺畅的大循环，但因为您这儿有寒气，大循环变成了小循环，一到这儿就循环不良。所以膝关节开始肿胀，腿肚子开始静脉曲张，脚底下也开始出现问题……血液不能充分地灌溉到脚底。

然后能量表现出好像有余了，因为它全身走，需要这么多能量，现在它全身没能很好地走上一遍，多余出来的能量，就出现燥热，所以上面就会出现燥热，什么高血压等等，这是上实下虚的体质。

田　原：这个时候寒气还没有打入我军内部，还没有侵入脏腑。

中里巴人：没错儿。如果哪个脏器虚弱，寒气就借势进入脏腑了。脏器里的能量足了，可以把寒气往外顶出来；如果里面也是一团冰冷，挡都挡不住，就越来越寒。

如果里面又有热的，又有寒的，寒热错杂，结党营私，身体就"乱"了。

这时候就需要什么，艾灸从后背腧穴，一灸，后背的冰，"咔"，散了。后背每个腧穴都跟五脏相通的，"腧"是什么呢？就是通道，直接通到脏腑。这一灸，又把五脏本来可能处于麻木状态的机能给激活了。各个脏腑协作运作起来，自己个儿就能让积在里面的寒啊、热啊，该走哪儿走哪儿，自己就顺了。所以说它是一个理顺的过程，理顺的切入口，就是先要破冰，然后才能活动。

田　　原：在里边憋着使坏，破冰建交。

中里巴人：病走熟路，为什么长东西？因为没有出路，都憋在里边儿了，堆得越来越多，就长东西了。就老在一个小循环里边儿走。这个时候你要破冰，打开一个缺口，它动起来，就好了。

田　　原：我的一个女朋友，二十几岁的时候就坐不了冷椅子，一坐肚子就胀得鼓鼓的，全是寒气，她说肚子疼的呀，就跟针扎的似的。现在四十多岁，后背和屁股怕凉的问题挺严重，尤其洗完澡出来，屁股这块儿就感觉凉得肉疼。

中里巴人：不过这些个东西啊，都还是我的一个感觉，还得多实践。就是说出来供大家参考的一个东西吧。

田　　原：中里老师给出的具体认知太好了。我个人觉得非常有道理，也很有体会。其实对付这个寒极生热，咱们中医的刮痧、拔罐等古老技法都能解决，重要的是理念的认同。实践这块儿咱们可以跟符老师这儿做一个验证。

符天昇：中里老师说的这个呢，基本上概念差不多。但是在我的临床上来看，我是这样理解的。风、寒、暑、湿，都是从百会穴来的。

百会有工作的时间，它也有休息的时间。我们家里呢，管百会叫"天窗"。它工作的时候，就是太阳出来了，这就是百会开天窗的时候。把这个天窗开了以后，它就吸收天地间的能量。这个能量一吸收进来，就通达任督二脉。没有这个阳光照射了，它慢慢地就休息了，休息到明天早晨起床，见到太阳，它再起来工作。

为什么要讲阴阳平衡？（百会）这里就是一个焦点。这就牵涉到任督二脉要有一个很好的关系。我们人体的健康，就需要很好的关系，不需要它们彼此相克。但它们又是必然的，有相生，又有相克。克，就是通过任督二脉来调节的，如果跟中里老师讲的那样，堆在哪一个地方了，解不开了，就证明任督二脉交汇得不好。

任督二脉交汇不好，就好像两个人在"犟嘴"。这是最土的比喻哦，中里老师见笑了。（笑）

中里巴人：您说得很好。

田　原：符老师认为身体总的平衡，是任督二脉的平衡。其实他谈到了一个人体小周天的话题。相当于任督二脉是人体的两大管家。他说的相生相克，跟一般理解的五行生克没有关系。他说的相克，就是任督二脉本来应该哥俩好，但是因为一些原因，两个人不对付了，就像他形容的，"犟嘴"了。相生呢，是说这两个人关系是融洽、和谐的。一相克，自己的活儿也都不好好干了，该解决的问题都不解决，结果这个问题就深入人体的各个"机构"当中去了。人的病根儿都在这儿呢。

第 5 幕　头顶向日葵

田　原：关于大小周天的话题，中里老师您怎么看？

中里巴人：实际上小周天和大周天没什么区别，一个是里面的轴，一个是外边的轮子，里边的轴转得顺，外边的轮子自然就转了；小周天通了，大周天自然通。你说我光通大周天，那也不可能，小周天没通好，大周天不可能通。它们是一个东西，只是一个外延性更大一点，任督二脉通了，奇经八脉和其他的自然也通了。

符天昇：如果说任督二脉各在其位，把该解决的问题都解决好了，再分流到这个奇经八脉上去，也是完全正常的。

比如说，这个风寒，就由任脉来解决这个风寒的问题。结果它没有把这个事情安排好，没有解决掉风寒这个问题，任由风寒散到身体各个地方去。督脉也是一样，它也有它要解决的问题。如果任督二脉，把外界进来的这些个问题都及时解决掉了，那你这个人，相当正常。

但是，它们失职喽，导致身体里面积住了寒也好，积住了热也好，积住了湿也好。这个时候要谁来帮助解决问题？就是"医"。这个"医"，不只是指医生。不管吃中药也好，扎针也好，还是爆灯花儿也好，还是靠自己锻炼，等等一切，从健康方面来说，都是为了协调任督二脉。比如说，我们爆灯花的问题，风、寒、暑、湿，积到了一定的程度，甭管是小孩儿，还是中年人，还是老年人，为什么他要抽风？就是反应内部的暴乱已经到达一定的程度了。那要怎么去理顺它？就用灯心草也好，麻绳也好……

田　原：这个"医"理解得好！

【画面】符天昇从桌上拿起一根爆灯花用的苎麻绳，一手捏着绳头，一头在头顶百会的位置比划着。麻绳是不起眼的黑灰色，像是角落里积久打结儿的"灰调儿"。假设就那么扔到地上，还能找到识货的明眼人吗？

符天昇：我这个就是麻绳。我点着火，一爆这个百会。这个说起来，就比闪电还快嘛，一下子就通知了任督二脉，你必须去做好你的工作。古人啊，就是用这样的方式。你不暴乱嘛，我也用暴力还处理你。迫使任督二脉就两兄弟重新相处好，把自己的工作做好。

田　原：这个说法挺给力。或者还有更温和的说法，百会穴就好像我们头顶的向日葵，它要不断接收太阳的能量，注入任督二脉，保持人体周天一种良性的运转。可是因为我们没有好好保护自己，甚至不断地伤害自己，这株向日葵打蔫了，没办法很好接收能量了。天窗处于一种半关闭状态。这个时候，爆灯花实际上是在某种程度上，代替了太阳的作用，首先给了一股热量进来，而且又是强刺激，注入一股强劲的力量，冲破阻碍和阴霾。每爆一次就给一次刺激。慢慢地让小周天回到一个正常的轨道上来，慢慢地形成一个良性循环。这就像中里老师之前说到的，给了一个有力的外力协助，是一种活水注入进来的感觉。

符天昇：刚才田老师说到那个人，后背的凉和屁股以下凉，就是天窗开了以后，风寒暑湿进入人体，任督二脉没调节好，容它们在某一些地方积了下来，有的是慢慢走，有的跑得特别快，如果跑得快。人体就很快有反应，那你就知道是哪一个阶段出现问题了。这是我在实践当中总结出来的。

第6幕 爆灯花，打通任督二脉

符天昇：还有一句话我没有说完。我们上代也说，百会是开和通的关键。开就是开天窗，通就是打通任督二脉，这是两码事。虽然是同一个穴位，但时间不同，功能不同。因为晚上它是吸收不到什么能量的，主要是做调节工作。

田　　原：这样，咱现场请一位先生上来，让符老师现场展示爆灯花儿，这门已经消失在现代生活里的中医绝技。

【画面】符天昇妻子牟树芳点燃一根红色蜡烛。他自己则拿起桌上早已准备好的苎麻绳，伸进矿泉水瓶里沾了沾。瓶里装的琥珀色液体是桐油——用油桐种子，经过200～250℃加热，榨出的油，在古代就用来治疗火伤、恶疮。

符天昇把沾饱了桐油的麻绳慢慢抽出瓶子，一边捏着绳头，一手小心翼翼地用拇指和食指挤压绳体，从上到下捋掉多余的油。动作如同画家在作画之前，轻轻捋掉画笔上过饱的颜料。

中里巴人：这是一根普通麻绳？

符天昇：不是，这原来是个老蚊帐，有一百多年了。我们农村，烧柴火嘛，割的什么草啊、树啊，都烧来煮饭吃，那个柴草的烟，每间房都去转，这个烟，就叫"百草烟"。还有灶台下面的百草霜。这些老蚊帐，一百多年，那么长时间地挂在那里，它吸收过好多的百草烟。我收集了好多。像这些东西，陈年的都是最好的。

【镜头特写】符天昇专注地盯着从两指肚间滑过的麻绳，神情虔诚，竟让人联想到古代先民对神圣之物的朝拜。不自觉间，整间屋子也多了几分沉静和神圣意味。旁边，田原和中里巴人还在持续着火的话题，只是在这样的氛围中，声音渐渐模糊成背景。周边的一切似乎都安静了下来。

中里巴人：符老师讲得非常好，而且都是非常关键的点。所有东西能够找到一个原点，你在局部上怎么调也不顺的，回到原点调节一下，整个就都顺了。

我刚才说的只是一个局部的膀胱经，它是身体积寒的一个场所。然后田老师追问了为什么有寒，符老师就说，因为督脉和任脉不协调，督脉使劲的时候，任脉没走，任脉使劲的时候督脉滞后。所以这儿就积寒气了，您把原因找到了，这就真是找到切入点了，太棒了。

田　原：好多人会有疑问：任督二脉不都是通着的吗，它不通人怎么活呀？

中里巴人：我曾经写过一个微博，大概说了一下。打通任督二脉，并不是打通隧道，而是清理河道。任督二脉不协调了，你打通它，就是把堵的地方疏通。它本来就是通的，不是说另外凿一个隧道。

田　原：这一点我也有同感。按子午流注的理论来说，不同经脉中的气血，或者说能量，在不同时间确实是不一样的。

你看每个人的大便时间就不一样。有的人早晨起来没问题，有的人早晨便不出来，必须等到中午，有的人等到晚上……哪条脏腑经络的气血足，大便就在那个脏腑工作的时候通畅。

中里巴人：实际上通便是人体一个主要工作。为什么？因为肺把清天之气吸过来，肛门是"魄门"，既是糟粕的粕，也是魂魄的魄。"肝藏魂，肺藏魄"。实际上肺和肛门是一条线。咱们只觉得清气是好东西，但是浊气不出去，清气也进不来，这条线全通，真正的能量代谢才能整体完成。光吸进清气，只完成一半，没排出浊气，不算完成，把浊气从大肠和膀胱推出去，实际上靠的是肺气在通。

人体通大便这项工作是非常关键的。因为身体里深藏了很多毒素，它会顺着经络出来，我先用推腹法，把深层的毒推出来，顺着经络走，每天都清扫一遍。如果老清理一个地儿，它就没有毒了，要观察毒从哪儿出来。

田　原：但也有人的身体对这项工作不甚积极。以前见过一位山东老太太，从小便秘，5~7天一次，76岁了，身体很好。前段时间到南京采访黄煌教授，我老说起这个例子，跟诊的时候，一位老人家，精瘦，但眼睛很有神。他讲我便秘十多年了，还失眠，我来看病。黄煌看病很有意思，他跟病人聊天，倾听病人的讲述，了解他的性情。听完后，他跟这位老人说，您没事，您要是大便好的话，就没现在这么好的寿命了。意思是说他的"后门"比别人紧。他的体质就是这么个格局。

中里巴人：您说得特别对，对于能量少的人，这"魄门"还真不能开，开完以后就没有那么大气了。比如说久病体弱的人，连洗脚的时候，都要小心太烫的水，热水一泡，汗一出，气一蹿就没了。

【画面】最后捋了一下麻绳，符天昇接过妻子递来的卫生纸，擦了擦手。准备对现场等候了一些时候的一位男观众"下手"。

男：我这耳朵耳鸣。

符天昇：要爆一下耳朵。

中里巴人：爆完了以后会不会起个泡？

符天昇：不会。（对男观众）我这样跟你讲，我从百会，给你做一个小周天，从督脉做到任脉，因为光爆耳朵，中里老师看不出问题。

男：OK，来吧。可以拍身体，不要拍脸……

【画面】男观众坐在椅子上，牟树芳举着蜡烛站在一边。

符天昇：就按照我说的治抽痉风的那个方式来做。

【镜头特写】符天昇用麻绳沾了一下火苗，首先在男观众头顶百会穴爆了一下。动作极其轻巧。

符天昇：这一下，就是开"天窗"，吸收能量。

田　原：他这一下非常快。

中里巴人：好像都没挨着头皮。

田　原：挨着了。

【镜头特写】符天昇又用麻绳沾了一下火苗，开始从头顶向额头

111

的方向爆，额心、眉心、鼻尖。每爆一下，男观众的头就反射的向后躲闪一下。

中里巴人：（对男观众）您有感觉吗？

男：像针刺一样的感觉。

中里巴人：哇！

符天昇：这就是第一步。

【画面】一边说，一边又沾了一下火苗，开始点右额角、太阳穴、耳尖后的头骨高位……

中里巴人：这是率谷穴那地儿。

【画面】再沾火，点耳屏、耳后高位……

田　原：你看他点穴，好像没有一个具体的经络路线。

中里巴人：我过去看过在耳尖上做的，他这倒没有。

符天昇：我们一般都是做下面，我们不做上面。再就是淋巴，促进淋巴的功能。头就这么做。

【画面】沾火，点耳垂最低点、颌下淋巴、颈侧淋巴线……右侧做完后，左侧相同部位重复一遍。

符天昇：好，转过来。

【画面】男观众背向符天昇。

符天昇：现在做后面，玉枕、风池……

【画面】点后顶、脑户、风府、大椎、天冲、玉枕、风池……

田　原：抽痉风的小孩子甚至要爆到舌头。

符天昇：小孩子说不出来话，就必然要爆嘴巴里面。

【画面】掀起男观众的衣服，蹲下来，开始爆后背督脉上的穴位。最后左右厥阴俞的位置各点一次。

符天昇：时间关系，就只能做这些，如果要按照正规的做，还要做这两条线，从这里一直做到环跳，就是这样的。（指督脉两边的四条膀胱经。膀胱经左右各两条。）这后背就爆完了，再做任脉。

【画面】掀起男观众的衣服，蹲下来，爆体前任脉：华盖、玉堂、中脘、下脘、神阙、气海、关元、中极、曲骨。爆神阙时，麻绳探进了肚脐，男观众肚子猛地收缩了一下。

符天昇：如果说是一个脑瘫儿，流口水，说不出来话，我们就要从这个水沟穴（人中）开始往下点。这个心窝（膻中），是禁忌，不能爆。什么地方都可以，就是这个心窝这里，一定不能爆。因为心脏里有热要出来，一爆这里，这个热就憋住了。

中里巴人：还是督脉时间长。

符天昇：最后该是耳朵了。他是耳朵鸣嘛。

田　原：他这个点着的麻绳要爆到耳朵里边去。

【画面】麻绳沾火苗，爆右耳风溪，爆耳洞内，男观众猛地向后闪了一下。再爆右耳。

符天昇：这个麻绳要刺进去，要刺激到他的耳膜。爆完灯花以后呢，要灸喽。中里老师你也可以体验一下，三个温度，高、中、低，都可以体验。温度低的时候，这个力量在你身体里面能钻多深，温度高的时候能钻多深，你都可以体验一下。

田　原：他这个手把灸火按到皮肤上去，跟针扎似的。而且他这个手指是能够控制温度的，有高、中、低，三个档位。

中里巴人：我自己没事也自己老拔罐，真空罐儿。我自己能够着的地方，我就自己拔。胳膊上也拔。我基本上每天都做上几个罐儿。

田　原：刮痧吗？

中里巴人：很少，主要就拔罐儿。身体里不是有好多毒素嘛，我是先推腹，推腹以后，毒素要顺着经络出来嘛，我就拔经络。基本上老拔一个地方，慢慢的再拔也就没有了。

田　原：认同，我还会搂着罐睡觉，一段时间就是在强烈地体会拔罐。

【镜头特写】符天昇自制的药灸，有三十厘米长短，大拇指粗细，全部手工制作。先裁好草纸，再均匀铺撒上81味药材磨制成的药粉，一层层卷裹起来，卷的要紧。再粘好边沿，压实。整个过程有点儿像过去卷旱烟，模样类似加长版的古巴雪茄。用的时候，也像抽雪茄一样，用小刀削掉一头。因为卷得太结实了，灸条又粗，符天昇在茶几上削了一会儿，茶几不太结实，使不上力，他又把灸条，拿到一边药柜上削。背着大家伙儿，默默地削……

田　　原：符老师，给你剪子，用剪子吧。

【画面】符天昇接过剪子，终于把头剪掉了……

田　　原：我觉得火灸，表面上看，它只是一门医技，但是这背后的水太深了。

中里巴人：我非常赞赏火灸，尤其是灸背俞，最棒了。

符天昇：我总结了几十年的经验，但还是觉得背后的东西太多太多了。我总在思考，为啥古人就能知道人的左大脑指挥右边身体，右大脑指挥左边身体？我们在当地治偏瘫，就用的这个道理。他右边瘫痪，就要治左边，左边瘫痪就要治右边。中里老师请你别见笑，真的治瘫痪是我们的强项。

田　　原：符氏这个家族在合江行医四十多年，救治了很多人。

第 7 幕 关节里藏着 "感冒"

田　原：火灸这个，我先把自己贡献出来，做个示范，等会儿中里老师亲自上来体验一下。

【画面】符天昇将火灸沾上桐油，放在烛火上点燃。符氏火灸与一般人们看到的做灸方法不一样，它不熄灭火苗，就直接用燃烧着的灸头，点穴。中里巴人看着这灸也新鲜，从沙发上站了起来，侧着身子观看。符天昇一手拿着灸条，悬在田原头顶，另一只手大拇指按向燃烧的灸头，快速滑脱到田原的百会穴上，将热量和药气注入其中。

中里巴人：您这手都不怕烧啊？

田　原：他这手已经烧出来了。所以他能控制这个温度，因为热量先要经过他的手。

符天昇：你们看我的手指。

【镜头特写】符天昇将两手大拇指并在一起，左手拇指因为一直在引灸，指肚焦黑。比右手明显短一截。

中里巴人：哇！

符天昇：我们用手来引灸火，主要也是为了掌握这个温度的高低。

【画面】灸条再点火，用卫生纸包住灸头后，直接点按百会穴——点百会，符天昇称之为"开天窗"。在做任何疾病的治疗之前，几乎都要先开天窗——之后，再沿着和刚刚男观众一样的路线，点按一遍头部穴位。

符天昇：只要一开这个天窗，任督二脉一交汇，人体的周天自然就通了。不管是小周天还是大周天，始终都是循环的。

如果是感冒了，这个迎香穴，一定要做。

【画面】拿掉卫生纸，再点灸条。仍然是燃烧的灸条，用手取火，由上到下，点按手少阳和手阳明上的穴位。每到关节部位，先要绕关节，点按四个四陷部位，再向下点。每个穴位大概点按三次左右。

田　原：（对中里巴人）他们认为关节非常重要，不管是做手臂还是腿部，关节四周的这个接合点，是一定要做一下的。甚至手指上的小关节也都要做一下。符医师说过一句话，我印象特别深刻，他说人感冒，首先是四个关节先感冒。（双肘、双膝）

符天昇：为什么四个关节它要先感冒呢？比如说天热，你先打一盆凉水来洗洗手，洗洗脚，但一坐下来歇口气，就发觉背心凉嗖嗖的，头好像有一点不正常，不舒服的感觉就来了。这是第一种。

第二种，比如说你在家里面，躺着，这几大关节没有封闭好，凉到脚啊、手啊，手心的劳宫是通心的，还有脚心的涌泉，它是通肾的。感冒多半是这样引起的。

　　我父亲告诉我，天地有节气，人就有关节，关节和自然界的节气呼应，而春夏秋冬各个节气的背后就是风寒湿热。这个关节，就是我们生病、发病和治病的基础。很多病都是借着风寒湿热从关节进来的，我父亲讲，治病一定要在关节上下功夫，这是天地沟通的引路人，特别是病的时间长的，最要注重给他治关节，从整体的季节变化上去引导他。

　　田　　原：虽然没出泡，但是挺疼的，您怕疼吗？我已经全身都出汗了。

【画面】中里巴人微笑。

　　符天昇：然后还要做心包经。心包经先从这里起（指周荣穴附近）。为什么我们这个关节要做一圈儿？就是好比要过节气一样。天地间有季节，人有关节。病好多就在关节上。

　　有个孩子，名叫李蓉，三岁半不到四岁，他的手僵硬了，肌张力已经相当的高了，我们先把百会开通了以后，通过任督二脉，传到奇经八脉，接着灸他的颈、肩、肘、腕，你不在这几处做工作，咋个能让他的手杆像这样撑起来呢？！

　　田　　原：这个孩子是西医院放弃治疗的。

　　符天昇：是啊，他瘫了三个半月，大人都放弃了，带回家去，在集市上的一个饭馆里吃东西，有人看到他，说你这个病来找我们可能治得好。这是我们给他照的相，一周照一个，第一周，第二周……我们给他治好的时候，是第九周。

　　这些关节为什么这么敏感？我觉得，穴位，最多只是经络在这个地方开的口，它的线头在什么地方？说半天，关节就是这个线头。它能吸收外来的气候，也很能接受治疗时的热力、药力。

我总结，人生有四个阶段，身体的保养情况不同，哪四个阶段呢？

10岁以前，这一段时间全靠大人来照顾，特别是夏天，你大人看小孩睡着了，一定要用毛巾、被子，或者大一点的衣服啊，把胸口和小肚皮要盖着。他的膝盖和手肘，你要用稍微长一点的绵绸给他穿着，小孩都喜欢动，睡着睡着就把被子打开了，你给他穿着长一点的衣服，关节都是遮住的。这是第一个人生阶段。

第二个阶段，10～20岁，现在我看这个时间跨度已经超越了，不止20岁，要到25岁了，为什么呢？这一段时间的人首先他不听你大人讲，不听话，什么事都喜欢探索，他也不听你大人的招呼，说，你别搞冷的，走累了回来你要歇一会儿，不要忙着洗冷水，他就是不爱听的。这是第二个人生阶段，造成了对身体的不良影响。

第三人生阶段，25岁往后到40岁左右。就女同志来说，现在在25岁前生小孩的人很少了，多数都在25周岁以上，甚至超过35岁。这个阶段的人就知道社会上的事情了，好像总觉得人要美、要漂亮，走在街上什么地方都得有人看我几眼，这才是我的体面！你看街上好多人，肚脐窝在外边摆着，这个小腹啊，一直受凉；还有吃的，不管什么时期，冰激凌，不该吃的也都吃了，导致很严重的宫寒。包括男同志也是这样。

第四人生阶段，40岁过后，到50、60岁，这时候的人虽然成熟了，也懂得了该怎么保健，但是有些人，应该说是很多人，就忽视了自己调理自己，自己保养自己，这是自己该做的事情。等到他知道了该咋个去保养的时候又迟了，这就是一世人生的第四个阶段。

第 8 幕 "不可思议"便是天意

田　原：好，我示范完毕。下面，欢迎中里老师上场体验。

【画面】中里巴人解开衬衫，引来现场群众一阵欢呼……中里身上到处是罐印儿。似有六块腹肌，但肌理致密、结实，两肩和手臂上的肌肉形状尤其清晰。练内家功的人才能拥有的好身材。符天昇也忍不住握握中里巴人的手臂，又按按胸上的肌肉，喜爱之情溢于言表。中里则像被夸赞的孩子，露出八颗牙齿，眉眼都笑开了。

符天昇：你这个身体好棒啊！长的肌肉你看。

中里巴人：我其实身体比较弱，肺气不足。

符天昇：身体的强弱有的是自身造成的，有的是父母给的。我总结了很多人，父母在30岁或者35岁以前生下的孩子，和之后生下的孩子，基本上是两个标准，我们在农村观察太多了。

中里巴人：说得对，我父亲41岁生的我，比较晚。我从小就是水蛇腰，驼背。现在比原来好点，还不是特别直溜。那会儿也是过敏性鼻炎啊，哮喘啊，反正身体特别弱。实际上一开始弱是好事，老子说了：弱者道之用。你有用的空间，你一上去就跟张飞似的，没空间了！

田　　原：所以大医孙思邈从小体弱多病，但活到一百多岁。（笑）有的父母觉得自己孩子懒，在家也不爱干活，实际上他精力不够，本能的想要逃避。小孩子不会装病的。最可怕的是本来很弱，但不知道自己弱，或者是不肯示弱！有些人身体不好，但心气特别强，把身体的弱掩盖了。这种情况下很容易透支肾气。

中里巴人：我觉得人有两种力，一种是愿力，一种是气力，它俩不一样。愿力是心气儿，气力是肾气。心气是什么啊？是我想干这个事。肾气呢，是我爱干这事。就拿谈恋爱这件事来说明。谈恋爱有两种，一种是他值得我爱，我应该爱他！另一种是我就喜欢他，不想知道他值不值得我去爱，这就是肾气喜欢。"应该喜欢"那个是心理性的。

田　　原：说得好。但是有一点，如果是喜欢干的事，即便体力跟不上，但因为"喜欢"，也能让身体生发出那种原始的能量，很多奇迹因此成就。现在很多人是乘着激情去做一件事情。但中医专家樊正伦教授的观点我也接受，他说先天肾气，就像父母给你这么一罐煤气，看你怎么去用。你一直大火开着，自然用得很快，省着用自然长久。

中里巴人：我觉得医生和养生家是两码事。医生是延续生命的，他们是节流意识，省着点用。但是从养生角度来说，我觉得不是省着用的问题，是你大部分都没启动。这个花都没开放呢就已经枯萎了！你也不用去开源，去"挣钱"，身体有一个宝藏，你拿出来就能用。"挣"，本身就得耗费点体能，是一种交换。

田　　原：您说自己先天弱，但您的眼睛可是又黑又亮。

中里巴人：心明眼亮，我心里没什么事。最关键是我的愿力比较足，我全仗着愿力呢，体力不行，气力不够，但是愿力足。（笑）愿力是什么？我能看准远处的方向。体力是什么？我得走脚下的路啊。在这方面来说我是一个牛车。

田　原：是牛的忍力和耐力？

中里巴人：有些人是什么呢，开的是个奔驰，但东边开一下，一会儿又奔西边去了。他的能量有可能被浪费掉了，看不见远处。我呢，是牛车，慢慢来。而且我知道我会越来越强，所以我也不着急，因为先天就这样。为什么现在不强？就是因为它给了我一个强的空间，让我经历了由不强到强的过程。

符天昇：先天不足要用后天来补。

中里巴人：其实先天不在你身上。身体就是一个接收器。

田　原：认同。但不知有多少人，能真正到达这种境界。

中里巴人：其实能不能到那个境界，首先看你有没有那方面的思想和意识。如果根本没有那方面的想法，肯定不会到达。我们生命里的宝藏太大了，好东西多得是，要去探寻。但有时候不在一个层面，也没法说。比如说《伤寒论》，它讲治病最后会达到一个什么效果？百战百胜！《黄帝内经》呢，讲的根本是不得病，不战而胜。它俩都不是一个层面上的。你老看《伤寒论》，所以你老是在"病"这件事儿上打转！实际中医的根本，不是光在疾病上打转。

田　原：还是认同。

中里巴人：甭说认同，都没人知道我有这个观点。

话说回来，《金刚经》是干嘛的？就是让你相信这个观点的。《金刚经》上面说了，这个是为发大成者说，一般人听不懂。"若乐小法者，即与此经不能听授"，根本听不懂。因为这个东西太让人觉得不可思议了，得到它是不可思议的。一般人老用思议的方法，所以他想不明白，因为不是思议能想明白的。

人有两个思维系统，一种是逻辑思维，得有原因，得有过程，最后有一个答案。但是有的问题没答案、没原因、没结果，什么都没有，就是那么个东西。我举一个例子，你爱一个人有理由吗？你说是什么原因？你说出来的，就不是你真正喜欢他的原因！你说他长得漂亮？一看也不漂亮啊！你说有钱？也没钱啊！那怎么还喜欢呢？不知道！这就叫"不思议"。《金刚经》讲的就是不思议之法。

田　　原：是原始的能力，不假思索。

中里巴人：实际上，不思议也是思议，谁思议的？老天思议的！咱们都是人算，思议是天算。

【画面】符天昇引灸点火，第一步，仍然是开天窗。先是以指引火点穴，接着，用卫生纸包裹灸头。先是头部，接着是督脉、任脉。中里微闭双眼，虽然没喊痛，但不时做出"哦"、"啊"的口型。

田　　原：痛吧？

中里巴人：痛。

田　　原：都出汗了。放松一点，没问题。

符天昇：中里老师，有针刺感没有？

中里巴人：很敏感。（伸手抹了一把额上的薄汗。）

【画面】符天昇在中里巴人肝俞的位置上，引火慢慢地连着点按三次，一边点按，一边跟中里巴人说话。

符天昇：你感受一下，我轻轻一下，这个刺激感有多深；这是第二下，又有多深；这是第三下，又有多深。

【画面】到第三下的时候，中里忍不住身体前倾，肩胛向后挤压。

符天昇：这就是第三下。一般在第三下的时候就收手了。因为我们这个是有规矩的，蘸、点、沾、压、顿、揉、释，第三下，就要顿、揉，然后释。

【画面】依然是先做督脉，再任脉。做到关元的时候，中里的五官已经皱得像个包子。最后一灸后，出了一口长气。终于可以起身着衣……

符天昇：这个做完了以后，你慢慢地就会感觉到很精神。

牟树芳：中老师，我给你做两三个穴位，你看，我的手跟符老师的手怎么样。

中里巴人：行，就来胳膊。

【画面】牟树芳拉过中里的左胳膊，以右手拇指引灸火，点按中里巴人的曲泽。

第一次，稍做停留，中里噘着嘴，吸了口气，忍住没动。

按第二下的时候，牟树芳的拇指引火，稍用力按在曲泽上，这回中里没忍住，闭着眼睛，痛的身子紧绷向后，想要逃跑的感觉，无奈，手臂还在牟树芳的"掌控"下。像武侠小说里被点中某个穴位时，痛得要命，却动不得分毫。

牟树芳一边说：我们这个就是没有胀痛感，用银针的话就有胀痛感，对不对？就是往里边钻，是呗？一边又引火，按下第三次。中里苦笑着，在刺痛中勉强回道：是是是。

第 9 幕　治瘫痪，先激活心

田　原：别看符老师和牟老师总是笑呵呵的，但一用上这火灸，下手可是非常凶狠。（笑）

中里巴人：牟老师跟符老师手上的感觉不样，她是柔中有刚。

田　原：中里老师一直擅于和身体对话，亲身体验火灸之后，听听您的体会。

中里巴人：我觉得，这火灸有一个非常好的作用在哪儿？就是他们按的每一下儿都能通到心里边儿，这是最重要的。因为心啊，是"君主之官"嘛，它是生命的原动力嘛，如果每一下都能通到心，我觉得所有东西都能从根本上改变。

凡是能够触及到心的，才能给身体一个强大的召唤。要是什么东西，都能让人从心里边儿直接感受到，那就很不一般了。

比如说一般来讲，扎针，不会让人感觉到心里边儿一惊的感觉。扎针呀，慢慢让你适应，一旦适应了，可能心也就变得比较麻木了。而符老师这灸呢，每次都让人心里一惊，每次都让你的心来参与这件事情，参与你整个儿身体的运转，每次都从心里那块儿找到原动力。所以来讲，这个力量就大多了。

符天昇：哎呀中里老师，你说得太好了。

【画面】符天昇一边说一边像孩子一样拍手。这几乎是他的一个反射性动作，每当听到精彩的观点，或得到了他人的理解，不自觉地就拍起手来。

符天昇：我就是这样的！为什么病人，他的脸再黑、再黄、再苍白，一般情况下灸一个周到十天，他的脸，还有背，这两个方面，马上好像变了一个人。顽固一点的，十天到半个月，一定有改变。就是刚才你说的这个感觉，说到焦点上去了。

我们治瘫痪病人，就是这样，让他坐在椅子上。哪怕他一点都没有力，我们用三四个人，扶他坐在椅子上去治。就是刚才你说的，激活他的"心"。我们治的瘫痪病人，疗效要快一点，就是激活了他的血液循环，每一个刺激都可以让他马上全身一动，他全身的血脉经络啊，就跟着激活起来了。所以我们来的就快一点。如果任他躺在床上，就好像给他挠痒痒一样，任他爱动不动的，就激活不到全身的经络。

还是就是我们治的脑瘫儿哦，很多都是医院治了好久，已经放弃了的，甚至自己家里的人都已经放弃了，是看别人家的孩子治好了以后，抱着试试看的态度来看一下。脑瘫儿我们也是这样去激活他，他整个身心全都在动。

田　原：说到经络这个问题，符老师曾经跟我说，他家传下来的这个灸法，"重经不重穴"。其实传统针灸本来就是更重经络的这个走向，但是现在一些医师在做针灸的时候，反而更看重穴位了。

中里巴人：针灸真正的高明，我觉得就在这儿了。因为穴位本身不是非得刺激到它，才能把能量传导过去的。穴就是在经上的一个点。经络整个儿都被激活了，穴就已经被启动了，也就没必要再找准哪个穴。如果先找穴，反而变得束手束脚，不随意了。

田　原：我观察他们在治疗过程中，还有随感而发的东西，看似行云流水，看似是随意的点，实际上都是一种感知！他觉得就应该点这儿。实际上要真按照图上的标准穴位来讲，不是一个地儿，但是他觉得就应该在这里，脑子一闪念，手已经点到那儿了。

中里巴人：对。所以如果拘泥于穴位，就被束缚死了，就没有这种灵感的东西了。而且如果真的能通过针也好，灸也好，让"心"被调动起来，这整个儿就是一心灵之舞，让你的心振作起来。

田　原：一位澳门的医师，是董氏奇穴的传人。他也跟我讲，说董氏奇穴跟传统穴位完全不同，他分十二部，比如手指是一一部位，手掌是二二部位……董氏奇穴有一个"三金穴"，金斗、金吉、金陵，在脊柱两旁，三三对称，总共就六个穴嘛。他说董氏奇穴的某个穴位一针下去之后，病人会觉得丹田发热，这个热流会延着小周天的线路循环。这都是病人的感觉。而且躺在床上的病人会像受到电击一样，像鲤鱼一样弹起来。

中里巴人：实际上火灸精髓，在这个爆灯花儿上就有所体现。爆灯花儿你看，在一瞬间，啪一下，就让你心抖一下。就这么一个瞬间的力量，就把你接通了。如果没有这种瞬间的力量，不会激发起"心"的这种感觉。烫一下，心里就一机灵。如果他温度是一点点增加的，不是瞬间给这么一个高温，心里就没有这个感觉。所以这个火灸，我觉得就是起到瞬间激活的这么一个作用。

田　原：但是对多数人来说，看到你要拿这东西爆我，或者烧我，内心没底，首先是有一种恐惧。在中医来讲，恐伤肾。您觉得这个应该怎么去理解？

中里巴人：其实在做灸之前有这种恐惧呀，倒是一种预备，不是个坏事儿。为什么？他这种恐惧跟单纯的害怕不一样。它这种是什么呀，是对未知的一种防备，心里有所准备。它不是一个负面的情绪。因为它既是恐惧，也是一种期待，是一种准备工作。因为他心里知道，你要给他做的是一个治疗，这种恐惧，还带有一种期待。这种恐惧其实是最重要的，为什么呀？就跟那老虎来了，我撒腿就跑，这时候肾上腺被激活了，反而比平常跑得更快，而不是说，啪，吓趴下了。

田　原：您刚才有这种期待的恐惧吗？

中里巴人：我本身没有什么恐惧。你看我手上这个伤疤就是自己烫的。我过去就老自己实验艾灸。我艾灸怎么做啊？比如说点着了以后，拿这头儿就直接杵手上了，当时烧个窟窿嘛。我就是想看到底能有什么感觉。所以说我倒不是恐惧，但是我比较敏感，身体马上就一机灵。从心理来讲我倒没有恐惧。

田　原：其实敏感是件好事。

符天昇：一谈到"敏感"两个字，特别是我们治疗瘫痪病的时候，如果这个人的身体很敏感，那他比别的孩子至少要早站起来一个钟，甚至早10天；如果他性子很平，怎么灸都没有什么动静的话，这个人至少要比别人晚10天，甚至半个月才站得起来。

第 10 幕　身体需要火的净化

田　原：恐惧的这个问题，是我自己的感受。我刚开始做火灸的时候，感觉没有那么疼，现在越做越疼，越难忍受。我自己，说实话，心里已经有恐惧了，但是我还坚持，跟我自己说，我再做一次，看看还会有什么变化。

符天昇：因为你身体的机能慢慢地越来越正常，越健康了。

田　原：我跟大家讲讲我做火灸的一系列感受。很有意思。

刚开始做的几天，小腿发胀，全身都胀，就好像热量被注入进去了，但因为我自己的身体循环不通畅，所以这个热量进得去，出不来，没有贯通。大概做到十几天的时候，我就觉得身体循环开了，也不胀了。

中里巴人：在肠胃上有没有什么变化？比如说排气多了，打嗝多了，或者大小便增加？

田　原：大便通畅很明显，其他的现象倒是没有。所以我也在琢磨这件事儿，它没有让人觉得循环明显加快的感觉，但我最大的感觉就是水湿祛的比较快。就像您刚才说的，这个火，对应的是人体内的湿气，首先解决这个问题。我每次做灸都要出一身汗，平时出汗的感觉也比较明显。原来舌苔腻，舌边的齿痕，现在都消退了。

中里巴人：出汗是很大的指征，汗为心之液嘛，就跟心连着。实际上汗是一个代谢产物，浊气的代谢产物，从毛孔出去了。

"肺主皮毛"，这个毛是指人体的毛孔，人体的毛孔是人体的小窗户，人体得开窗通风。开窗以后，通过汗液把体内的浊气通过毛孔出去了。实际上这条通路速度是最快的，"哗"一下直接出去了。所以说，出汗是非常好的代谢指征。

田　原：我的体会，还是体内寒湿重的人，用火灸这个方法，非常对口儿。脸色和皮肤，都一点点变得干净、通透，其实相当于能够看到水湿的颜色下去了。那么这个水湿哪儿去了？我觉得一个是通过排汗排出去了，还有一个可能，就是变废为宝了。

我去年采访了中医专家施安丽，她临床看病，中医六艺砭、针、灸、药、按跷、导引，全部要用到。有一个肝腹水病人，经过她治疗以后，腰围下去三分之二。但是这个病人也没有增加小便，也没发汗，那这个腹水哪儿去了？施老师回答说，它去了该去的地方，重新回到细胞里去了。因为本来这个积液并不是废物，它是因为身体机能出现问题，没办法归位的精华物质。

中里巴人：我自己感觉，哪个地方能装大量的水？两条腿！两条腿能装大量的水。它是人体代谢的两个桶，当你有正能量的时候，它就储藏血液，当你不是正能量的时候，它就储藏废物。有的人，肚子大，积水，用外力，啪，抽出来，或者怎么着，肚子小了。第二天马上又起来了。哪儿的水？实际上就是腿上的，就是桶里存的水，又倒到肚子里边儿来了。

田　原：还是个寒的问题。有寒就有湿。好多人有体会，年轻的时候，腿还是比较修长的，上下很匀称，到了中年之后，发现"大象腿"出来了……其实是寒湿在体内积聚太多。

中里巴人：年轻时候储藏的是血液。腿是一个储藏的器官。到岁数大了，腿就没有那么充足的血液储藏，只是储藏废物了。

符天昇：田老师，中里老师，你们现在探讨的话题，又精炼，又通俗易懂，我的感受也相当的深。我想说一个焦点，大家一起来探讨。这个焦点是什么呢？是"自生自灭"。

两位老师别见怪，我普通话讲得不行，这个词可能用得太粗鲁了。（笑）

为什么我要说是"自生自灭"？就拿风、寒、湿、热来打比方，人不管有多少病，有些什么重病，都是风、寒、湿、热引起的。开始我父亲跟我讲的时候，说世界上就"风、寒、暑、湿"四种病。我说那还有脑瓜疼、肚子疼……他说你就不懂了，就是这四种病，因为它们之间相生相克，才造成了肚子疼、拉肚子、头痛……就是这样的。后来我就慢慢地理解，然后在实践中去发现和总结规律，就是"自生自灭"。

我们首先看病人症状，看脸色，是白色带青，还是白色带黄，还是黑色带青，还是黄色带青？这几种归到一起，总结、推演象和形，把这个象形推演出来了，又记得父亲给我讲的，又根据我自己的临床经验。把"钥匙"准备好，去开门。钥匙就是这个火灸嘛。至少这个门打得开打不开，就在于你的总结（辨证、经验）上，能不能对症下药。对好了，我们"啪"，把门打开了，里面该出来的东西，把它放出来。还有不出来的怎么办？不出来我们要不断去抽它，在后背抽它出来。该留的留下，不该留的必须要出来。

田　原：先以礼待之，把门打开，让你自己出去。如果赖着不走，那对不起了，我可要不客气了，就要赶你出来。

符天昇：对。这个事情办好了以后，就牵扯到我说的"自生自灭"了。通过开天窗和打通任督二脉，然后把奇经八脉和整个身体，大的系统先整理好。整理好了以后，脸色黯、黄啊，皮肤上的包包块块呀，都清除干净了，说明你身体里层的问题自然也解决了。

因为一个人的脸和背，是病最直接的反应点。

田　　原：也就是说一个人的脸色和他背部的肤色是一致的？

符天昇：对！后背是通脸的，如果你的脸不干净，你的背部绝对不干净；你的脸色干净了，看着红光满面的，又红润，又光滑，又有水分，又干净，你的背也自然跟着脸转变了。

我一直都在讲这个问题，病，不是我给你治好的，病是自生自灭，是你自己好的。我是这样看的。因为我们做的是调节工作，给你调节好了，你的病自生自灭了，自己就好了。如果你的病很顽固，我们想尽千方百计去帮你，如果这都不行，那就死掉了。

中里巴人：这个说法非常好，实际上就是一个自生自灭的问题。而且呢，还有一个以谁为主的问题。符老师说的这"自生自灭"，就是以病人为主的。实际上，一个人的病能不能好，刚才也说了，是看你身体的功能能不能被激发起来。你最后怎么好的？都激发起来了就好了。激发不起来就好不了。医生的作用呢，就是怎么能够把你的能量激发起来，而不是说我给你能量。外来的能量全是助力，就是推你一把，如果你起不来，那医生也没办法。

第11幕 "直指人心"的能量

田　原：到目前为止，我们谈得非常精彩！大家掌声鼓励一下。再抛出一个话题。之前我们一直在谈"寒"的问题。但是符老师家里传下一个理论，"以火降火，以热解热"。这个观点非常特殊，至少在我采访过的中医人中，没有谁这样说过。前阵子，有一次我去拔火罐儿，不小心烫伤了，挺重的，而且泡被磨破了，特别的疼。符医师说，我用火给你燎一下，你就不疼了。我当时心里很难接受，我已经破了，还能用火去烫吗？但还是觉得应该做一个尝试。结果牟老师用火来回燎了一会，然后也是用火灸，包上卫生纸，就烫这个泡。结果，灸完以后真的不疼了。然后我就在思考两个问题，第一个，热能去寒，大家都知道的，但是为什么热也能用热来解？再一个，中里老师说寒堆在后背、臀部和大腿上，那么我们身体里的"热"在哪儿？身体有热的人用火灸有没有反作用？

中里巴人：符老师来讲讲？

符天昇：我的观点是这样的。火嘛，我们四川人说"耍火"。我们做灸的时候，也常常会有烫伤。灸条蘸桐油点燃，越燃烧火焰就越大，有时候"啪"一下，油就滴下来，烫到手。我们怎么解它呢？还用灸条烧，在烫到的地方漂三秒钟，或者五秒钟，让这个烧痛的感觉比烫时还高两成，再拿开，马上就不疼了。这就是"以热降热"。

如果说，体内的热高，抽痉风的人，达到热的警界线了，我用火来烧他。用"爆灯花"从百会一直爆到脚。如果说，抽得轻点的，我们还没有治完，人就不抽了；如果是重一点的，我们治了以后，10分钟之内也必然停止抽风了。就是这样的。

"以热降热"，也不是我们总结出来的，是古人总结出来的。我们要按照古人的思路去运用它，去进化它，进一步总结它。所以我总觉得古人真的是了不起。

田　原：中里老师的体会是什么样的？

中里巴人：是这样，实际上"热"这个东西呀，分几个层次、几个面去看它。这个火灸的火，它不是增热，和普通意义上的热还是两种不同能量。经常艾灸的人，本来体内有热，灸了以后更燥了，有这样的。符老师这火灸为什么没有这种副作用？因为它并没往里补充热，它只是给了一个助力、推手。就是说我给你一个动能，我不是给你补，我是激发你本身的机能，然后你自己调。它跟一个肝火本来很旺的人，身体里头本来有好多火，我再给他用艾灸补点热。这是两码事儿。艾灸不是调，只是帮你补热的，那这样的话，就只适合虚寒性体质。你一补，他也吸收得特别好。

而且您观察做艾灸的人，都不一样。比如说两个人趴那儿，虚寒的那位，拿艾灸条一扫，还没开始灸呢，他那个穴位就痒痒，然后你看那个艾灸的烟啊，就往下走，往身体里走。再看另一位，不吸收的，一灸，他不痒痒，刚一挨上他就感觉疼，感觉往上胀那种，实际上是他自己的气儿在往外走，意思是我已经够了。

田　原：身体有语言。

中里巴人：诶，有语言。他说我够了，我不需要你再给我往里加热，这个时候灸的那烟，也是往上散的，不往里走。咱们今天说这火灸呢，超越了这个普通艾灸，不是往里面补热，我是"啪"一按，需要补的也补了，不需要补的，也把里边儿那能量调动起来了。所以它不只是火，它还有一种能量，所以也就不单纯是以热治寒。

我一直在想，什么东西能直指人心，尤其是通过身体，怎么能达到心里边的触动？很少。符医师刚才这么一烫，一惊，行了，直接就触到了心灵。多简单的方法，爆灯花，一下就触及到你心里了。瞬间把你所有的能量聚焦在一点上！

找这些触点当然也比较重要，但这后边儿的理念是最重要的。就是要在瞬间把你全身心的所有的东西集中在一点，也就是身心合一在那个穴位上。

田　原：身和心只需要等待就够了。

中里巴人：对。在等待中，像我们刚才谈到的，有一种惶恐，有一种期待，还有一种敬畏。等待一种力量被激发、被唤醒。

田　原：我们每一个人，身体和心灵都不同程度地出现过懈怠，这种懈怠有可能是各个方面造成的，生活不如意、压力过大、过于兴奋，等等，使身体出现了迟缓。实际上人的衰老不就是速度慢下来了吗？代谢慢下来、反应慢下来，各方面都是趋于缓慢的状态。

符老师和夫人60岁了，看起来像四十几岁。常年和火相守，充满活力。

古人说老不老，就问"尚能饭否"？就是你胃口还成吗？他们两位胃口特别好，吃饭香。

中里巴人：我跟朋友一块吃饭，就怕人家不能吃。我就喜欢看人吃饭，狼吞虎咽才好，我本身吃饭就是狼吞虎咽、风卷残云。（笑）

第 12 幕　决定命运的1.5℃

田　原：有一种说法：人的大脑经过高烧之后，是经过了历练，会变得更聪明。

脑瘫孩子的治疗过程中，有个现象很耐人寻味。在符老师灸馆里，有一个三岁半小孩，刚来的时候只能趴在地上。他经历了高烧、抽风和瘫痪这么一系列过程。火灸治疗一周后，孩子能站起来了，我观察他，发现他比同龄孩子更成熟，非常有爱。他看到别的孩子在做火灸的时候哭啊，就过去帮那个孩子抹眼泪去，或者剥块儿糖给人家吃。脑瘫儿的手都是拘在一起的嘛，他会主动扒别的孩子的小手，好像想帮他把手给捭开。有人往地上扔垃圾，他就给捡起来……

他还不会说话，但那表情和动作，让你感觉他心里什么都知道，他自己经历过了这样的过程，现在他想帮帮别的孩子。

符天昇：根据这几十年我总结的经验，一个人，就好比一棵草，生长在草原上。

如果气候相当干燥，周围都缺水，它得不到营养，太阳光线很强烈，这个强烈就像人的高烧，把这个草苗晒伏了，晒焦了，焦脆了，但是它又没有完全死掉，根还活着。哎呀，狂风暴雨来了，过了几天，它活了，长出了新芽，又嫩、又粗、又壮。人的大脑也是这样的，如果你及时把它抢救过来，这个头和这些该开的窍，全身开通以后，各方面该生长起来的地方，它都发挥了一定的能量，能长出来。

中里巴人：我觉得这个人啊，要想提高智力，就得在温度上提高，这个温度和人的智力是成正比的。

举一个例子，自然界生物的一个例子，蜜蜂，分不同工种。工种怎么分的？孵卵的时候分的。管育儿的蜜蜂给卵加热，温度提高了1.5℃，生出来的蜜蜂就是贵族，没升高这1.5℃孵出来的就是平民。

咱们用肉眼看不出来，拿红外线一照就看出来了，贵族的那个通体发光，差1.5℃的那个颜色非常暗淡，其实就是因为没有能量，增加的1.5℃就增加了能量，这能量就代表智能、体能，都有了。

这就应了刚才那一句话：智慧本身是一种能量，真诚就是最大的力量。聪明本身是一种能量，有一定能量智慧才能开发，人才能变得更聪明，能量足智能也高，能量不足的智能不好。高温实际上就是注入能量。你看煤炭，它多厉害，烧完了火进去了，注在里面了，能量在积聚。

要想长久的活着，你必须得有储藏能量的地方，储藏到哪儿？为什么老说炼精化气，这气要往哪儿藏？为什么说要意守丹田？把精炼足了，还精布道，还到后面的督脉上去，把督脉填充了，再有富余的话就搁到脑子里。最后，有形的东西特别足了，就换成无形的气，但气实际是最大的能量，它已经把有形的能量幻化成了无形的能量，无形的能量才是真正最大的能量。就跟暗物质一样，黑洞是最大的能量，黑洞什么都看不见，你要去探究，里面什么都没有，空的，但它相当于一个聚宝盆，有吸纳的能量。

田　原："聚宝盆"这个概念特别精彩，其实人完全可以做到"聚宝盆"，前提是有一个容量，一个开放的心态，开放的情怀。如果要用《金刚经》的经义来理解它的话，真是"不可思议"！

中里巴人：没错。当你老陷入在思议当中的时候，一定要用不可思议来解脱。

田　原：这个转身太棒了。

中里巴人：当你掌握了不可思议的时候，你自然是"该思议时思议，不该思议时不思议"。

这就是两条腿了，我曾经写过博客，就像小鸟一样，左脚一迈是思议，右脚一迈是不思议。实际上鸟是愿意走的，是为展翅飞的，在飞的时候它就无所谓思议，无所谓不思议。

有人说，那什么时候思议，什么时候不思议呢？我说这个好解释，凡是油然而生的、不期而遇的就该思议，油然而生的它是有能量的，突然想出一个东西来，它是灵感，按照灵感走你一点不费劲，而且你瞬间、一下全想通了；如果那个东西你解不开，还非得解，那就需要赶紧扔掉，不思议它。

田　原：其实人生有这两点足够了。你完全都不想问题，不思议，那也不对，你总在想也不对。顺应而来的时候你就坦然接受，遇到纠结的时候你就放手。

中里巴人：对。绕到你这儿来的是与你有缘的，这时候你思议它不费劲，你顺着走就行了，而且你会觉得很喜悦，比方说来了一个灵感，或者一个东西，很美好，你愿意思议它，愿意想想，乐在其中，不是烦恼不是纠结，这时候你应该思议，或者说反思都没有问题。但如果那东西本来就想不通，而且是人为的障碍，比如说人家为什么要这样对你之类的？那你就是自己挖个坑往里跳，然后还费心想办法再上来，没有必要。

田　原：现实生活中，每个人都有拿不起来放不下的时候。

中里巴人：因为这个世界有两个层面，一个是可思议的世界，一个是不可思议的世界，你不能用可思议的头脑去思议那不可思议的世界。有的事是需要天算的，有的是需要灵感的，灵感的东西你不要用逻辑思维来分析，好比音乐家的事你用数学家的思维去分析，永远分析不清楚。

什么"飞流直下三千尺"，咱们量一下哪有那么高？不一样的思维。比如说品茶，你用数学家那个逻辑思维品茶，品不出来，他说茶里有一种甘甜，就按照等量算，这里面含有多少东西，那你哪能思议出那种感觉来啊！

但话说回来，我们得用可思议的东西来传播，看得见、摸得着，用不可思议来传播没法儿传播。而且，要用可思议的东西来传播不可思议的东西，真正宝贵的在不可思议上。

第13幕 心动了，才能身心合一

田　原：我们前面一直在谈火，在谈"不思议"。那现在咱们回到需要思议的东西上来。您觉得符老师灸里这81味中药，起到什么作用？

中里巴人：中药这东西，有点儿像我们前边儿说的麝香，它主要是一种芳香走窜。

符天昇：中里老师说的，是这个中药，起到方向性的作用。

田　原：其实关于这里边的中药，我和符老师也一直没太谈清楚。我理解这81味草药，风、寒、暑、湿四种属性都有，我们身体也是风、寒、暑、湿四种属性都有。当身体里的这四种属性出现不平衡，人生病了，这时候，用上这些草药，进到身体里去，身体的各个脏腑也好、经络也好，各取所需。它需要的，自然就来取了。

符天昇：是这样的。

中里巴人：没错儿，是这意思。一方水土养一方人，也养一方草药。所以草药就是一方水土的"风水"精华。

田　原：我大胆设想，也许这火就像干细胞。注射过干细胞的人，一个月之内至少能长十斤，身体的红润程度，疲劳程度完全改观。我觉得灸条也能达到这个程度，在某种意义上等同于给身体注入干细胞的能量，让你产生再生、新生、复制、繁殖的动力。

符天昇：就跟政策一样，哪一个省哪一方面出现问题了，中央就用哪一个政策来给你调节。但我们这个药是统一的，不是说哪一个病用哪一支灸条，四季的药都放在里面，只不过在四季转变的时候我们做灸条时的勾兑比例不一样。转季节的时候，我们灸条药物的搭配也不一样。每个季节，你体内需要什么东西，我就给你什么东西。你接受进去了以后，就由这个任督二脉给你安排，分配到奇经八脉……是这样，使你的身体能够得到康复，能够得到正常。

中里巴人：刚才说到这个火灸的热，不是传统意义上的"以热治热"。它是什么呀？它是以能量治寒、治热。热的东西就是能量，因为寒冰没能量，它只能凝固。所以说它这个热是一种动能。不是说你这儿正热呢，我再给你加点儿火，来烤烤你。而是你这儿热吧？是因为你不能疏散开这个热，它都积聚到这一个地方了，我给你一点劲儿，给你一个疏散的力量，你这个热就疏散开了。

所以这个热和普通意义上的热是不一样的。那个热是体内产生的无处宣泄的热，它是没有规则的，相当于一种负能量。火灸这个能量，是可以把负能量疏解成正能量。实际上相当于什么呀，它给的不是食物，而是给了一笔钱，你缺什么就买什么，该消费也正常消费。

田　原：在面对寒冰的时候，我们给的是太阳的热量，太阳来了以后，阴霾自己就散掉了，实际上也可以说这是"扶阳"的一种，但它跟当下流行的"扶阳理念"又不一样。

中里巴人：完全不一样，他那个针对性更强，而火灸这是从本源上走的。比如一只小猫，正冷着呢，你给它放火炉边儿上，让它烤烤火，有可能就烤坏了，但是你把它放太阳底下晒就没事儿，因为太阳给我们的除了热以外，还有能量，这能量特别厉害，不光是热。因为人需要的不光是热。

　　田　　原：其实人体里什么样的能量都是齐备的，只不过乱了秩序。

　　中里巴人：对。其实符老师这火灸，重要的还不在于这个灸条怎么做成的，而在于这个方法，啪，一个强刺激，然后等你稍微有点儿感觉的时候，他再给来一下儿，再给你加深一点儿。相当于反复敲击你的心脏。实际上心脏在里边儿，敲不到，但是这种刺激，相当于在不断地敲击心脏。这就是直指人心。诶，我把你敲醒了，你振作起来了。一个人的心振作起来了，每个地方就都振作起来了。

　　田　　原：痛心疾首，重新做人。（笑）

　　中里巴人：对。大家现在追求一个什么东西呢？就是身心合一。火灸，就是可以让你在瞬间身心合一的方法。灸的是身体，但你的心一激动，此刻就是身心合一。

　　田　　原：反过来说，很多处于亚健康状态的人是心身分离的。

　　中里巴人：没错。心里面乱，身体受难。灸的过程，比如说20分钟，在20分钟当中你是精力集中的，重新回归到身心合一的状态。所以您之前说，做了这个火灸有快乐、开心的感觉，这一点太对了，符老师做的动作，就是开"心"的动作，直接触及到心。生起欢喜心。

　　田　　原：国医大师朱良春先生，96岁还坚持出诊，在我们看来很不可思议，这么累，怎么养生呢？在儿子朱晓春先生看来，父亲诊脉，进入境界的时候，正是一种修炼，凝神静气，思想完全集中到三个指头这一点上，天天、月月、年年如此，七十多年如一日地来做这一件事，精气神的状况自然得到升华。

　　中里巴人：而且这种合一会营造出一种氛围，他和患者之间也会产生一种合一。整个儿的氛围、理念都是合一的，慢慢会形成一个固有的合一的习惯。在日常生活中，他总处于这种状态，就是一个健康的老人。

田　　原：老话说得好：十指连心。用手指头去取火，也取到了心里。

中里巴人：同气相求，到来的这些东西都是连心的，你看符老师爆灯花这个"灯心草"，也是跟心有关系的。所有这些东西都不是随便到来的，是因为在宇宙中就有这种气场，有共同的吸引力。咱们的文字就是这种气场，它传播的东西真不是随便传播出来的，随便一个字都是有能量的。比如说儒家的"儒"，你一说这个"儒"字，大家就觉得这绝对不是一个硬的东西，很软，儒家。

符天昇：字的背后有生命。

田　　原：的确如此。喜欢写作的人最有体会。有些文章，是存在于宇宙中的，纸上本已有字，只不过写字儿的人把它呈现出来而已。

中里巴人：心和外界以什么相连？就是靠经络。因为经络和脏腑，就是一风筝线和风筝的关系。脏腑都在里面，你够不到，但没关系，有一根线跟外面连着。通过点这几个地方，就能扯着它动。但您得有能量，才能从经络灌输到里边去，他就是给您注入了火的能量。

田　　原：脏腑是风筝，经络是风筝线，这是想当年中里老师很生动的一个比喻。已经深入人心了。

中里巴人：但也不能老扯一条，因为它需要协调控制，所以就啪啪一点，都被激活，它自己也就运作起来了。

田　　原：就是这任督二脉动起来了。

中里巴人：所以我觉得它比艾灸高明在哪儿？就高明在这个引火以后，瞬间的"点穴"。

第14幕 "火"就在"人"的肩头上

田 原：还有一个问题，当这个火，把灸里面裹的中药点着了以后，这个火，是什么火，它带了多少的药性在里边？

符天昇：这个问题是这样的。刚才中里老师谈到能量。这个能量我认为是这样。人，谈到生命两个字，就需要有能量。这个能量是什么？就是风、寒、湿、热，它有相生相克。生，人就相当健康；克，人就产生一定的反应。这个反应，要用什么去解决它？这个能量和反应，我们就谈到焦点上面来喽。

风、寒、湿、热，这四种生命的能量，是通过太阳的热能产生出来的。所以我们这个万物丛中生长的东西，都是有这四种能量的。比如说，夏枯草，为什么它生在头一年的秋天，还达不到冬季。因为我们从小割猪草经常看到，所以从小就知道。第二年重阳季节，它就要生长出来，到第二年的端阳节前它就要收头、靠眠（枯萎了）。它就接收了冬寒、春温和夏热的能量。这些能量都含在它的体内。所以夏枯草排毒功能相当凶。我这灸条里有81味药，但是祖上传下来的是72味，随着现在社会疾病谱的变化，我后来又加了9味。我这81味药，就只有两三样，没有生命力，是矿物药，这是必须要的，其他都是有生命力的东西。

所以，所有的生命都需要能量，都需要风、寒、湿、热。没有风寒暑湿，庄稼长不出来，世界没有新鲜的空气……

我这灸条里的中药，它也是被太阳照射，经过春夏秋冬，融合了风、寒、湿、热四种能量。当人出现疾病的反应，不管是瘫痪也好，什么也好，我这个灸条，就把这些自然界中的能量，填充到你的体内。之所以说它能以毒攻毒，以火败火，也是这样来的。

这些年，我一直在琢磨两个问题。

第一个就是"火"字，中间是一个"人"字，上边加两个点，就成了一个"火"字。这两点火，就在人的肩膀上。片面来理解，人就离不开这火。这个道理我们是能明白的，毕竟从最早发现火到现在，已经有那么漫长的时间了。但古人那时候为什么能知道这个"人"字加两点就是"火"？

第二个一知半解的，是药的生命力。我们用的草药，它们跟着春夏秋冬来转化，有的在夏天，或秋天，或冬天，它就休息了，靠眠了，播下的种子，下一个季节就长起来了。有多少草木长年累月地吸收着大气的能量，有的只要半年、一年，有的要几十年，甚至几百年，山中还有千年树。

古人研究出来的"药性"，就是从风寒湿热里吸收的能量嘛，这些能量相当大，特别是有生命力的药材。现在很多外国专家，喜欢上了我们中国的中药，但是他们不懂得我们的中药有生命力，他们的西药是通过化学办法，把矿物等等拆解、组合拢来，是没有生命力的。

中里巴人：您提的这个问题，实际上很多人也问过，这叫什么？叫"意和象"。

《道德经》上有答案，叫"道生一、一生二、二生三、三生万物"。在"一"以前，是混沌一球的"无极"，是无形的。从无极到太极，太极生两仪，就是"二"，才是有形的的东西。

"混沌"是什么意思？就是不思议。什么样才能思议？有高才能思议低，有善才能思议恶，有前才能思议后，要有对比。混沌，有前有后吗？没有！没高没低，没黑没白。混沌的东西是不思议状，你要想把混沌的东西思议明白了，那在这个"道"上（就走远了），"道可道，非常道"，道是不能说的，就是因为它是不可思议的，一团混沌，你怎么去说啊？这个东西，无形无状，无始无终，没高没低，没美没丑，就没法思议。

《金刚经》教给我们的，就是让所有东西都回到本源去，本源是不思议的。发出来的东西才是思议的，只要思议的，都是局部的，不思议的，都是总体。到了人的阶段是思议的，在神的阶段是不思议的，人愿意给分好人、坏人；神不分，"天地不仁，以万物为刍狗"，把万物都当成草根的狗一样，"圣人不仁，以百姓为刍狗"，圣人已经达到了神仙的地步，他看所有人都一样，不分什么好人坏人，不分辨，不分辨才能一视同仁。

再一个，就人本身来讲，先天之气就是一团火，这火是在人之前的，人是后来产生的。气有余化火，先是有的气，气是无形的东西，然后产生了可见的、有形的东西。现在物理学家也在找能量的源泉，找来找去，最后发现是"空"，是黑洞，是暗物质，什么都没有，但是能量巨大。

符天昇：您说的一下把我点醒了，为什么人字加两点成火字，这个人，始终在地球上站着，天有火，火是从天而来，一掉，就在你肩头上。像这个字，古人研究的，就是这样的。

中里巴人：您的悟性也非常棒，其实是把药的作用都说明白了。药里边儿有四气五味，它能够填充人体缺陷的"四气五味"。

天赐人以五气，地食人以五味。天给人的能量是气，你要是光吃气，不吃地上的味，吃完排出来的也只是气，还回归到天上去，所以仙人是不吃地上的东西的，只"服气"，吸风饮露，风露也是一种能量。地上的东西是五味，吃完了排泄出来的也是地上的东西，最后你还入地里去。

田　原：我有个感觉，这个灸条里其实微缩了世界构成的元素。您看，这里有草药，不同的草药都携带着自然界中的能量，然后，点火，这把火，就是太阳之神火，就是生命之火！

这真是一个精彩的话题，精彩的人儿谈出了精彩的话题。

再次感谢中里老师、符老师、牟老师的到来，促成了今天精彩的对话。

养生绝招大 *PK*

符天昇民俗偏方13条

1）鸡蛋拌小葱，急救抽痉风

如果说发高烧到了一定程度，最简便的办法是用白酒，把酒倒在手上，给孩子揉。或者用鸡蛋清和小葱头，把做汤的小葱捣碎，拿一个酒杯，把这些捣碎的东西放在里面，然后弄一点棉布沾着蛋清往身上擦，记住，只要蛋清，不要蛋黄。

前边从百会下来，到印堂，到人中，沿着正中的任脉一直往下揉，到天突穴、胸坎、肚脐窝，一直到气海、下丹田，经过这几个大穴位，重揉它几下。

背后也从百会下来，到风池，以及大椎，再沿着督脉往下。

揉完这两条经脉，再就是手掌心，心口窝，脚心，可以马上缓解抽风的症状。

2）床头一盒火，新婚男人防气脱

结婚了，晚上同房嘛。这个男人，先前腰上受了凉，开始同房的时候，还是有劲的，后来就不晓得扭了，就昏死过去了。这个女人，她听祖母讲过的，就连忙翻手去摸火柴，小盒火柴嘛。没有准备，她就喊她嫂嫂，她说嫂嫂你快过来救命咯！你快点把我的门给打烂，把灶台上那个火柴给我拿来，你兄弟不行了。幸好啊，这个女人懂得火柴能救命，就划了三四根火柴，并起来，一烧，马上杆在她男人的督脉上。这个男人，"哎呀"一声，就苏醒回来了。如果当时把他从这个女人身上抱下去，哎，就死啦！我请过一个帮工的农民，他的亲兄弟就是这样死的，当时一抱开以后，就救不活了。他兄弟的媳妇给送到人民医院，医生看见了这个情况，就说，这个人是他媳妇害死的。为什么呢？当时这个男人的阴部还在出血，是残血，呼呼呼地嘘出来。

他是怎样死的嘞？他就跟我说，他兄弟的屋子比较窄，兄弟和他媳妇那一年就跑外省了，跑到湖南，就在外面结了婚。那次回来，就住了两个多月。头一天晚上，夫妇俩吵了架，他心情不好。到了晚上，这个男的呢，他去牵牛的时候，在河边拉尿，一下就着了凉。回家睡的时候，夫妻两个同房，他本来心情不好，又累着了，凉着了，就发生了这种情况，男的就没气了。这其实就是"气脱"，一种脱证。之所以说，这个火啊，从古到今来，救了若干若干的人，只是很多人不晓得，不知道这些情况。可惜咯，没有人去重视它，发扬它。这些都是在民间实实在在会遇着的情况。

3）老人气脱，急救有秘方

还有老年人解手，一下子瘫在那儿起不来，也是气脱，老年人气血亏啊，大便里也存有一部分阳气，大便一解，阳气随着一脱，突然就提不起了。所以说，危重病人、老年人上厕所一定要有人陪着。你要抢救快的话，拿毛巾打湿，转一下水，堵在肛门上，再吸他三口气，马上就回来了。疗这种病，还有一个用药的秘方：牛皮菜。要红红的那种，扯几根放起来阴干，随时可用，就拿猪的直肠那一段，来炖这个红牛皮菜吃，效果很好，老人吃了以后就不会再发这个病。

4）上午11点，偏瘫人很多

我这么多年临床，总结到一点，11点，特别是上午11点左右，偏瘫的人很多。为什么？就是到了气血交换的时候，过不去造成的。所以说，早晨吃丹参片是相当要紧的，比晚上还重要，就是为了促进气血在10～12点这段时间顺利过去。

5）小儿热蛋滚"七心"，观察蛋体辨体质

到了七夕晚上，老人给儿女、孙娃发新鲜的鸡蛋，大家把蛋在自己的七心（脑门心、两脚心、前心、背心、两手心）上滚一遍，完后用浸湿的火纸把蛋包三层，用大火，也叫阳火，烧上7分钟，再转阴火，也就是小火，烧7分钟，有些人的蛋就在这中间爆炸了。蛋烧熟以后，揭开纸，老人看看蛋壳、蛋清、蛋黄，就能看出这个孩子身体好不好，会不会有病痛。什么样的蛋说明身体好呢？蛋壳、蛋清、蛋黄越光滑、越完整的越好。

6）背部肤色辨"体毒"

（不同人的后背）一个是颜色，一个是光滑度，正常人皮肤是鲜活的肉色，红润水滑。

白色带青色的，是身体里气血不和，皮肤的温度摸起来往往是上热下凉的；

黑色带青色的，有风寒湿毒，手脚和全身都是发凉的；

黄色带黑色的，有风寒热毒，皮肤掉灰、粗糙；

黄色带灰色的，有风湿热毒，皮肤发痒，长出一粒粒的湿毒"米子"。

7）眼球红血丝中的中风迹象

白眼球上的红线，可以反映头部的血管情况。就看那血丝是长是短，是粗是细，还有走向。健康的眼球里边，只有一根红线，最多在三根左右，看起来应该是很自然的，颜色较浅，也不是很长。如果红线太多，长短不一，就说明他整个人体里边，该高的指标没高上，该低的没低下来。肺经的问题，主要往右眼球上看；肝和肾的问题，就往左眼球上看。

中风偏瘫，主要和血压高有关系，血压高的人，他眼球上的红线，一定很长很粗！这红线如果搭到黑眼珠上，就有中风的危险了。

8）感冒还吃鸡，易引爆中风

我在农村总结的经验，农村里边得瘫痪的，多半，甚至80%都是起于感冒，感冒以后，吃了腌肉，或者吃了酒，或者吃了鸡，这几样是很容易引起偏瘫的。（并不是所有感冒的人，吃了酒和鸡之后，都会偏瘫。）就因为他在平时已经累积了一些东西了，阴阳不平衡了。按照年龄来说，50岁以后的人，就不适合吃鸡肉了，基本上要少吃。对老年人，都不能主张吃多少鸡的，特别是已经瘫痪，倒下去了的人，如果你拿一点鸡汤给他吃，他的病情马上就增加！

9）月里吃鸡收筋骨

在我们这边民间来说，鸡汤还有"收"的作用，为什么月母生了小孩以后要喝鸡汤？就因为生孩子时筋骨是抖散的，鸡汤一喝，能把筋骨收拢了。

10）睡前醒后温开水，简单操作防中风

如果说头疼、眼前发黑这些症状你留意到了，控制得好，就瘫痪不了。怎么控制呢？每天晚上，或者中午，睡觉前，倒一杯温开水来，放在床头边，喝了以后再躺下去睡觉，水可以帮你稀释血液的浓度。起床之时，再喝一杯。把这个症状控制下来以后，可以检测一下血压，或者吃点降压药，但是西药里边的降压药不能经常吃，可以经常吃的，就是丹参片，这个丹参片救了若干人，只可惜没有人把它看重。

11）瘫痪之人宜"坐治"

随便谁瘫痪，一定不能躺着治，一定要坐在凳子上，坐不住的，找两三个人扶着。在这方面我有我的体会，在治疗的过程中，瘫痪的部分会收缩，这边的神经随着火力就通起来了，躺着虽然很舒服，但实际上是恢复不回来的。人躺着的时候，肌肉是松弛的，坐起来，就和天地形成了呼应，天地人三才，人在中间，顺应了天地的上下关系，地心引力帮助血液上下循环，便于阴阳升降，这一个不走眼的姿势，里面有内在的科学依据。

12）酸母柑、酸萝卜，排寒助长寿

要想健康长寿，一是把深藏的老寒挖出来。再者不能再受新寒。对付体内老寒，我们有很管用的民间的单方：酸母柑，酸萝卜！就取它们的酸性，加上盐和热度，压在皮肤上，通过毛孔透进去，把老寒给逼出来。酸柑一定要用老母柑，很酸的，不是一般的柑子。怎么用呢，盛一些泡菜水在锅里煮，里边放两个腌萝卜或者酸柑，煮到烫滚了就行，别煮得太熟了，这个酸柑煮得太熟了，效果就不好了。捞起来以后，擦一下，不就干干净净的了吗？拿这个萝卜或者酸柑放在小腹上，气海穴、关元穴这个地方，滚揉，效果特别好。

如果在家里感冒了，风寒发烧，头疼身疼，顶不住了，马上从咸菜坛里拿出老酸萝卜，和咸水一起，用小锅蒸在大锅里，只要酸萝卜发热了就可以拿出来，放在全身上下来回地滚，一会儿就出汗了，轻松自如了。

13）民间老偏方，温暖子宫又"助孕"

滚酸萝卜和酸柑对宫颈炎和不孕不育也有很好的帮助。你想嘛，不孕不育是有好多分泌物闭塞了的，这个萝卜和柑都是通气的，又带酸性、咸味，煮热以后，把这些气味带进去，宫寒啊、湿热啊，都可以排除掉。

巧制盐水腌萝卜

［材料］泡菜坛，盐，圆萝卜若干（晒蔫），姜片150g，黄酒或

烧酒150g，花椒5g，醋少许。

[制作过程]①凉开水制成盐水（每5000g水加盐300～400g）入坛；②姜片、黄酒或烧酒、花椒入坛（花椒和姜可装入布袋入坛），加醋少许；③萝卜整个，放入泡菜坛中（一定要装满），封闭坛口，坛口周围水槽盛上凉开水。

腌渍10天以上即可取用。用过的卤水如无异味，可补加盐、水、适当辅料继续使用。

凉菜腌萝卜，消积化痰的食疗方

[原料]白萝卜（或圆萝卜），姜两三片，糖醋适量，草蔻、桂皮、八角、花椒、盐适量。

[加工方法]①白萝卜切块，或者切片，放在盆中；②撒上盐，腌制大约20分钟（切得越薄，腌制的时间越短），期间翻动几次；③将腌好的萝卜片放在玻璃瓶里，姜同入，塞紧；④用小锅把水、糖、醋混合，边煮边搅拌，使糖完全融化，趁热将糖醋汁倒入萝卜瓶内，没过萝卜条，加入适量草蔻、桂皮、八角、花椒，晾凉之后盖上瓶盖。

在室温下放置一天即可食用。

[功效]消积滞，化痰热，下气，解毒。

[注意]不可与橘子同吃（临床实验表明，萝卜摄食到人体之后，可产生抗甲状腺的物质——硫氰酸，如果同时摄入含有大量植物色素的橘子，其中的类黄酮物质在肠道被细菌分解，可极大加强硫氰酸抑制甲状腺的功能，从而诱发或导致甲状腺肿，产生脸色时而发白，时而发黄，体温上下不定，呕吐，发冷汗，虚弱等症状。）

——（出自《火医人》）

小剧场三：我们的脸啊，命运的书

时间：2011年6月17号
地点：北京·柳荫公园

本场嘉宾：陈胜征

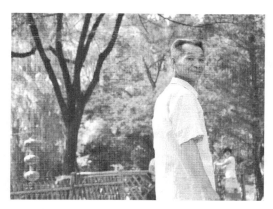

即便是在过往所有采访过的中医人里，国医大师也好，草根中医也罢，陈胜征都算是位"奇葩"。

陈胜征，广东兴宁人，自学中医，积累医案几十万份，病例照片几千张，研究中医药四十余年，将传统中医望诊与中华易理、相理、命理相结合。他是那种只要略有交流，就会让人难忘的极端人物。因为他笔直的腰杆，轻灵的步伐，以及镜片后，一双总在疑问和审查的眼睛。尽管已近七十岁，但岁月，似乎只存在于鬓边稀少的白发，和笑起来时，眼角明显的皱纹里。这位老中医身上，似乎缺少沉稳、世故，尽是孩子般的执拗，或者还有小小的狡诘，有时候你看他，总会觉得他像是长年与草木比邻而居的一个"精灵"。

梁某人曾说："但凡一个好中医，他一定都是活在一个天真的状态当中，他懂得生命，尊重生命。"实乃真言。唯有隐隐让我们担忧的，是他那永远停不下来的操劳和脾气。

本场剧情梗概

一张脸，究竟暗藏着怎样的人生格局？人的五官和性格有什么关系？"大奔儿头"和大鼻子真的是成功的标志？眉、眼、鼻、口，上额、下巴，分别对应身体内部的哪一个脏腑？长在脸上的痘和痣是体内的毒吗？颧骨、鼻翼等不同位置的温度差异，意味着体质正发生什么样的变化？

一切问题的答案，都在田原、中里巴人、陈胜征，关于古中医望诊的探讨中。

岭南一座县城里，有座小院儿。院落里，几块精心打理的菜地，方方正正，种满了时令蔬菜，大叶菜饱满厚实，小叶菜清秀可人。菜地旁，一把藤椅，一张放着茶壶、茶杯的小方凳。院子的主人，除了看病，每天的闲暇时光，就在这里喝茶、读书，累了，就起身，浇菜、施肥。家里养的小猫也常跟着主人钻进菜地里，捕蝇、捉蝶。

乍一看，这里与别的农家小院儿没有什么区别，甚至还要更朴素一些。只是每天，在这座小院的厅堂里，都挤满了各地赶来的人——他们都听说这里有一位老中医，只要在你脸上扫上几眼，就能把你身体上的毛病说个八九不离十。这位老中医，就是岭南民间中医陈胜征。

陈胜征的病人里，不乏有将其称为"神医"者。其实他的"神"，并不在于熟读中医经典，但对《易经》研究颇深，并提炼出别具一格的"人体生命方程"，认为：每个人都有他的"时空坐标"，这个坐标的"0"点，就是他出生的"年月日时"，古称"四柱"。也就是说，一个人出生的那一刻，人生大的格局就已经画好。

用"五运六气"的理念去理解，人生出那一刻，一定是在金、木、水、火、土五星与地球运动交织的某个点上。这有点儿与西方星相学的理念相似。这就使得不同人的脏腑，禀受了不同的"偏气"，有的人肺气足，有的人肝胆过旺等等，也因此有了不同的性格，成就着不同的命运。

而按照中医望诊的说法，脏腑与五官相应，这种"偏"也会显现于五官之上。陈胜征就是依据这样的理念，诊病、用药、开方……

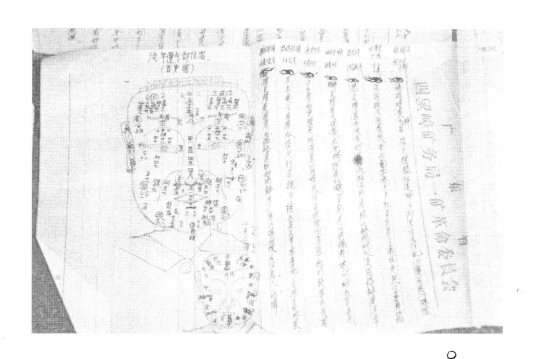

这是陈胜征的手书和亲笔画。用钢笔写在纸上，那些文字，也像是活过来了。墨水、钢笔和纸都在微笑。

序幕　这女孩儿有对"卧蚕"

【旁白】人对生命的困惑从来没有停止过，人们问的最多的一个问题，恐怕就是我是谁？为什么我是这个模样？为什么我有这样的命运？不同文化，有各自不同的解读，但在中医学领域，我们会发现，它能给出有别于哲学层面的，更为具体的答案。也会让更多人了解到，中医原来并不是相对于西医的一个"专业"。

田　原：从更多元的角度去解读中医，能让我们的生命更好地受到中医的滋养和佑护。今天到场的两位嘉宾将告诉我们，中医学，除了能够教我们如何医治疾病，延长寿命，还能够教我们读懂身体之上暗藏的，那些与人生境遇有关的迹象。

首先有请广东省兴宁市的一位民间中医奇人，古中医望诊达人，陈胜征医师。

【画面】陈胜征上场，身材精瘦，走起路来步伐轻快，一头利落短发虽已是黑白交杂，衬着光洁的额头，却丝毫不显老态。坐在椅子上，双手搭在扶手上，腰背笔直，端端正正。

田　原：陈老师，欢迎您。还有我们的第二位嘉宾呢，要用一句

"英俊少年"来形容他，可别觉得我煽情（笑），他就是中里巴人。有请中里老师。

【画面】中里巴人上场，依旧是简单而舒适的白衬衫、黑色休闲裤。

田　原：咱们先让陈老师亮亮绝活。我知道您看病的时候常用到面诊，还有观察舌象，切脉吗？

陈胜征：一般不用，没有切脉，但是我就锻炼这个触诊。就这样触，这些部位，了解它的温度的差别，是否正常。

【画面】说到触诊，陈胜征的手，自然地就放到中里巴人的小手臂、手上，再碰碰脸颊，示范触诊。中里巴人配合地向前探了探身子。

田　原：这样，我们请上来两位现场观众，我不告诉他们是什么问题，就让您望诊断病，看看他们的五官、眉眼等等，然后您得告诉大家，这两位有哪些问题，您看成吗？

陈胜征：行，可以。

田　原：好，陈老师接招儿了。我们从观众当中选出一位，谁愿意上台让陈老师给看一看？

【画面】女观众上场。

田　原：是个小姑娘。

陈胜征：她，第一个，整体来说，没有大毛病。她是凭着好奇上来的。但是，大毛病没有，你看到没有……人的脸，分为三个部分，上、中、下。从嘴唇这里（鼻下人中部位）作为分割线，唇上的周边，有点青黄，起了很多小疙瘩，这里是人中旁边，对应的是脾肠；这里口嘴，对应下面，她的少腹，有时候有点不舒服。

舌头，伸出来。

她这个舌头，这边（舌尖）有点沙点，胖胖的，她如果吃得凉的太多，有时候，会有咽喉痒痒的感觉，想要咳嗽。没有大毛病。（用食指指背触下鼻尖），温度还算正常。眼镜拿掉。她的卧蚕很好，有点调皮。一定的，你骗不了我！我再看一下你的齿龈。

【画面】女孩笑了一下，想要反驳，又把话咽了回去。

田　原：您从她的齿龈看出哪方面的问题？

陈胜征：一个女人呐，月经情况，从舌头和齿龈就能看出来的。上下齿龈（颜色）淡的，你就可以判断她的月经是不是淋漓。所以一定要看的，中医，这个很重要的！但她不用看齿龈就能看出来了，她的口唇边上好像有点裂，有点"剥象"。

田　原：（对女孩儿）陈老师说你的口唇边上有"剥象"，剥掉皮儿的感觉。

陈胜征：再伸舌头，这要两个合参。口周是对应脾肠，再看她的舌头，干一点，说明她有时候的肚子比较快饿一点。容易饿。

还有这个喉间，女性的喉间，就一定对应尿道和宫颈的。她的尿道有一点问题，但与眼下这个部位合参。看她这里（食指背触左眼下眶，卧蚕处），不是很严重。她的问题就是一天到晚，那个"小手"，就是小便比较少的。小便少浓度就大，她有时候小便就浓一点啊。

再参考刚才说的，有时候好像，咽喉啊，有点痒痒的，就咳嗽。

女孩：对，我经常咳嗽。

田　原：在陈老师的理论中，眼下的这个卧蚕，对应的是女性的子宫、卵巢，男性的前列腺、睾丸。通过看这里，他能够初步判断这些器官里是不是有浊毒。

陈胜征：这不是迷信，这是中医的理论，不是我的理论。因为这个卧蚕，对应的是体内的脾脏和肾脏。打个比方，卧蚕这个地方偏黄晦的人，经常小便短赤，有尿道炎，这里那里不舒服的，这样的人一般很难调治至健全，也有人曾经治好。经常是因为过思过虑，想太多了，就伤了脾，黄是脾的颜色，说明他的下焦有湿浊瘀毒。

卧蚕和人的生殖能力也直接对应。如果这个地方陷了下去，说明脾和肾的功能不协调了，他的生殖能力就偏弱的。我观察了几百例不孕不育症病人，无论是先天或是后天，原发或继发性的不育不孕，70%～90%的人，他的卧蚕都不大好，或者是水肿，或者陷晦。水肿是因为脾为湿困或脾肾阳虚，陷晦是因为阴精虚亏，体内一定有慢性消耗性疾患，或房事过度的耗损等。

如果这个地方有细细的竖纹，不好，有些女人就容易难产。

田　原：您还说看她的卧蚕就知道她的性格很调皮。

陈胜征：一定很调皮！另一个，她的这边你看到没有？（手指右唇角）

田　　原：有点小红痘。

陈胜征：说明她的小腹一定经常有一点隐痛的。

女孩：我阑尾切了。

陈胜征：就这样的嘛。别的，这个人很高傲。算了！就这样了，哈哈哈！

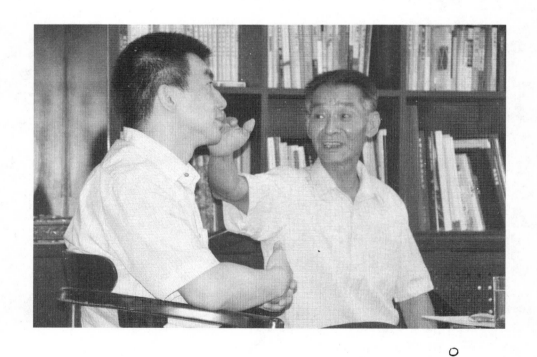

来来来，我先帮你探探脸上的温度。

第1幕　长在脸上的五脏六腑

田　　原：陈老师，您刚才给这女孩望诊的时候，说到人的面部分成三个部分。您给详细说说，怎么分的？

【画面】陈胜征站了起来，拿起脸谱，一边说，一边在脸谱上指点着三停的位置。

陈胜征：古代医学里面是这样分的，一般来说，头发下面，到眉毛下面，是上停；眉毛下面到人中下面，一般叫中停；最下面这部分，是下停。

田　　原：上、中、下，跟上、中、下三焦是不是相对应的？

陈胜征：在某种意义上是对应的，但是又不是完全光那些东西对应。

田　　原：比如说上庭，对应五脏六腑的哪些地方？

【画面】陈胜征又站了起来，又拿起脸谱……看来，首次面对镜头的拘谨感还没有消失。

田　　原：陈老师，您坐下说就成。

【画面】陈胜征依言坐下，左手拿着脸谱，一边说，一边右手在自己的身体相应的位置上比划……

陈胜征：一般这个上停，是对应上焦的，双肺的组织状况，它的形体啊；中停是对应中焦的，脐以上，到胃脘，包括肝、脾、胃；下停是对应下焦，但是有一个必须要认识，这个上停也对应下焦的功能，就这个样子的。

这个上停的饱满程度啊（手摸额部），是不是丰隆，颜色什么样，对应的是肺和心脏的形态，但是上庭矮一些，这个皮肤、颜色、纹路，又联通着下焦的功能。所以有的书说是对应下焦，就是这个，它的组织和功能啊，是因为有上下对应关系。

田　原：除了望诊，您还要用手指去探测不同地方的温度，这个温度对您来说，意义很大吗？

陈胜征：打个比方，这里、这里（点了点自己的脸颊、鼻尖、眼下），各自有对应的脏腑嘛。这里（鼻梁）对应脾肠，这里（鼻翼）对应双肺嘛，这里（下巴）对应着下焦嘛，这个（人中）也是脾肠嘛。每个部位的温度，正常人是基本平均的，但是很多疾病，去碰触这些地方，就会感觉不同地方的温度就有差异的。我是利用分子平均动能的理论，来理解人体的温度。温度代表的一种是功能，比如肺好，它（鼻梁）可以温度挺高；如果是功能低下了，偏弱了，它（鼻梁）就变凉了。另一个是寒热斗争，肺也会过热嘛。所以这温度差别，我就利用这两个原理去衡量。

中里巴人：就是说您给出一个公式，一个图，人的面部五官跟脏腑都是对应的，然后面部的某个部位温度有变化呢，就可以知道它对应的脏腑功能出现了哪些问题。就是可以一一对应。

比如说，知道鼻翼这块对应着肺，这块偏凉呢，可能是表明肺的气血不足，或者偏肺寒啊，或者怎么样；如果这个温度呢，比一般的情况要高一点呢，可能有肺热啊，这样的一些病理的变化。这个凉热变化意味着什么呢？一个是偏虚；一个有余，就是有实热；还有一种是正邪相争的情况。

陈胜征：对了。另一种是脏腑不平衡的情况。

打个比方，很多重症病人，小孩啊，他可以这边（额头）很热，这边（脸颊）和这边（下肢）很凉，你说他发热还是发凉呢？

田　原：这个问题好。

陈胜征：很多就是这种情况。可以这边（鼻尖）很凉，这边（额头）很热，因为这边（鼻尖）的功能受阻了，我就必须帮助这边（鼻尖）的功能提高。鼻尖，又叫"准头"，它是严格对应脾脏的。

田　原：说到脸面，女孩子们更喜欢扮靓，擦一些保养品、化妆品，男士们现在也越来注重面子的光洁，但是却很少有人关注到我们的这张脸，巴掌大的地方，它每个部位的温度都不一样。而且这个温差，能够检测到是身体内部的脏腑功能。

陈老师，您最初是怎么注重人体温差这个问题的？

陈胜征：这个经验啊，是来源于我出诊那个医院病房啊，重症、危重症病人，最明显。我在触摸过程中，感到很奇怪，就把它记录下来，又引用了温度是分子的平均动能这个理论嘛，这是中学里面的知识。比如哪方面的功能呆（滞）掉了，哪方面就是里面堵住了，斗争了，所以才温度高。慢慢就学着应用这个原理去治病，诶，好了，医院老师退回来的病人，我就这么给他治，他就好了。这样形成了我的这种思想。

中里巴人：可能是重症的人啊，比较明显。比如像一般的人，他温度差不多，而且没有一个具体的标准，以谁的温度为标准？所以来讲呢，它差异不是很大。其实一般人还是挺不好掌握的。

田　原：还是有感觉，我在陈老师家里访谈的时候，他提到这个观点，我说那我先摸摸您的脸，诶，他的温度就比较平均，基本没有什么差别。回北京以后，我就跟我们的编辑，都在自己脸上测了一下，大家确实都感觉到我两颊的温度偏低，或者下巴的温度偏低……

大家也可以跟着我做一下，用这个食指啊，指背，在脸上不同的地方，轻轻地碰触，看看你脸上的温度，是不是平衡的。

陈胜征：这个（食指指背）最敏感，用这个做比别的好。（对中里巴人）你试试我的吧。

【画面】中里巴人先在自己脸上探了探，又试了试陈胜征脸部温度。

中里巴人：他是平衡的。

田　原：是吧。（对观众）大家有觉得自己脸上的温度不平衡的么？

【画面】一观众举手。

田　原：您说说您哪不平衡？

观　　众：我额头和鼻子是热的。然后脸颊还有下巴都凉。

田　　原：陈老师，您分析一下，她这个温差说明什么问题？

陈胜征：说明她脾火过旺嘛，但是她凉的东西以前吃得太多了，两个脸颊这就是下焦嘛。

田　　原：（对观众）喜欢吃凉的东西？

观　　众：我最近吃冷饮吃得挺多的，天气太热了。

陈胜征：一定嘛！就这样嘛。额头、鼻尖主脾嘛，热就是脾胃里的浊气上冲嘛。这两边（两颊）湿嘛，脾和肾的那个阳，被遏住了嘛，所以就变凉的嘛。但是她本身火旺，属于壮实人嘛。就这样嘛。

田　　原：那有什么小方法，能让她把脸上的温度调整到平衡态吗？您给普反一下。

陈胜征：现在别管它！呵呵。这个调整啊，实际上你要综合看这个人，你看她的嘴唇，她就是个挑食的人。打个比方，她喜欢吃的东西，就要猛吃的，有些东西她就硬不吃的。

田　　原：（对观众）陈老师说得对吗？

观　　众：对。我喜欢吃的东西就一直吃到我实在吃不了了，我就不吃了。

【画面】众人笑。

陈胜征：她就是这样的。这个不要说了，太多了，呵呵！所以要调整也是没有那么简单。

第2幕 一对东北夫妻脸上的秘密

【画面】在陈胜征不知道的情况下，田原悄悄安排了两位陌生病人，让他现场诊病。访谈开始前不久，这两位已经悄然来到了现场。

田 原：陈老师是南方中医，以往的病人以南方人居多，但是今天，陈老师，我要给您出个难题，现场来了两位典型的北方人，一位男士一位女士。我可以告诉您，这位女士是一位已经确诊的病人，但具体是什么病，要看您的功力。您敢接招儿吗？（笑）

陈胜征：可以。试一试，没有说对的地方，日后我也可以总结、提高。

田 原：我们先把女士请到场上来。有请南女士。

【画面】南女士上场，是一位很高大，看上去很壮实的女士。

田 原：她本身也是一位中医粉丝，今天特地从东北赶来北京，和陈老师从来没有见过面，我也可以向毛主席保证，在此之前没有对陈老师透漏过一点该女士的有关信息。那咱们现在就把现场交给陈老师，看他怎么来给这位女士"看"病。

陈胜征：她，第一个，我看病是这样的，写医案啊，从整体上先看，她属于高大壮实人，但是，她，第一个，她目珠偏突。目珠偏突从两个方面来认识，一个是她的肝气比较旺。另一个，从社会的角度，人是社会的人，中医治病就是这样的，看病，也要把这个人放到社会的环境中去看，所以她这是官场可以有份的人。

田　原：对，是一位领导干部。她这个肝气旺，主要体现在哪些方面？

陈胜征：打个比方，她的目珠偏突，眼睛上下偏黄赤晦（晦暗），黄赤、黄赤的。她的这边（鼻尖），有点赤色，油光是亮的，凡是这里有赤色的，都可以认为他有潜在的鼻炎。不要当做外感。好像过去猪得了猪丹毒，皮肤上生了红点，解剖以后，它的粉肠（小肠）啊，里面一定也红一点，有少量的、小的红砂点，这个内外都是相对应的。人呢，你看她这里（人中处），也是红的，这个地方也是对应小肠。不但对应小肠，而且一定对应她的宫颈，是这样的。很奇怪的，就是这样看的嘛。

人的嘴唇有一个中线（下嘴唇中间线），这个中线很重要。打个比方，你一摸它，稍微热一点，偏热一点，说明这个人过思，过于思虑，就损伤了我们自己的脾脏。思主脾嘛。过思的人都这样。她现在思是思，但是她在补脾的方面，饮食方面啊，脾偏躁动，有点郁。

中里巴人：有点弱？

陈胜征：郁，被裹住一样啊。

田　原：臃肿的臃？

陈胜征：不是，这个。

【画面】陈胜征的福建普通话，把大家都搞疯了，一个"郁"

字，众人猜了半天，场上场下，包括摄影师，都是一副既惆怅、又很迷茫，又很欢乐的纠结表情。陈胜征看终归没有人猜出来，连最会猜他话的田原都失了手，干脆用手指在茶水杯里沾了沾水，在桌子上写下一个"郁"字。

中里巴人：郁结的郁。（笑）

陈胜征：实际上，她的这种郁滞，不仅跟脾有关，跟她处理事情的方式也是相对应的。都有点无可奈何。本来她是要发火的，打个比方啊，她认为不对的，无论是她的上司，或者是什么人呢，她有情绪，但是不敢说出来的，就这样。

田　原：南女士现在眼神十分迷茫（笑），我翻译一下。陈老师是不是说南女士的问题是她的脾被郁住了，脾为肝之母，说明她的肝气也被郁住了。因为这个原因，导致她的性格看上去比较能忍。本来有火气，想发泄，但回头又想想，衡量了一下众因素，算了，忍了吧。这个忍，就是你疾病的根源。

陈胜征：就是这个造成了她的病。脾郁影响到气郁。所以，你看她的舌头，实、收，收就有点薄。这个舌头是对应她胃肠黏膜的。有时候，西医可能会断她是浅表性胃炎，当做胃病来治了，那是诊断错误的，不是这样治的。实际上她是在思想上有误区，大米饭，多吃一点就好了嘛，但是她没有吃。

再一个她的舌尖很厚。刚才说的，她的子宫一定是肥大的。再看舌头。实际上很明显的，她的肚子作饥（肚子饿），口干，西医来说，她是有糖尿病综合征的。肚子你别搞太饿了哦，饿了你又怕糖，你又不吃，这样不行的，知道吗？说糖尿病人就不能多吃米饭，什么东西啊！

南女士：（迷茫的）有点儿听不懂。

田　原：陈老师说你血糖有点高，有点糖尿病综合征的表现，容易饿，但是饿的时候你又控制自己，不敢吃东西。然后呢，子宫有点肥大。

陈胜征：她有鼻炎，有时候会头昏嘛。睡眠最近也不太好的。一定的！

南女士：我最近是，睡眠不好。

陈胜征：她为什么睡眠不好呢？肚子作饥（肚子饿的时候），不敢吃饭，没有吃到好的大米饭和面条。不吃这些好东西，光吃那些高蛋白、高营养的，没有用，还影响了她的膀胱（指指眼圈），直接导致这里（目眶处）有种胀胀的感觉。

再看下舌头。这边（太阳穴附近）有小小的疙瘩……

【画面】陈胜征一边用食指和中指触摸脸部的不同区域，一边自言自语，像在背什么公式，因为语言障碍，加上声音很低，不容易听懂在说什么……

陈胜征：实际上现在是这样的，真是麻烦，病人是考验中医啊，他要让你说出西医的说法。所以现在我们无可奈何，又要慢慢地和西医的说法去关联。如果是中医就这么说嘛，（指南女士）如果是我的判断，她的脾火过旺，影响到了肝、肾。她肝气太旺了。

田　原：南女士今天肯定是带着问题来的，她有西医的明确诊

171

断，但是我们不说是什么，陈老师您继续往下看，能不能看出她凸显出来的主要问题是什么。

陈胜征：嗯。今年几岁啊？

南女士：55。

陈胜征：她55岁，她是转经的时候。（编者注：更年期，月经即将发生变化，陈胜征称其为"转经"。）不应该吃凉，她非得吃凉，错误了，引起子宫里面有浊毒嘛。是转经的时候，应该再出血，通过月经把这个毒清出去的，但是你月经太早没有了，这个毒就没有出来。现在如果治疗你的病，我的药吃进去，一定让你赤白带和月经，一起下来，把这个浊毒重新排下来，才会好。

田　原：您认为她现在还有月经吗？

陈胜征：就算有，也不畅。

田　原：她已经55岁了，还会继续有月经吗？

陈胜征：应该有经。像她的这个年纪，如果我帮她治疗，吃了药，首先一定要帮助她排带，堵在子宫里面膏凝状的白带啊，白带出去了，一定会再来经，她就显得青春了，她还可以保持几年青春的。

田　原：南女士，您现在还有月经吗？

南女士：没有。断了一年了。

陈胜征：她的病就是在断经前后出现的嘛。

南女士：断经以后的事儿。

陈胜征：当然啦！刚才我就说了。

田　　原：陈老师，您认为以她的身体状态，她这个年纪还不应该断经？

陈胜征：不是不应该断经，而是那时候她就应该调理嘛，本来那时候反正是充血进去的。实际她现在的感觉是心烦意乱。

中里巴人：我想是这样，让这位女士呢，自己表述一下，您带着什么问题，今天想解决什么问题，您问问陈老师。

南女士：我得的是甲状腺亢进。

陈胜征：你的甲状腺啊，目突嘛，肝气嘛。但是她是膨大状的。西医甲状腺有好几个类型的哦，西医怎么分我就不清楚了，就说形状，甲状腺有这样（喉结两侧肿大），竖形的；也有这样的（横向肿大），好像看起来是个带子的。圆形的。

我刚才看她的第一句话，就说她这个人中，发红，对应小肠和宫颈嘛。所以她的宫颈实际上也有些毛病的。但是西医光看甲亢，不检查她的这些东西（手比腹部，意指宫颈），她这个问题起源于哪里，西医是不理的。

田　　原：南女士这个问题，在您看来是不是很简单？

陈胜征：可以说简单，如今可以解，但是她要忌口啊。打个比方，现在那个木瓜、芒果、提子，千万不能吃！吃了更糟糕。你下午吃一口芒果，第二天嘴巴都翘起来，像猪八戒一样。

南女士：是吗？

陈胜征：那不信你就试一试吧。（笑）

南女士：跟猪八戒一样，这我听明白了。（笑）

田　原：这句听明白了。（笑）我发现现场诊病的环节，大家看得都很投入，就是听陈老师的客家普通话，太费劲了。

陈胜征：听不懂，如果听得懂了就很好。

田　原：成，那南女士就先到场下。我们把那位先生请上来。有请刘先生。

【画面】刘先生上场，可能因为主持人和嘉宾都坐着的缘故，看着这位刘先生从场下走上来，那是格外的高壮威武。坐在陈胜征边上，显得他的身材又更小巧了一些……

田　原：刘先生有多高？

陈胜征：一米七五到一米八吧。（看众人沉默，又诧异道）一米八多啊？

田　原：要不陈老师跟刘先生比比？

【画面】刘先生首先站了起来，陈胜征也站了起来，主动站到刘先生边上，头顶正好到刘先生的下巴，又显得更瘦小了些……两人明显的身材落差，给在场的观众造成了强烈的"笑果"，场下笑声不断。中里巴人也笑得合不拢嘴。

田　原：南方很多地区，当地人的个子都不高，所以一米八已经感觉很高了。

陈胜征：我的儿子就没有那么小嘛。（笑）

田　　原：我们一位编辑说，陈老师是天精地灵的这么一个人，像很多民间中医一样，灵魂里还保有着那么一份纯真、质朴，所以你看，他没有医生架子。好，咱们乐这么一场，也放松一下刚刚因为听不懂陈老师讲话造成的紧张感，接下来，您为这位先生看看，他的体质怎么样？

【画面】陈胜征依然先用食指指背探触刘先生脸部不同区域的温度，然后抬起下巴，端详了一下。

陈胜征：首先你看他的整个轮廓啊，这边（口唇）偏热一点，这个对应脾肠的功能。眼皮有点下垂，看到吧。他的左右目有点失衡，你看到没有？这个眼睛（左眼），要突一点。

田　　原：左右眼睛有点不太平衡？

【画面】刘先生点头。

陈胜征：舌头。他这个是胃阴亏，中间有痰，脾一般。口角有点炎症，他一张口，这里口角啊，有点不舒服，有时候有点流涎（流口水），流涎是对应脾脏的。

田　　原：（对刘先生）陈老师的意思是说，您晚上睡觉会有流口水的现象，有吗？

刘先生：有。

陈胜征：但不是很严重。

田　原：这是一细节了。

陈胜征：这个一定要看出来的！看看舌头。一句话，他的肝和胃在吵架。西医来说，叫他有点浅表性或慢性结肠炎。但是他的这个慢性结肠炎，是大便溏薄，但是他开头比较辛苦，后边是黏的。而且……（再触额、面、鼻尖温度，看舌）他的血脂有点偏高的哦。像他这种人最好不要吃大豆油。你的小便里面有泡，浮起来，这个就是脂肪啊、蛋白质啊比较多的，你的血脂也偏高一点的，知道吗？玉米油和大豆油你都不太适合。就花生油对你适合。

刘先生：就是猪油也不行？

陈胜征：就猪油可以，少量可以。最理想的就是花生油。

【画面】因为此处大家表示多处听不懂，陈征胜开始用写字来表述一些关键字词。

陈胜征：他是尿浊，血脂高，肝胃不和。没有什么，可以说没有太大毛病。

【画面】刘先生下场。

田　原：就刚才这两个案例呢，会发现陈老师看病，强调大小便；然后女人呢，着重强调一个经、带是否很干净地排出。

中里巴人：我觉得，一切都需要有个动力吧，大小便排不畅，肯定是动力不足。那动力为什么不足呢？我觉得由于年龄增大，关键的原因有两个，一个就是脏东西在体内堆积多了，还有一个就是本身的气血动力不足了。这两个呢就造成了在体内的堆积。

从最开始堆积一些无形的东西，像情绪。情绪本身就是无形的，它表现出来的，就是会堆积一些气。气这东西看不到，但是会产生郁结。郁结会造成什么呢？气滞则血瘀，气一停下来，血流通就缓慢了，然后堆积起来了。新鲜的血液是人体的动力，如果成为瘀血了，动力就不足了，不足了呢，就没有能力把体内的脏东西啊，很顺畅地排出去，就会在体内造成堆积。

田　原：不良的情绪，是堆积产生的一个前提。

中里巴人：这个我觉得要从更深层的，从病根这块来讲，就是说它的起因是什么？尤其是慢性病的东西，跟情绪有直接的关系。

陈胜征：一定的啊。

田　原：从您的角度来说，您怎么看待刚才那位南女士？

中里巴人：我觉得这个，从这个情绪上去考虑，还是应该得到重视的。因为来讲啊，一是职场，二是官场。这个呢，我觉得压力都过大，就会造成一些气郁，一些郁结。就是刚才所说的，好多东西被压抑住了，不是想做什么就能够随心所欲地去做。这些被压抑的东西，时间如果长了呢，会造成气滞血瘀。对于女性来讲，可能就表现在这个月经啊，经带上；对于男士，可能呢，这些气呢，更多的会聚加在肝或者是肠胃上，人跟人的体质不一样。

田　原：或者我们从您提出的人体三浊来探讨这个话题，浊气、浊水、浊便。我觉得您当时在书中，说这三浊怎么产生，到最后要怎么排出的……这个过程，和陈老师的理论有异曲同工之妙。

【画面】在田原与中里探讨话题的时候，陈胜征在一旁像小学生一样，坐得笔直，用笔在纸上写着什么。

中里巴人：我觉得是这样，就是陈老师呢，从病人这块入手，从表及里。从表现的这些症状呢，看到问题的实质，往里去推演。我呢，是从健康的角度，因为我不是看病，也不怎么接触病人，我更多关注的是健康。如果你知道什么是健康的东西，你就排除那些造成不健康的因素，就完了。所以来讲，等于有一个榜样吧，健康就是一个榜样。我不知道这些病怎么来判断，或者怎么来处理，但我知道呢，如果让它进入一个健康的状态，这些病呢，我可以忽略它，它自然也会慢慢地自己痊愈。

田　原：说得好，也就是说疾病的源头不再隐秘，大家更关注的应该是，要随时意识到什么是真正的好情绪，或者什么是坏的情绪，而并不去关照疾病本身了。

中里巴人：我觉得是这样，有的时候，我喜欢观察一个原因和一个结果。凡是反映出了有形的东西了，或者已经造成什么病症了、病状了，那都是一个结果，是最后必然产生的东西，这个东西必然需要去治的，所以是有病找医生，这是肯定的。但是你要是想回到健康状态来讲，还得从本源来调养。如果把这个病治疗以后呢，你整个前边的因不解决的话，它最后还会发展成这个果，最后还是会出现这些病状。所以你就得反复，这一辈子就得反复去消除症状。

田　原：总想着跟疾病打交道，可能就没完没了了。

中里巴人：对。

第3幕 40岁，突然鼻子高了

田　原：中里老师对陈老师这套以望诊为主的诊病方法怎么看？

中里巴人：按照常理来说，所有的东西，多数人认为都要先有一个固定的模式，要有理论的基础，然后我得把理论的基础说出来，这个方法才可以应用。但实际上，对于中医这个东西，刚才陈老师在诊断的时候，大家也都看出来了，并不是特别循规蹈矩地，按照固定的模式走，他有时候是一种感觉。

中医为什么被强调说是不科学呢？就是因为感觉的东西不能量化，不能形成一个具体的什么理论依据。有时候是说，我一看你这样子，就知道你肯定有病，大家有时候都会有这种感觉。

但是西医不行，西医说，看你的样子有病，也不见得有病，必须得看机器。如果机器检查你没病，但看你样子有病，你也没病。

田　原：中医，感觉很重要，悟性更可贵。这也是它更灵活，更人性化的一个具体表现。

中里巴人：对。所以在研究中医的时候，我觉得还是随机一点的比较好，因为它本身就是一个随机的东西，把随机的东西变成一个刻板的东西来解释。会怎样呢？

但是呢，会被人否定，说感觉的东西不科学。

所以我帮陈老师说句话，像让他来判断这位南女士，西医是怎么诊断她的？就不太公平。因为要中医来说，说实在的就是一个大概齐，不是说，你就是西医所说的那个甲状腺肿……中医没法达到这样。

为什么没法达到这样，因为中医他就没有甲状腺肿这个概念。它就没有甲状腺这个词儿。它也不按这个内分泌去分类，说你这就是胆囊炎，或者是胃溃疡……它不是这么分的，它只能说这是肝胃不和。至于是萎缩性胃炎，还是十二指肠溃疡，还是胃溃疡，那就是西医的名字，只要在哪块烂了，就是在哪块溃疡嘛。但是在中医的象来讲，他是看出一些端倪了。可能会引起这块烂。但是，也许现在还没烂，过两年才开始烂，或者照片子都没烂呢……只不过一般人可能听不懂。

陈胜征：可以看出它的前兆。

中里巴人：刚才说，额头。有的人的额头，比如像我这额头就不行，就证明啊，先天肺气不足。这不陈老师就说，额头饱满，天庭饱满，肯定是心肺功能，先天好呗。就是气足嘛。如果一看我这情况，肯定是肺气不足。

陈胜征：尽管其他五官，比如鼻子长得还比较高或者怎么样的，他比较平和，没什么大病，但是不是很旺的那种人。你看他的你就知道，他的上庭那边，他的上庭（指中里额头部位）偏短，不平顺。上庭主少年，所以在少年时期，你看他的耳根特别薄，所以在15岁之前，甚至20岁之前，有时候会比较有灾劫，灾变啊，疾变。

中里巴人：所以我在40岁之前，基本上就是个无名之辈，然后到40岁，突然鼻子高了一块。（笑）

【画面】众人笑。

田　　原：鼻子怎么就高了呢？（笑）

中里巴人：不是，就是它已经摆在那了。就有点宿命论吧。就是你这个种子来讲。虽然这个种子很小，但实际它已经把你整个的一个轮廓，包含在这个种子里了，你基本上好像无法超脱这个种子了。

田　　原：只是早熟晚熟的问题。

中里巴人：对。这个种子最后长在一个空间，它就长到这了，因为你这个种子就是这个种子。

有的种子是，比如说杂交了，转基因了，它能长得大点。但是如果你是这类的种子，那你就有一个大的空间嘛，在这个空间里成长，大概齐就跑不出这个范围。

田　　原：这个话题特别好，也是我一直比较感兴趣的话题，就是你怎么样能够找到你是谁？像中里老师刚才说，他30岁之前，还没有显示出太大的能量，忽然一夜春雨之后，大家都求医不如求己了……

陈胜征：不是忽然！看到他的印堂和眉，实际上他28岁之后，在暗暗地努力，到了命运，他一定就可以成名。所以他的肾气呢有个填充嘛，他终于饱了嘛，他认识了自己嘛。肾气一填充，那个金水相生嘛，肾就要滋润他的肺嘛，他的各方面才能就要显露出来嘛。这都表现在他的眉，他的"威"就表现出来嘛，是这样的嘛。

田　　原：（对中里）认同吗？28岁就开始努力了。

陈胜征：一定的！

中里巴人：反正我是一直认为啊，天庭饱满，尤其是大奔儿头这种人，这种人确实是先天很足。而且这样的人，我观察的来看，气都特别足，气虚的很少。但是呢，正像陈老师说的，还有一个搭配的问题，你光这气足了，有人，上边挺大，到这块没下巴了，等于地阁没有了，等于没有后续之力。比如说下巴，有人说是肾气，有人说是脾胃。主要得这三停搭配的比较合适，就起码是，保证一个平安无疾吧。虽然没有什么大的能量，有大的能量才能干大的事，没有大的能量就作为平平常常的一个人，但也是无疾而终，就是这么一个情况。

实际上我对自己的要求就是一个平平常常，然后无疾而终，所以我这个可能面相也是这么长的。

田　　原：自古传下来的说法，人的面相会变，这个"变"，是种子里面早就存在的吗？也就是说人可以胜天，可以逆转命运吗？

中里巴人：实际上是这样的，种子的性质是不会改变的，不能说一个桃子，结果长成一个李子了。但是根据土壤不同，气候的不同，它会改变。比如我种在一个贫瘠的地方，长出来的果实很小，但是换了一个肥沃土壤，或者是风调雨顺，会长得很大。这就是人的一个机缘。人除了本身有自己的性质以外呢，还有各种的机缘在里边，所以人是可以改变的，而且可以突然地改变得更棒。

田　　原：就像很多人生长在小城市，他感觉才情什么都很一般，可是忽然间你让他到了大都市或者出国了，有了一个更大的空间，更好的文化土壤和氛围，有可能就把先天的东西给激活了。再一次谈到了人是环境的产物。

中里巴人：是。实际上人就是一个种子。

这个植物啊，是固定在那，栽下来，浇完水，有阳光才能生长。人是一个活动的种子，人实际上每天都在生长，但是他的土壤是漂浮在空间当中，不是埋在土里边的，所以会因所处地方的不同而改变，改变促使你成长的那种能量。也许这时候，你突然吸收到外边更大的能量，你就会长得更加茁壮；如果吸收了不好的气场，你也许会枯萎。所以就是除了种子以外，外边环境非常重要。

但是有一点，人有一个自选的能力，这是一般种子无法选的，给你栽在哪你就在那了。人可以趋向对自己有利的地方，人最好应该待在适合自己生长的那种气场当中，或者叫"风水"吧，实际上就是一种气场，适合自己的地方就是最好的"风水"。好的风水不见得是固定的。

咱们举个例子，刘备骑的那匹马叫的卢马，人说这一匹马"妨主"，刘备骑什么事没有，但是这个送给别人了，送给他的谋士庞统了，马上万箭穿心了。所以好的东西呢，你得适合相应有这种气场的人。所以这世界万物当中呢，无所谓什么是好的东西，或不好的东西，适合你的东西，就是好的东西，不适合你的东西，看着好，你在上边就不行。

田　原：谈到人在环境中存活，或者在你的一生当中不断地成长。其实在陈老师的整个医疗体系当中，我们发现一点，他把中华易文化和非常好的医理结合起来了。简单说他就是把人的面相，和你内在五脏六腑的功能，和你种子隐含的能量，某些运行规律给你找到了。这些是大家非常感兴趣的。

陈胜征：是这样的。《内经》里边就拥有25种人，分类很清楚的，五行，金木水火土，每一个行，它又分了五，则五五二十五。但是呢，中华文化，易文化里面还有一个这个，用时空坐标，时间和空间，去界定这个物体的运动，其实是说它的定位，和现在的那个给汽车引路的啊，汽车在哪个位置，它知道啊，卫星定位啊。

田　原：GPS定位。

陈胜征：对。所以一个人，按照《易经》的观点，成为一个人，有三个决定因素，三个时空，左右你命运的。一个是"年"，因为中华文化的时间和空间是具有物质内涵的，无形的。打个比方，甲子，它的甲，甲、乙、丙、丁、戊、己……那个是天干，首先要懂得，这个天干，就代表着天空中的主导力量，这个主导力量，是用来形容它的能量。物理的角度来说，它是一个粒子，是最基本的粒子。

田　原：我插播一下，眼瞅着陈老师越说越深了，一般人没有基础很难理解。（笑）简单理解一下，是不是这样。有一条天时的线，有一条地利的线，还有一条人和的线。每个人在天时、地利、人和这个角度站的位置都不一样。

当你出生的那一霎那，也许我是冬天出生的，当时我吸收的那个气场是冬天的那种收涩的、寒凉的东西；我夏天出生的，禀受的是太阳那种浓烈的日光……所以吸收的能量大小、性质都不一样，有的是寒，有的是热，造就了你的体质、模样等等都不一样。

而且所有的东西都是同气相求的，如果你本身是一个什么样的属性，那一霎那，它就给你投入在什么样的环境下。

陈胜征：基本是这样。但是中医的观点，这个是曲线的，波线的，它是波线和在一起的，扭绳子一样。这个扭绳子接近于你生命的动向，动态、趋向嘛，这就叫做命运。

中里巴人：就是它除了能够告诉你在某个位置以后，还告诉你整个发展的一个大的方向。

陈胜征：对了。所以一个人，能够了解自己的自身处在哪个坐标。这个是立体坐标，是空间坐标。所以考虑你的命运的时候，它有个参数的，这个参数叫做大运。打个比方，你根据这个参数，你动到那里，你顺其自然；如果不按照这个参数，反其道而行之，是可怕的。

田　原：就是说我们每个人的出生都不是偶然的，都存在一种必然性。必然在哪呢？必然在这宇宙之间有你的一个位置，有你的一份能量。

陈胜征：一定的。

田　原：中医文化会帮助你找到你自己，教会你勾勒出自己未来发展的蓝图，这么一种方法。因为它的根源，就是中华的易文化。但是我们每一个人都去了解这些知识，然后他对着镜子看自己的时候，他会发现自己是谁，哪有什么问题，然后理性调整，趋利避害，这样很好啊。

中里巴人：我觉得呢，人更需要知道的呢，我觉得是感悟，而不是知识。知识这个东西呢是死的，你可以学各种知识。但是如果你没有感悟的话，知识全是死的东西。

什么叫感悟呢？中国有一句话叫"近水知鱼性，近山识鸟音"。我挨着水了，我就好像能跟鱼说话，我懂鱼的生活；我进了山林了，我就能听懂鸟在叫，是欢快的还是忧伤的，还是在唤它的小鸟回家。就是这种感觉。这个呢，就是融入于自然。我觉得人缺乏的是这个东西。而不是说告诉你啊，这块，眉毛是主肺啊，脾开窍于唇啊。当然知道点也没有问题，但是知道这些东西仍然是很皮毛的东西，对人身体来讲，根部的东西、感觉的东西、心灵的东西，没有触动。

田　原：遗憾的是现代文明带给人们的是更加条理、规矩、科学的体系。

中里老师非常重视"感觉"。我经常说，中里老师是人世间的一块通灵宝玉；而陈医师，用我们一个编辑说的话，他是天精地灵的这么一个人。我来理解你们两位的时候，就觉得在自然环境当中，你们就能打开一种自然心性，和自然环境沟通、对话。就正如中里老师刚才讲的，读鸟语、听鱼声，您都有所感悟。其实我想很多人都想知道，您的这种感悟能力是怎么来的？"我"能不能把自己丢失掉的这种感觉能力找回来？

中里巴人：一般来讲，都老说是什么发掘本能，发掘潜力。这个潜力、潜能吧，如果你本身没有，也发掘不出来，是因为你本来就有，你本来就是与生俱足。

田　原：这种潜能所有人都有吗？

中里巴人：所有人都会有，大家的天性都是一样的，对于本性来讲是都一样的，只是就是说，有好多人、好多东西没有被触动。

陈胜征：没有启开啊。每一个人，感悟到不同世界的表达，各有大小，不是完全一样。

第4幕　你和伟人一个样儿

田　　原：说到开启自己的感觉，中里老师特别有发言权。相信很多人都想知道，您是怎么被开启的？

中里巴人：我觉得开启啊，有这么一点，就是看你往哪儿去寻找这个东西。有好多人认为所有的东西，人的感悟是从外边去寻找的，去获得。实际上，我认为所有东西要从自己内心去寻找。

为什么我写这个书的名字叫《求医不如求己》？当然有病的时候要看医生，但是要想健康地生活一辈子来讲，还得从自身去找。所以我特别崇尚毛主席的一句话，叫"自力更生"。

田　　原：所以什么样的人得什么样病。

中里巴人：对。张飞肯定不会得林黛玉的病，什么样的性格得什么样的病，什么样的性格就是什么样的命运。

田　　原：实际情况是，每个人内心都潜藏着宇宙的力量，我是宇宙，宇宙即是我。自然的力量都在我心里住着，只不过说我有没有开启它，释放我的智慧之光。我会建议很多朋友，静下来，再静下来，慢慢地听着天籁之音，和自己的灵魂和身体对话。

中里巴人：我觉得是这样，所有的东西呢，最好让他自己去选择，这是最主要的。

我从来不给人以指导，我觉得指导只能指导自己。对别人呢，只能是启发。我觉得建议都不好，建议里边都含有强迫的意思。他本身还没明白，你建议他去走哪条路。他因为觉得你好像智慧比他高一点，他就按照你这走了，其实并不见得他是那种感觉。在这个世界上，除了自己的天性可以信赖以外，并没有什么值得崇拜的高明人士。

自己的天性，与生俱足，它就是最好的老师。因为每个人都进化了几千万年，你说我们难道不知道应该吃什么吗？还得去请专家说：专家我应该吃什么呀？你的胃就是最好的专家，当你喜欢吃的时候，你就流口水。专家说这东西有营养，给你搁那儿，你看着……不想吃。专家说有营养，我说没有营养。为什么呢？你连口水都不流，你吃完就堵在这儿。堵在这不吸收的，就是毒素。所以这些东西，谁是专家？你的本能就是专家。我们身体里这方面的本能很多，可是我们逐渐地越来越不相信自己。

陈胜征：自我感觉，这很重要。

中里巴人：刚有一个灵感出现，我们就会觉得，我这灵感准确吗？我得让人给我印证印证，最好找哪个专家，我这对吗？专家说，你这不行。那，这灵感就扔了。过两天一看，哎哟，专家写的书上有我这灵感，可是当时我还自己给扔一边儿了。实际上，你会感觉到，即使是伟人写的书，你拿过来一翻，好多的理念你都曾经有过。但是你觉得那是伟人写的，才可以信任，我自己曾经有过，那无足轻重。实际上你和伟人在根基上，在天性上是完全一样的。所以我觉得人如果把握到"感悟"。如果能有这种感觉，还有这种自信的话，其他都不是问题。

田　原：您的《求医不如求己》是超级畅销书，很多人都很信任，按照书里边排三浊的方法来做，比如敲胆经啊，推腹啊。我跟陈老师探讨过这个话题，如果说英雄不可复制，适合比尔盖茨的不一定适合你，适合中里老师的，也不一定适合所有人。那您觉得您书里这些方法，是适合所有人的吗？会不会也有人因为不适应而出现问题？

中里巴人：我觉得人有共有的东西，倒不是说复制不复制，因为大家都有。比如说，人都有经络，都有气血，都靠气血而生存。所以这方面都是相同的。所谓不能复制的是什么？就是我随时的感悟。为什么好多人能够坚持比如说推腹，或者做一些跪膝啊、金鸡独立啊，这些方法，或者敲胆经？是因为他首先，接通了你的感悟了。他觉得这个东西亲切，能打动他，然后他手就会不知不觉地去推腹。如果我告诉他，你就推腹吧。他对你这个人，或者这种方式，没有一种心灵上的感觉，他不会感兴趣。

所以在市面上你会发现，很多书，方法很多，大家看完了也就过去了，没有感触。所以来讲，这些东西都是附属品。我也不非常强调，每个人因人而异，你觉得这么推不好，你可以敲打，你觉得敲打也不好，可以转圈，这都没关系。或者甚至练瑜伽，练慢跑，都可以，但是只要有一点感悟在里边，这些就都有了。

第 5 幕　谁让我们慢性中毒

田　原：下一个话题，是关于"中毒"。

在古代，说起中毒，似乎都是一种刻意的伤害，比方说，双方对阵，在箭上抹上毒液，中箭者必死；或者在饮食下毒药。而我们今天再说"中毒"，很多时候，这个毒，就藏在生活中，让人在不自觉间慢性中毒。

随着国家对食品安全问题越来越注视，问题食品不断曝光，人们对于"毒"已经有所警惕，但是警惕得似乎还不够。

陈医师临床治病的一个理念，就是发现你体内积存的浊毒，然后，帮助你排毒、解毒。陈医师，您认为现在人都是怎样"中毒"的？人体内的毒都藏在哪儿？我们怎么来发现毒，给自己解毒？

陈胜征：毒是有好几个内涵的。一个是外毒，比如蛇毒、热毒，空气中污染的毒；另一个是人体多余的、用不了的，都可以称为毒。时间长了，在肠子里面就会转化为毒。

打个比方，肉，人消化，就可以变成力气，就能长肉；你不能消化，堵在里面，你又不能呕掉，又不能排掉，你就受不了，这时候不排，它就变毒。时间放久了，肚里胀得要命，头昏得要命，甚至天旋地转。所以毒，是不能单方面来认识的，它会转化的。但是毒，又可以治病的，以毒攻毒嘛。

实际上我们中国人早就认识到了这个了，但是现在的教科书上，却没有专门提到这点。现在可怕的还有那个，化学成分的毒，可以是积淀地、慢慢地中毒，人们不容易发现。比如一些药物里的化学成分。实际这些慢慢的伤害，才是杀人的刀子啊，使人不知不觉，到一定程度，就无法挽救了嘛。

田　原：您是说本来我们身体内，已经有了多余的营养，变成了多余的毒素，而且表现出来一些不健康的症状。但是呢，有些医生，不当地使用抗生素等化学药物，把这些毒素造成的反应给打压下去，反而把真相掩盖住了？

陈胜征：就是这样，对抗。

田　原：大肠里潜伏了"毒"。因为我们的大肠实在是太"包容"了。

中里巴人：外科做手术的大夫，他们就会有这种体会。谈起一些病人进行手术之前的灌肠，就会发现，很多病人就能排出一洗脸盆的东西。其实这只是排出来一半，因为更深层的，黏着在大肠肠壁缝隙里边的东西是出不来的，即使灌肠，也不容易出来。而且这里边的空间非常大，大肠的空间比胃的空间大多了。你看电视上播那个吉尼斯吃什么汉堡，一吃六七十个。六七十个，如果摆在桌上，你感觉是这样的（比划一大堆的样子），但是他吃到胃里呢，是这样（在胸口比划一皮球大小的圆），但他还能吃下去，还再接着喝水。

所以大肠要比那个胃还能装，比它还长。它很能装东西，不能装好东西就该装脏东西了。

脏腑，脏要常实，腑要常空。腑这个东西它是一个通道，它不能够填满咯，它要常保持空的状态，叫腑要常空嘛。脏要常实，脏不能空，脏一空就耗费光了。肠子就是腑嘛，所以肠子一定要保持空的状态。

腑常空，人就不会有什么病，因为人体内的毒素从这个通道就出去了。

田　原：从"腑要空"这个角度来说，大腹便便的人一定是有问题的。一定是大肠里边堆满了各种脏东西。

中里巴人：对。看着肚子挺大，实际上里边有一多半都是……

田　原：那像两位这样，小腹平平的，基本上是一个很健康、干净的状态。

中里巴人：估计也得有一洗脸盆。

【画面】众人笑。

田　原：其实谈到中毒或者排毒的问题，特别广泛。我倒是想问问，咱们在坐的观众朋友，有没有关于对这个毒的认识不太清楚，然后你特别想知道答案的一些问题。

观众：我问一下，人长的痣是不是毒啊？

陈胜征：痣啊，痣不一定是毒。痣，我的相本（陈胜征存放病人面部照片的本子）里面就很多，凡是像菜花样的，不平顺的，这个可能恶变，或者实际已经开始恶变。而且是对应里面。脏腑里什么地方长，就会对应脸上相应的地方。痣，另一个方面，还对应人的志趣，努力的方向。

田　原：这个是不是有点儿玄？

陈胜征：不是玄，打个比方，胸有大"痣"的人，往往他暗暗的，一定都在想着我正在做着伟大的事情，是这样的。

田　原：我特别想知道中里先生胸前有没有痣？（笑）

中里巴人：我胸无大"痣"。

【画面】众人笑。陈胜征向前探了探了身子，似乎真想看看中里巴人胸前有没有痣……

中里巴人：您不用看，我本身就没什么大的志向。（笑）

陈胜征：他这个是很明显的（指鼻头处），不用说。

中里巴人：因为来讲，说一个人有多大志向，我倒是不太崇尚这个东西，老子《道德经》里有句话，就是"弱其志，强其骨"，就是说如果你的志向太大了，你的气血耗费得太多，人就容易衰老。后边还有半句，讲"强其骨"，就是说，人要把多余的这种虚无缥缈的志这种东西，变成你自己的骨髓，让你的骨强壮起来了。这对自己的生命是一种补益，是一种改造。

田　原：然后你才能有更多的能量去实现你的某些愿望。不能说一个人在没有强其骨的情况下，非要去强其志。

中里巴人：对。就是把里边的骨髓弄出来以后，施散在外边了，等于就是说那个钙流失一样，骨头就空了。

第 6 幕　小米粒儿中的大天地

田　原：说到强骨，大家一定会想到多吃多补，可我了解中里老师有时候一天只吃一顿饭。

中里巴人：我比较随意。就这么说吧，我两三天不吃也没事，或者一天吃很多，也有可能。对生活来讲啊，我是一种尝试，我会尝试各种感觉，没想说要实现一个什么目标。为什么这些东西不好去传播呢？因为是自己的一种体会吧。首先，不科学，我这种生活是不科学的，而且失去规律了，对于一般人来讲，不适合，我只是对生活的一种……玩儿吧。

陈胜征：他不是玩，他在悟。当然了，他体验当中就升华嘛，又一种感悟嘛，对吧？（中里巴人点头）我就喜欢说实话。（笑）

田　原：的确，境界不一样，这种体悟多少属于没事找事型，但是人就是这样啊，非得折腾才能真正了解自己的能量。历练呢有很多种，这是自我历练的一种。陈医师有一个习惯也很耐人寻味。我们四个人吃饭，吃完了他的饭，会把其他三个人剩的每一口米饭都吃掉。

陈胜征：我不浪费的，我都这样的。

田　原：你看他很瘦，但他很能吃。平时喜欢吃面条和米饭，他给现代人提出来一个非常好的养生方法：三分菜，七分饭。回到了我们过去的年代，一家人做一份菜，大家吃好多饭，吃一点菜的感觉。

陈胜征：对健康很有好处。年轻的时候，我比现在还会吃的，像你们这个年纪的时候，别人都吃不过我的，我吃两斤大米饭，很壮很有力气，个子很高大的人也比不过我的。有的时候是大米饭，放一点盐巴，或者猪油，一点花生油，吃得很香的。

男人，如果大米饭和面条吃不下，这个人是没有力量的；只要米面吃得下，各方面都很好，不仅腕踝有劲，两手肘也有劲的。如果对米饭和面条不感兴趣了，都吃不下去了，两口子做事也没劲儿。一定要调理到对米饭和面条很感兴趣，养成吃米饭、吃面条的习惯，两口子的性事也会非常的好。

但是，这个"米"字，还有一个内涵。"米"中间这个十字啊，这是代表着空间，这就是一个时空座标。座标里面的四个点，上面两个点是时空中的各种微粒子，都向着这个十字而来，这个"十"是什么？在河图里，"天五生土，地十成之"。这个"十"，便是土。什么是土？土就像一个化学反应堆，天地之间的各种粒子进入到土这个时空之中，经过了一段时间之后，产生出新的事物，下边的两点，又释放到了空间里，周而复始。就形成了气的运动。

田　原：米、面中蕴含的一种天地之气，我们只有回到朴素的生活中，才能把它全部吸收过来。

陈胜征：天跟地的嘛。人以天地之气生嘛，不呼吸就死掉了嘛。

中里巴人：我觉得他说这个非常好。尤其是把气和"米"字搁一块，就是说气是一种能量，就像吃的米一样。气本身也是一种食物。而且历代来讲啊，中国最讲究，什么最养人啊？就是粥，就讲喝粥。

田　原：陈医师还有一点，不管是煮粥还是煎药，锅盖子永远是盖着的，这个气，就不会散掉。

陈胜征：煎中药千万不能把盖子打开，这个气很重要的。气里面也有物质嘛，有微粒嘛，气里面芳香的东西，味道苦的、辣的，它就是一种能量。你煮粥、煎药的时候，把盖子开着，煎时间长了，气都跑掉了，那个药效就不行了，因为把身体里面需要的能量都放跑了。

中里巴人：是。但是现在糖尿病多了，所以粥也不敢怎么喝了。实际上最开始的时候呢，以喝粥为养的，喝粥是最能让人强壮的。这个"粥"字本来就是个强壮的字，你看这个"粥"啊，是有两个"弓"字吧（古时，粥也有育，生养的意思），加中间一个"米"。这两个"弓"字啊，咱们把"米"去掉，在过去，你要查《康熙字典》能看到，是过去强壮的"强"字，过去强壮的"强"字就是这么写，就两个"弓"字，后来改成这边一个"虽"了。所以来讲，人怎么就可以强壮了呢，中间加一个米，就是喝粥。所以来讲，你要老喝粥，实际上你是慢慢可以强壮的，是一点点补的。

所以中国这个汉字里啊，它里边包含很多含义。这个"强"和"弱"你发现没有，就去了底下两个点吧？这两个点在古代里边，是一个字，这个字儿念"bīng"，后来把这"bīng"啊，写成那个"冰"了，这两个点就是冰的意思，都是象形字嘛。它的意思是什么呢，你看，"冰"搁在什么地方，是脚的地方，是不是？这人两个脚冰凉的，人是弱的。把人这个冰凉的脚去掉，等于是什么啊，是新鲜的血下到脚上去了，血充足了，能下到脚底上去了，人就变成强的了。

所以实际上，如果能了解中国的汉字啊，就等于是了解了中医文化了。所以这个中医文化就是一个"象"。中国字就是最好的一个象，通过这个字你就很有感悟，然后你就知道我该去怎么做了。

田　原：粥好喝，还养人。但是现在吃的东西实在太多了，很多人放弃了粥，甚至不想拾起粥。我儿子，21岁，就是不喝粥，他甚至跟我说，妈，我要把喝粥这件事情从生活中剔除。这也许是很多母亲的焦虑，让他喝粥，让他强壮起来。刚还在说人是一粒种子呢，这会儿溺爱的母性又出来了。

陈胜征：不喝粥也可以，吃面啊，馍馍，面也可以啊。

中里巴人：我觉得我不会去说服他。我觉得顺其性吧，好多东西都是顺其性的事情。

咱们举个例子，我书中有一个动作，叫"跪膝"。有人说你这跪膝怎么传播，人家要不跪怎么办？年轻人都不爱跪，觉得麻烦。我说我从来不强调跪膝的事，因为跪膝它是一个动作，没有必要强调。你让人去跪膝，人不做。但是他经常会问我说，中里老师，脸上长痘怎么办？我说脸上长痘痘就是上热下寒，那怎么办呢，就把上边的热气赶到脚上去，就行了。他说什么办法啊？跪着就行了。不用告诉他跪膝，他为了治痘痘，他自己就跪下了。但是你要说你得跪膝啊，没人去跪。所以来讲，这个所有东西都是满足我自己的一个愿望。比如您儿子来讲，他不爱喝粥，必定有他自己的愿望，为什么？

田　原：他觉得粥很热，另外很没有味道。

中里巴人：这就是他自己的一种想法，这种想法，你不能把它给扭曲，说你就得喝，因为它有营养。当能量特别足的时候，他就不需要额外的能量，所以他就觉得喝完粥，不好。对于他来讲，也许就是他能量特别足的时候，不需要往里补充，这时候再补充就是多余的，就会上火，就会感觉不舒服，他也许就会吃一点偏于寒凉一点的，不见得是冰镇的东西，但是寒凉的食物，他觉得吃完舒服。所以这就是内心的智慧，这个智慧比您给他那个智慧要高明得多。

第7幕　气是最好的长寿丹

田　原：关于气的话题，两位的观点都相当精彩。但是回到生活当中，大家对气的认识，是极其不足的。其实现在全民都是运动健身，不管是练瑜伽、慢跑，还是练气功，都要强调一个呼吸的问题。通过肺，来实现人体和自然能量的交换。人都要呼吸，但是有几个人真正懂得呼吸呢？我们的健康、寿命，是怎样在一呼一吸当中受到影响的？

有观点说，人的一生呢，呼吸是有数量的，像一些运动员，呼吸的速度和频率比一般人要高，那可能会对寿命有影响，所以人要像乌龟学习，倡导一种"慢生活"。

二位老师对这个话题怎么看？

中里巴人：我觉得这个气来讲啊，应该把它当做一种养料来对待。可现在呢，因为这东西是免费的，大家就不把它当回事儿，食物你得花钱买，有形的东西，大家觉得吃完了以后会补在里面。

空气中这种自然的氧气，大家都不觉得这种东西是一种能量。实际这种能量是最巨大的能量，而且是没有代谢物的能量，顶多有点二氧化碳和里边的东西，没有任何需要你耗费气去排泄它或者去转化它的东西，它直接就变成一种营养。

这种营养的力量非常巨大。比如咱们要举一个一百斤的东西，举之前都有一个什么动作？得深呼吸吧。你说举之前我吃两块牛肉。那没用。它转化不成这种力量。但是深呼吸一下，马上举这东西就有劲儿，如果不深呼吸这一下，他就举不起来。

所以这种能量，完全是一种瞬间的能量，完全可以灌注到你全身。但是呢，又随时的会耗散掉。所以人不会把它积累起来，也不会给它善加地去利用。但是如果人能够把它善加利用起来，又能给它储藏起来，变成真正的能量……

怎么能储藏？你看好多人打坐，叫意守丹田。丹田是什么呀？就是肚脐眼下边那块儿。为什么呀？这上边儿还有个气海穴，就是说所有的气要汇集到这儿来。为什么要进行腹式呼吸呢？就是要把气吸到肚子这来。所以是一种能量的聚集，跟吃饭是一样的。所以这种气是免费的、无污染的气。

过去古代的道家来讲，说为什么能辟谷？辟谷的主要原因，是因为他能够"服气"。"服"就是服食的意思，我不吃这有形的东西，我吃天然的气。

但是一般人服到肺这又吐出去了，他没有积攒起来，不能在全身运化，所以就没有用。当然有一些方法，可以达到辟谷的状态，就是可以不吃饭。

田　原：不过辟谷的方法，食气而不食食物，不是说每个人都可以用的。我记得南怀瑾谈到他二十几岁辟谷的时候，能达到28天，但是他一定有一个呼吸的方法，或者说气功吧，来保护自己的身体不受到伤害。

中里巴人：对。因为来讲人的习惯是肠胃这套系统。

人有两套系统，吸收宇宙之间的能量，"天食人以五气，地食人以五味"，这是《类经》里的话。就是天给你的能量就是气，然后你吸收到气了，你就有能量了；地呢，给人的是五味，是吃喝食物，如果你吃到地上产的东西，也就会相应代谢回大地，比如这大、小便；你吸收天的东西，也需要代谢，但是呼吸就行了。其实都是能量。但是呢，人降生到地以后呢，气的能量就成为次要的，或者成为辅助的了。我们更多重视的是民以食为天，就是吃好的，把吃好的东西再转化成血液，就跟转化成汽油一样，就变成能量了。汽油转化的能量，它就要代谢，有废气、尾气这样的东西，

而天上的是什么东西呀？是太阳能，太阳能也照样可以让我们走，是清洁能源。所以来讲呢，人其实有这种太阳能的功能。但是一般人没有，一般人现在给你配套来的就是那种"输油管"、"油箱"，那套太阳能他没给你配备，或者配备了没有开启，所以你不能用，所以必须在经过道家指导的情况下，可能有的人悟性好一点的……

田　原：会随机缘到来而开启了这套体系。

中里巴人：对，而且开始的时候还不能直接变成，直接吸气，还需要用一点，比如说过去，那些道家也服食一点什么黄精啊、人参啊什么的这些东西，来通调一下，慢慢地转化，因为绝大数人这个吸收能量的方式，已经成为习惯。

田　原：其实说到气的问题，现在的人要治疗慢性病也好，要强壮也好，要长命百岁也好，首先讲要补肾气，因为"肾为先天之本"嘛。但我记得中里老师曾经谈到一个很有颠覆性的观点，您说肺才是先天之本。我们不说这个观点对或错，只把它当作一家之言，另外一种思路，正好今天陈医师也在，咱们大家就探讨一下这个话题。

有调查显示，肺癌和大肠癌的发病率，在癌症当中已占首位？

中里巴人：肾为先天之本啊，根据我考证，这句话并不是出自《黄帝内经》，而是出自明代医家李中梓的医书《医宗必读》。目前来看是他先提出来的。但是来讲呢，说是肾为先天之本，也对，说是肺为先天之本，也对，看你拿什么为标准。

你要是说从最初始的能量来讲，人是靠呼吸以后才能灌注能量，身体才会有能量的一个初始。所以从五行角度来讲，肺为肾之母，就是肺来给肾以能量的灌注。所以我们首先需要接受的，是来自先天的一种气，所以从这个角度，也可说肺为先天之本。但是肾是作强之官，"作强"是什么意思，它要做事情（做功），所以人体的运转，等于是靠肾里边儿火的运转来完成的。所以说肾是一个本来的原动力，也对。而且我们甭管练什么功也好，都是要意守丹田，最后要用丹田之力，还是用它来使劲，说它是一个本源之力，也无可厚非。就是看您是从哪个角度去看了。

田　原：陈医师在临床治疗中，处方用药简单、轻灵、常见，大黄啊、桃仁啊、当归啊。他的理论就是要死保肺胃，清理胱肠。

陈胜征：为什么呢？因为人，一个最不能停止的，时刻需要的就是呼吸这件事，最主要，停止二十分钟，死掉。所以肺是一定要保的。另一个，人吃五谷精华，胃不好，你的药效就要打折扣。药也要脾胃来运化的嘛。所以这两个是时时刻刻需要顾护的，照顾和护卫的。

田　原：天之气和地之气，也是阴阳之气。

陈胜征：是啊，天地之气嘛！这是最重要的。但是要保住天地之气，排毒，就很重要。人体内的毒素不排除，它自己的运化功能也不好，你给他用药，它也堵在里面，没有用的。

肺里的废物不排，他需要的有用的东西就进不去。就是进和出。要相对而言。这是我的基本原则。

中里巴人：还有一点就是，有的东西，你强调它，就应该它能够用上，你再强调它。比如说，肾为先天之本，大家想的就是赶紧补补肾。但它有这么一点，甭管你吃什么药，先得通过胃肠来吸收，先走第一关。如果胃本身就有问题了，你吃完了以后它就不受纳，它如何能到达肾那去？所以这就成了问题。另一方面呢，你看现在有得尿毒症的人，两肾已经萎缩了，这个人还可以生存十几年、二十几年，所以如果它是真正先天之本的话，这本他已经没了，就没树根儿了。没树根儿了这人也早就该倒了。所以来讲呢，这是有一定问题的。

所以呢，这个《黄帝内经》来讲呢，它把"心为君主之官"放在第一位，第二个，"肺为相辅之官"，放在第二位，然后隔了好几位，才把肾举出来，"肾为作强之官"。说你要进一步显示你的强壮和力量，那就肾必须得好。如果你肾不好，那你还可以活着，但是你比较弱，你要想强是不行了。所以它是"伎巧出焉"。你要想强，还有一个就是说更聪明，更有智慧，这个肾也必须好。为什么啊？肾藏精，精是给脑袋补髓用的，肾精不足了，脑髓就空了，所以人就不可能太有智慧，太聪明。

田　原：中医讲到肾，更多的是它的功能。

第 8 幕　向家里的小猫学养生

田　　原：在中医理念中，"肺和大肠相表里"，简单来说，如果大小肠中的毒物、废物太多，也会像垃圾场一样，散发出"沼气"，影响到肺，让这个呼吸通道受到伤害，会生病，甚至威胁到生命。所以陈医师治病要清理膀胱和大肠。结果就可以写成对联儿了（笑），上联"死保肺胃之气"，下联"必清膀胱大肠"。他这个"必清"和当下无时无刻不进补的观点，形成一个强烈的对比，所以他反复强调忌口的问题。但是为什么有人忌不了口？

陈胜征：他没有认识。

田　　原：人啊，都愿意吃香喝辣吧。

陈胜征：不是这样。现在问题就在这个，他本人要体会，什么东西吃下他感到舒服，舒服不是光表现在肚子舒服，应该体现在大小便排得畅，有力气，睡眠好。

睡眠不好，首先就是一个吃错了东西的感觉，吃了这顿，下一顿就不想吃，他一定不可能睡眠好，也不可能有力气的。所以，吃了这个东西，不影响下一顿吃饭，下一顿照样有饥饿感，想吃东西。就是说这个食物不会留在肠子里面，它该排的排，该吸收的吸收。如果长期没有出干净的话，就会在体内积聚，变成了毒素，就这么简单嘛。

但是你要这样来理解，有了毒素，可以影响经络传导。打个比方，汽车，它的油路、水路不通了，它就有时候可能还会跑，但是跑得不正常了，不正常，它进一步可能会影响其他，当它影响到了血液循环，津液循环，骨髓啊。这里（前颈）有痰，慢慢地可能变成骨质增生，腰椎增生，甚至可能起瘤……

猫，吃错了东西，它怎么办？

田　　原：它会吐出去。

陈胜征：对呀！就是这个理论嘛。它会往上，收自己腹，它就这样的动作，啊，把这个没用的东西吐出来。但是人就不会利用这个啦。我就会利用，有时候。

【画面】陈胜征一边说，一边站起来，弓着背，收着肚子，肩膀一耸一耸地，模拟小猫吃错东西以后，催吐的姿态。活灵活现的动作把现场观众又逗笑了。

田　　原：太像了！陈医师的家里就养了一只小花猫。

陈胜征：现在我们的人，吃错了东西，堵在里面，排又不能排，他不会这样按舌头，吐，也不会收腹，堵在里面变毒了，肺啦、肝啦都中毒了，弄得头脑都胀得要破裂了。所以，很多时候，我们不如动物。

田　　原：我曾经和陈医师探讨，鸡有鸡的食物，鸭有鸭的食物，鸡呢，吃菜、吃粮食，鸭呢，吃鱼，你要把这鱼给鸡吃了，鸡的第一个反应是什么？

陈胜征：鸡多吃了，它排的东西你观察吧，因为这个东西不是它该吃的，它不能吸收，排泄的东西就是黏黏的，不是鸡粪啊。排这样粪便的时候，它的翅膀啊，就垂下来了，头也抬不起来了。

【画面】陈胜征又模仿鸡的动作，曲着膝盖，耷拉着头和肩膀。

陈胜征：本来健康的鸡，它吃饱了后，一有空，它的嘴巴，就在羽毛上这样啄一啄，羽毛就变得很漂亮，很光滑。但是它吃了鱼，不适合它需要嘛，就出了问题了。少量一点点有时候可以。打个比方，鸡，你要让它多下蛋，那个小青蛙，小小的，下蛋的时候，你一天喂它吃一口或两口，它可以接连多下几个蛋，但是多吃了也不行，要亏它的元气。顺其自然，有时候吃一吃可以。但是有一个前提，它身体要雄壮，这个鸡本来它就不好了，你弄小青蛙给它吃，很快就（做喘状），呼吸就不行了。就好像人一样，变成痰堵在里面。这个是没有办法的，这个各有所见嘛，它的基因不需要那个东西。

第9幕　长犬齿是吃肉的命？

田　原：谈到鸡鸭的问题，我想到人的属相，有属狗、属鸡、属鸭的，属什么，和他适合吃什么，不适合吃什么，或者多吃少吃，有关系吗？比方说有些人就爱吃肉，吃完肉之后，舒服！我见过一个老人，这辈子无肉不欢，九十多岁了，身体非常棒。我记得您说过，长犬齿的人，适合吃肉。

陈胜征：每个人都有犬齿，不过要看谁的厉害，谁的犬齿更明显，有的人是多长一个啃齿，叫做龅牙，在这种情况下，他一定特别喜欢吃肉。但是有的人吃了肉，不一定舒服的哦，有的人命运就决定了，他吃肉，可以做一番事业，但是有的人，他吃多了肉，就身体不舒服，老是提不起精神来，反而做不了事。

田　原：中里老师怎么看？

中里巴人：我没想过这个问题。因为我觉得人啊，还是顺其自然，顺着本性走。而且人呢，吃东西跟心情有关系，跟理念有关系。比如说有的人入了佛教，他就吃素了；或者有的人为了环保，也吃点清淡的东西……选择都不同。

我觉得这些东西呢，实际上造成了一种迷惑，人倒不知道该怎么吃，该吃什么或不该吃什么。实际上我觉得，现在给我们提供的这些食物来讲，即使有毒，也没有关系。因为来讲，我们本身就生活在毒的环境当中，人也就是一个毒物了。既然给我们安排在了这个环境当中，我们就得适合这个环境。真正能改变的不是外边的东西。外边的你吃什么东西，你也不知道。即使吃完这东西，它说是纯天然，也许就是人工的，这你都无法改变。我们能改变的是什么啊，就是我们自己的消化功能和吸收功能。我们能不能想办法，把气血更多地流注于我们肝的解毒功能上，和肝造血功能上，提高我们这种能力，而不是我们避开不吃，因为这根本避不开。这是我的想法啊。

田　　原：这是人类的"进化"啊！陈医师，这个想法能实现吗？

陈胜征：不太现实。

田　　原：这就是中里巴人，在追求着人类的高智慧。

【画面】中里巴人笑。

陈胜征：这个东西啊，我是说真话的。像他自己说的，他说他不强求别人，但是实际上呢，他又希望别人能够按照一个好的方向去走。所以他这个心啊，现在是这样，嘴里说的，和他心里想的，有点矛盾，不太统一。

田　原：中里老师，有这事儿吗？（笑）

中里巴人：（笑）陈老师说得很好。我觉得呢，我的理念是一个一以贯之的，就是我一直就这么认为。我觉得我的理念，可能跟他的观念不太一样。实际上我觉得，人活着呢，尽量不受外界的影响，而按照自己的能力去走。当自己能力弱的时候，想办法增强自己的能力。

也要用自己的能力来影响外界，而不是受外界的影响。因为人对于外界来讲，无法左右，你不能左右你的孩子，家长什么样……他们的性格你左右不了。你会发现，即使你说他，他表面上答应了，他肯定不会按照你说的去做。人都有自己一个固有的思想，谁都改变不了谁。那怎么办？能改变的是什么？就是自己，自己的一个心态。实际上我没必要改变我自己来适应别人，但是我让我自己改变的，适合自己。

田　　原：《求医不如求己》这本书，您知道改变了多少人吗？

陈胜征：写出去，目的是希望感化别人，把自己认为是正确的东西，传播出去，造福人类。这才是真的。

中里巴人：我觉得不是这样，可能产生的效果是这样，但不是我的初衷。我初衷并不想感化别人，也不想教育别人，也不想指导别人，我只是啊，想指导一下自己，理顺一下自己的思路。我写这书啊，就是理顺自己的思路，然后把我自己的东西呢，来与大家分享。分享的过程中，我没有意思让你非得接受。我书中有一篇文章，写了这样一句话，我说的是：这就是我的心路历程，如有几个知音，最好，没有，我也一如既往。这其实就表达我一种心境。

第 10 幕　踏实快乐是人生第一要务

田　　原：好啊，陈医师今天很克制，没有像对我那么犀利。最后，按照惯例，请中里老师和陈医师，每个人用几句话告诉大家，在你们眼中，健康的生命，应该是怎么样一种状态？

中里巴人：陈老师先说。

陈胜征：中医文化的角度，叫做"阴平阳秘"。具体来说，这个机体和你的连动作用，功能啊等等。实际上，中医文化的高度，最高的高度，就是"提携天地，把握阴阳"，《内经》里，"阴平阳秘，精神乃治"嘛，"精神乃治"就健康了嘛，是不是啊？但是这些太文啦，我就说通俗一点你听，我们老百姓需要的什么？吃得香，睡得好，有力气，会生小孩！

【画面】众人笑。

田　　原：终于还是抖了一个包袱。（笑）

中里巴人：陈老师说得挺好，而且全面。我觉得，其实有两句话呀，《黄帝内经》上说的，很好，我也超不过这两句话，我觉得人如果能做到这两句话呢，就应该活得很健康、很开心。

实际上这两句话一共才十个字。上半句是"以恬愉为务"，后半句是"以自得为功"。

"恬愉为务"是什么意思呢？就是告诉你每天要干嘛；"自得为功"呢就是说你最后能取得什么样的成就。因为大家都愿意最后能够取得成功，光干嘛，最后没有什么结果也不行，所以它告诉你什么是人的成功，而且告诉你怎么去做。

开始说"以恬愉为务"，恬愉，恬呢，就是一个竖心，一个舌字旁。就是心里踏实。愉呢就是愉快。"以恬愉为务"，"务"就是任务。说我每天的工作是什么？我每天应该干什么是我最主要的任务呢？一个是恬，一个是愉。一个是心里踏实，一个是高兴。这就是我每天要做的工作。甭管我具体做什么工作，我即使扫地，我即使干比较脏的活，只要我"恬愉"满足了，我其实就完成了我的任务。这是最主要的。

第二呢，人都需要得到别人的尊重和认可。也就是人敬人高，自尊自贵嘛。这人才觉得活得有意义。所以后半句说了，以什么为成功呢？"以自得为功"。自得是什么意思？就是自己对自己很满意。而不是别人说，哟，你真成功了，你董事长了，你部长了。其实他们满意的是咱们穿的这件外衣而已，你把这件外衣一脱，没人理你了。他们对你鞠躬，只是对你这件外衣鞠躬而已。而这些东西不能让我们真正感觉到自己的尊贵。什么能（让我们）真正感觉到自己的尊贵呢？自得。每天我身体强壮一点，每天我精神更好一点，更愉快一点，这样我就能感到一种自得，自我的收获。每天如果能够不断地这样下去，我觉得人生就是很幸福的，很快乐的。

田　原：谢谢！两位老师说得非常好。陈医师还是用通俗的语言诠释了"死保肺胃，清理胱肠"八字方针。我觉得这是保证身体健康必需的"物质"条件。希望得到大家的谨记。说到底，人能够吃得香，睡得下，大小便通畅，这是一种舒服的状态，舒服就是健康！中里老师呢，心性生活为首选，改造生命为己任。把生命提升到了"道"的层面，当然，有道才有理，所谓道理，所以我们提倡"道理生活"。也请大家接受并谨记。在我的寻访生涯中，两位堪称得道高人，今天的谈话看似轻描淡写，实则意味颇深，对于我们现代都市浮躁的生活来说，真正能体悟并知行合一，做到两位的要求，可说不容易。

我呢，就想给大家支一招儿，也是一个公开的秘密，先从认识我们的食材开始，再将自己的饭量考量一下，可以少吃为上。然后再搞明白你是男人还是女人，进而要明白男人应该做什么，女人应该做什么。把自己的疆土要划出来，找准自己的位置，"以自得为功"。否则的话呢，男人收获了女人的东西，女人收获了男人的东西，恐怕一切都有可能乱套。

【画面】众人笑。

田　　原：今天请来两位老师，对于我来说，也是一个学习的机会。虽然时间短暂，话题展开的也不太充分，但是我想他们的每一句话，都是一种启示，会像种子撒在每个人心里。至于这颗种子会长出什么样的树木，就要看您自己如何去灌溉它了。

再次感谢两位老师的到来！

养生绝招大 *PK*

陈胜征望脸审病16条

1) 脸上的健康大格局

看一个人，先看大局。脸的大局，首先一个是神，这个"神"怎么看？看光彩。一个是眼睛的光彩，眼睛要有光彩，这个很重要。眼睛要黑白分明，水水润润的感觉，有光泽，黑与白的边界要清晰。

再一个是上、中、下三停的光彩。三停，是我国古代易学里的一个术语，就是把脸从上到下划分为三个地带。上、中、下三停的光彩要平衡。这里有光，那里没有光，就不好；多疙瘩，不平整，也不好。

2) 问五官，审疾病

眉毛长得宽，位置比较高的人，肝肾壮旺。

鼻子长得饱满丰隆，就是脾肺健强。

如果鼻根塌陷，说明此人肠道气弱，多见慢性肠炎；这个部位如果有青筋盘聚，主惊风，主瘀毒，误治伤肝就要抽搐的。

人中对应小肠及其所系体内的诸多管道，这一条水沟又深又长的，表明气血生化良好。

嘴唇要润，唇口的位置如果出现了乱纹，脾肠这个消化系统一定出了问题。健康的唇纹应该是什么样子的呢？应该是细密清晰的纵纹，它对应脾肠功能健旺，并且善于弛张；口唇有了横断式或斜乱纹，说明脾肠之气受挫，常有消化不良等症状。

最后才看五官的周围，如腮和脸颊，这里出现了疹毒，说明人体的阴部一定出了问题。对应去看他的大腿内侧胯部以及臀部，会有瘀毒或阴疮。

3）问鼻梁，审小肠

山根（鼻梁）的部位有一条青筋向外突出，说明什么？山根对应的是小肠、脾、肺，山根青筋卧，脐与小肠有浊毒，如果是小儿则对应慢惊风，这样的人，脐腹的位置必然常常隐痛。

4）问嘴唇，审肺胃和大肠

再比如说，上嘴唇如果长了鱼卵样、似脓状的白点，说明什么？上唇对应肺胃、大肠、肛门，上边长了卵脂状的点点，他体内的肠和肛门一定也积聚了类似的脂状浊毒；如果下嘴唇布满了细细的碎纹，呈现一种青黑色，更说明下焦内有了瘀毒。因为下唇对应的是脾肠、膀胱和生殖系统。我们以前的老人们看到小孩子，会着意看他的嘴唇，如果他的嘴唇不好，就说这个小孩子脾气不好，不听教，其实就是因为这个嘴唇对应他的脾脏和大肠，脾肠功能紊乱了，运化吸收不良，肠滞使得他容易感到饥饿，但又吃不多，常常因为腹中不适而心猿意马，所以会任性。

5）问眉毛，审肝肾气血

看一个人的眉毛，既能看出他体内肝肾的气血状况，又能看出肝肾的生化情况。到了凸显疾病的时候，这个眉毛一定会说话。癌症患者，接受放化疗之后，头发、眉毛快速脱落，就印证着气血生化功能遭受了摧残的客观状况。麻风及梅毒患者的眉毛脱落，也都在证明眉毛是密切对应于肝肾及气血的。

眉毛稀少的人，清淡饮食一定对他有好处。要不然他的身体反而更糟糕。因为眉毛偏于稀少者，普遍较为随和，且与世无争，气血运行缓和，因气缓致运化能力转弱，因此他的身体不喜欢大鱼大肉。如果非要吃这些，身体就容易饱气，导致消化不良，长期下去就会让身体走向疾病。

6）问舌尖，审大肠和肺

大肠和肺对应的是舌尖的部分，如果舌尖小而发紧，看上去像是起了一层皮，一剥就掉下来了，或者上边有一点一点、发紫发黑的瘀点，那肛门附近一定出了问题，有结肠炎、痔疮或者肛裂，大肠和肺有些紧张，那里正在抵抗。为什么会紧张？吃错了东西，瘀浊堵在了大肠里面。

7）H_2O 与阴阳

东方文化和西方科学有时是有相通的地方的。在西方近现代科学的研究中，水，也是很奥妙的，它的分子式是 H_2O，水性趋下，喜流动，且能溶解多种酸、碱、盐、有机物或无机物，故称为阴。

水分子里边的 H 和 O 两种粒子，哪个是阳？哪个是阴？"H"是阳，"O"是阴，看水分子的结构式，一个阴牵连着两个阳，所以又是阴中有阳的。水受热会气化升腾于天空，在大气中，这些本质属阴的水分子气化升空后又转为阳，这样不难理解"阴中有阳"、"阳中有阴"及阴阳可以相互转化等问题。

8）鼻子壮阔，人生也壮阔

一张脸上有五岳，周围的四岳都要向鼻子看齐，鼻子立得壮不壮，说明这个中心可不可靠，有没有巍然气势，能不能从容指挥，调度有节。而这两个鼻孔，密切对应肺脏。这也是五脏中"肺为相傅"的外在基础。相傅之官，治节出焉，整个调度、呼吸、节奏都来自于肺的一呼一吸，一顿一挫，一抑一扬。

一个鼻子壮阔的人，是"五岳有主"，肺气足，因此他们的人生，也会较为壮阔。这鼻子全息到身体健康、人生场面有什么联系呢？就在于一个通气量上。鼻子宽大，两侧通气道就宽阔，好比两条有多车道的高速公路，它的"气象"是乡间小路无法相比的。这样的通气量，给身体提供了足够的氧气，这是西方的说法。而《黄帝内经》中说："天食人以五气。"这里所说的"天气"，也因鼻子而得到源源不绝地出入，给予了身体富足的供养。

在这种"气象磅礴"的平台上，一个人的身体、精力、智慧……都会呈现出一种欣欣向荣的繁盛状态。

9）宝宝哭闹，是妈妈吃错了东西

青是肝的颜色，您看那些肝病的患者，脸色往往是发青的。

人着急的时候也是啊，一下子脸就铁青了，这种现象叫做"肝气横逆"或者"肝风内动"。从肝的地方刮起了一阵大风，这阵肝风最容易吹到脾的位置，肝脾就不和了，它们就开始打架，于是就在山根的部位显现出了又青又黄的颜色。

孩子出现这种情况，起因往往可能非常简单，母亲吃错了东西，吃多了前面说的生、冷、甜、腻的东西，这些不好的东西分泌到了奶中，婴儿吃了肚子难受，就哭个不停，或者受到了惊吓，他也哭。

还有一种情况可能就比较危险了，剪脐带的时候没剪好，破伤风了，也会出现这种又哭又闹的情况，父母亲们就得看看婴儿的脐带了，看看脐带是不是愈合好了。

如果在时间上有个特点，婴儿经常一到晚上7～9点就开始哭，难于入睡，那一定是第一种情况，妈妈吃错了东西，影响到了孩子。母亲在饮食上就得注意了，少吃生、冷、甜、滞的食品。

10）手掌色黄晦，做事很辛苦

古中医看疾病和健康，一个看鼻子，一个还要看手掌，手掌也很重要。古人说，面容好不如声音好，声音好不如手掌好，手掌好不如心田好。有些人的手掌会出现黄晦的颜色，湿很重，这样的人一定是脾胃功能疲软，做事就很辛苦的，我们做医生的一定要把这个黄色的湿赶跑，不赶跑它，身体不舒服，人生就会辛苦。调整到手掌很绵软、很红润就最好。

11）脸蛋红润不等于健康

我们常说，一个人的脸色红润有光泽，这个人身体一定很好，但这有个前提条件，红润而不胀热，这样的红才是好的。总体来说，两颧出现潮热和绯红色，说明什么，说明本该降的肺气降不下去，为什么？还是那个原因，浊毒湿蕴之火上窜到了胸肺。

12）老年不一定要长斑

这个老人斑，有很多种的，有的人长得像雀斑似的，一点、一点的。有的是长了疣，尖锐的，扁平的，也有像个小奶头的，上面大，下边小一点。

这个尖锐疣，根据我的经验，很多人长在眼睛下边的。男的，龟头上边的那个沟，也就是冠状沟，也会生这个尖锐疣，扁平的。这个东西如果用了错误的西药，表面上把这里的疣脱掉了，但很快就跑到相对应的部位来了，下面的可以跑到上面，如宫颈息肉，接受激光手术后，不久就会跑到脖颈下及两侧。

13）肺气好，看指甲

指甲根上有一个圆弧，下边有个"月亮弯"，您看我的手，每个指甲根都有一个大大的月亮弯，这样的身体才好，一定的。月亮弯变小，甚至没有了，就不好了。月亮弯，对应肺嘛，肺气足，月亮弯就出来了。说是肺气，其实也可以理解为人体的阳气或者正气。

这指甲的月亮弯，白白的，是什么？是气，肺气足，月亮弯就有，就多，就大。虽然左右手都归肝管，但左和右是不同的，右边偏重于肝，左边偏重于脾的。右边比左边多，说明肝气比脾气强，肝气打败了脾气。如果一样多，月亮弯一样大，说明肝脾相合，就不打架了。

14）陈胜征自制保和丸法

［材料］山楂（焦）300g，六神曲（炒）100g，半夏（制）100g，茯苓100g，陈皮50g，连翘50g，莱菔子（炒）50g，麦芽（炒）50g，白豆蔻30g。

［制作方法］

①以上九味，粉成细粉，过筛备用。

②炼蜜：称取一定量的蜂蜜于蒸发皿中，加热至沸，继续炼制成黏稠状，捞去漂浮的泡沫，至略带光泽即可。

③按每100g粉末加炼蜜125～155g计算，共需1038～1287g蜂蜜，合药时，蜂蜜要趁热（60℃左右）加入，充分和匀，能随意捏塑即可。

④制丸：搓条，粗细要一致，表面光滑，再分制成大蜜丸即可，每丸大约重9g。

［作用］清理中焦的食积，消食，导滞。

［用量］口服，每次吃1～2丸，一天早晚2次。小儿酌减。

15）陈胜征自制川贝散法

［材料］川贝母300g，炒苏子100g，前胡50g，陈皮50g，杏仁100g，甘草30g。

［制作方法］上药共轧为细粉，和匀，过80～100目细罗，用瓷瓶盛装。或和熟蜂蜜为丸，每丸重8～9克。

［作用］顺气化痰止咳。肥人尿短虚湿者，用白花蛇舌草30～50g煎汤送服。瘦人血赤红者，用生地30g、白茅根30g煎汤送服。干咳少痰者，用百合30～50g、降香12～20g煎汤送服。

［用量］散剂成人每次服4～6克，丸剂每次服1丸。可以于饭前半

小时或饭后半小时左右服。宜忌口鱼腥、生冷甜腻食品。

16）陈胜征自制化湿丸法

［材料］醋柴胡10g，青皮12g（炒），炙香附20g，炒槐花20g，藿香梗12g，厚朴12g（紫老），新会陈皮12g，苍术12g（炒），黄柏6g，大黄10g，白茯苓20g，广砂仁10g，炒谷芽20g，木香10g，东山楂30g（肉），枳实12g（炒），土牛膝12g。

［制作方法］同上丸药作法。

［作用］清除中下焦的湿毒，缓解湿性鼻炎。

［用量］早晚餐前半小时或饭后一小时服，以生地30g、侧柏叶15g和白茅根10g煎汤送服。

—— （出自《脸上的真相》）

小剧场四：癌症与老人

时间：2011年4月20日

地点：中国医药科技出版社6层中医药文化编辑中心

本场嘉宾：

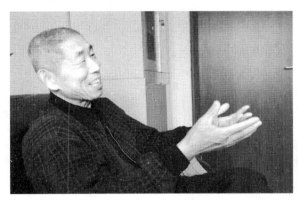

李生（化名），67岁，教育局退休干部。1985年，妻子不幸患上胃肿瘤，后又出现肝转移等情况，前后经历三次手术。2004年10月，李生本人也成为胃部贲门腺癌晚期患者，手术后，2006年出现了肝肺多发转移……

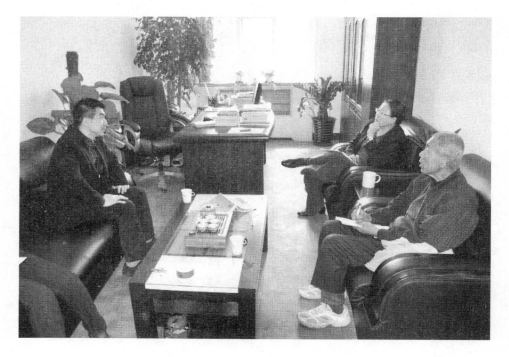

不久前，老人说：妻子已经过世。

本场剧情梗概

这是一位特殊的来宾，他既非中医，也不是哲人。但，是我们的铁杆读者。他用自己作为普通人的实践和体悟，在癌症的深壑里丈量着生命的宽度。

如果说，"家"是一艘大船，李生就是那个拉纤的男人，拼尽全力，想要将妻子和自己拉出癌症的泥沼———28年前，当妻子被医生宣判"死刑"，除了照顾她的饮食起居，他开始大量地买书、看书、做笔记，督促妻子实践每本书中提到的养生、保健方法，然后再进行筛选、总结……等到他自己也患上癌症时，夫妻二人开始一同实践各种各样的方法，一次次地创造着活命奇迹，也积累了大量的抗癌经验。

目前，夫妇俩养成了一个较为规律的生活习惯：少吃动物性食品，早晚多喝粥，晚饭后散步1小时，睡前泡脚40分钟，泡脚后搓脚心；晨起前按摩，晨起后先喝一两杯温水，练功1小时；上午读书、上网，看健康视频、写作；午后1小时灸足三里、神阙、关元；下午外出活动1~2小时，每天背部撞墙10~20分钟……

2011年，我们把李先生请到北京，也邀请到中里巴人老师，就李生夫妇的经历，一同探讨：生活里的哪些习惯，让癌细胞一点点生长出来？一个"寒"字，如何成为癌症的导火索？怎样排寒、排毒，预防癌症？当癌症出现，应该如何自救？

癌症不是绝症，生命永远存在更多的正能量。

第1幕 真的是"病"吗

【旁白】李生（化名），接到我们的邀请电话后，特意从老家来到北京。出现在我们面前的这位老人，身材干瘦，背有些佝偻，手里拎着一个通常老人家去市场买菜时，会随身携带的布袋。生活的苦难，以纹路的形式刻画在他的脸上，但这只让他显得沧桑，却并不比同龄老人衰老。编辑们的第一印象，这位老人家，很"耿"。

【画面】李生很早就到了社里，编辑们接待了他，简单聊了几句。他的声音有些沉闷和沙哑。不久，田原和中里巴人陆续到了社里，简单介绍了彼此。李生因为能亲自看到两位"偶像"有些激动。三人分别落座，李生从布袋里，自然而然地拿出本子和笔放在膝盖上。

田　原：今天我们请到的这位嘉宾，很特殊，他不是一位中医，而是一位"癌症自愈实践者"。

大概二十几年前，李先生的妻子患癌。我觉得他是一个性格非常倔强的人，不服输，一边照顾妻子，一边搜罗各种抗癌的方法、药方。当时李先生的妻子已经被医生放弃，可是在他的精心照料下，生命一直维持至今。2004年，他本人查出胃部贲门腺癌晚期，做了手术，但是后来出现了肝肺多发转移。

　　我们今天看到李先生，虽然很瘦，但气色不错。他把自己和妻子照顾得都很好。我很感动老人家的坚忍与智慧。所以我们带着敬重之意，将李老先生请过来，因为老人家有一个强烈的愿望，想见一见中里老师……所以也感谢中里老师！

　　中里巴人：李先生最早得的是胃癌？

　　李　生：我是贲门腺癌，就是胃跟食道接触的地方长了东西。切走了，之后就转到肝和肺上去了。

　　田　原：肝脏和肺脏现在还有问题吗？

　　李　生：有一段时间，医生说你肝上的东西调理得没了，但肺上的东西没什么变化，说你得注意追随、追随。

　　田　原：身体有什么症状？咳嗽？

　　李　生：没有。就是一做B超，肝上有很多结节，有些小瘤子，最大的直径2.3cm，有好几个，肺上是7个结节。但当时不舒服的感觉不明显。到现在已经三年了，这三年我都不管，不照了。照了也没什么好处，我现在生活美好，我就这样调理。我因为找不到好中医，中医基本上没起过作用。我不是不想求医，确实没遇上好的中医。我就靠自己调理。包括中里老师您讲的排三浊，现在基本稳定了。

　　田老师，我是看了您的书，您和董医师的访谈，还有北京的一个中医，已经去世了，他写的《40年治癌经验集》。你们都说到这个"下法"，真是太对了。"六经为川，肠胃为海"，《内经》里这句话我有很深地体验。所以我对《中医人沙龙》里说的那个"下法"太有理解了。这几年我的胃好了，都跟排毒有关系。

　　田　原：我和李先生通过书信、电话沟通了很长一段时间，我发现他看了很多书，而且会亲自去实践书中的很多方法。

李　生：我那个小书橱满满的，地下，还有床上，我睡觉的地方也都是书。有几百本吧。而且我什么都试，我总想拿我自己做人体实验，成功了，再拿我孩子做实验。

我是每到一个地方，首先去的，第一个是小书摊，第二个是书店，我就去这些地方。再一个就是去卖保健品、艾条、卖放血针的这些地方，这我都去。有专家说血干净了可以治百病，说一月放一次血，我就买了那个一次性采血针，消消毒，用它一摁，啪，扎破以后放放血。我头一次放的血颜色稍微深一点，第二次、第三次，血的颜色就稍微浅了。作用有多大，我也不清楚，应该没有多大害处。有时候一牙疼，我就发烧，我就放一放血，大椎这些地方，或者用梅花针扎一下，再用罐子拔拔，自己慢慢就治疗了。基本上不吃药。

田　原：这么多书，专家们也各有观点，您怎么辨识？

李　生：我看书，第一个，必须看这个人的经历，不看书，先看作者！

看这个作者，我最看重的。比如他治个患者，中间有很多细节，就好了。我最喜欢看这一类的书了。这些人写的东西，没有花架子，他不是为了搞理论、搞写作写的东西，而是为了治别人或者治自己的病，有的放矢，我最愿意看这些人的东西！一个是真，第二个，对我是个启迪。所以那时我准备将一些久病成医的人写的文章，都弄上镜框，或者写上简历，大家都笑话我，说我神经病，我就想在墙上给挂上，睡之前，在那里叩头啊！我有这个想法。

为什么给他们叩头？人家久病好了，这些人把疾病当成了机遇。

田　原：把疾病当成机遇。

李　生：对，所以我觉得他首先是个榜样。另一个，还可以看到他们久病成良医的细节，获得一些信息。

而且这个下跪、磕头，您知道，对人多大的好处啊！就像中里老师说的，它本身就是一种养生的方法，心身双治，你磕头，不仅治你身体的疾病，还治你心灵的疾病，心身两方面都有好处！我是这样一个看法。闲的时候，我就铺上一个垫子，在那磕头，看看有什么感觉。有时候醒来以后，我就摁百会，摁一摁，肚里就响，下面就排气，然后摁会阴，有时候提肛，然后就这样晃脊梁，一晃就一两百下。还有跪着走路啊，什么都试验。躺在床上，有时候摁一下这些地方。

田　原：手不闲着。

李　生：诶，反正我醒来以后就不闲着了，摁这个地方，摁那个地方，不管哪儿都通一通。我有一个感觉，你通一下，就比不通好，我就是这个习惯。

田　原：坚持了多长时间？

李　生：我是2004年10月10号做的手术；2006年的10月复发，肝肺转移；化疗完以后就是2007年春天。从2007年春天开始，我就搞这个按摩，发现按摩这个东西挺好。

健身的方法太多了，关键就一点，贵在坚持。您看，我是癌症患者，做完手术以后，开始学习的"排三浊"，受的就是中里老师的影响。排宿便，排浊水，就是肚子里的水，还有排废气，这三个排，都是看得见、摸得着的。后来我又学习了"拍"，我发现真是"六经为川，肠胃为海"，身体什么毒，都往肠胃里去。我腿上有丹毒，有老寒腿，协和医院说不会好了，但现在基本上也好了。

这还受谁的影响呢？一个台湾人，她父亲死于癌症，她丈夫30岁也死于癌症。她就发现父亲跟她丈夫死之前，打嗝、排气的现象都很明显。所以她就觉得：我这个家庭都死于癌症，那是上世纪50年代的事了，整个家庭都有阴影。她就立志改学医了，自己学医、考医。考医以后，在治疗其他人疾病的过程之中，她总是先问"有没有排气"，因为她研究排气。所以在她的书里，最前边写了这样几句话，给我的印象很深，"无屁可排为上"，这样的人是健康的，"有屁可排为中，有屁不排为下"，废气不排，你就要得病。

田　原：“无屁可排为上”，就是身体没有废气。你有气排了，说明体内的浊气多了。现在人可能有个误区，认为人老了，屁多一点，是正常的事。

李　生：不正常，它是老化的表现。

中里巴人：所以哪儿的病，实际上都是肚子的病。头上的病，头上没出口，头胀头疼，其实都是肚子上的问题。肚子里的出去了，上边的才能下来；如果肚子都满着呢，你头上、腿上的想出去，它没有通道。比如说肿胀，"肿多为水，胀多为气"。打个比方，脚肿了，一按一个坑，全都是水，就得排水；一摁没坑，但是还是肿了的，那是气，是气吹的，所以那时候你利水就没有用，就得排气。

但是有些病，它不容易排，因为它结得很深，比如像踝关节、膝关节这些地方。这个"结得深"，它有两层含义，它既是藏污纳垢之所，也是储存新鲜血液的地方。那些浊气、浊水，把本来应该储藏血液的空间占据了，当血液过来想储存在这块的时候，首先得把这些东西清理掉。但是腿上的脏东西，不能从腿上排出去，最终还是得回到肚子，从肚子出去，最终还得变成三浊。

李　生：所以没得病之前，你说这些我都不信，但现在我信。一摁太溪穴就排气，搓脚也排气，它都回到肚子里去。因为我有了这个实践。我刚开始理解呢，就是中里老师的"排三浊"，宿便、浊水、废气。

有的时候，我往胃的地方一摁，它就排气；一撮脚心，还排气；你掐手指头有时候也排气；你摁百会，还会排气；有时候摁摁这个地方，摁摁那个穴位，还排气，就是什么地方摁的时候，都发现有排气，或肚子里响的情况。

这说明什么？人的所有经络都可以通到肚子里去。我现在是这个认识。只要能通过肠胃排毒，基本上可以把全身的毒都排出去。

后来根据我自己的体会，我又给添了两浊，一个"排体酸"，一个"排寒气"。我原来晚上不吃饭就饿得慌，晚上就喝两大碗汤，还得吃两个馍。现在我晚上不吃饭也不饿，人家不饿也没有劲，我也没那样。现在让我喝两碗，反而不行，不舒服。所以有的事情，到底是什么原因？我体会不到。

【镜头】听李生谈到独特体会，中里往前探了探身子。

中里巴人：（对李生）您说的"排体酸"是怎么个排法？

李　生：您看您那有排浊气、排宿便、排浊水，我重点也是攻这三样。后来呢，就又加了一个，因为血液不干净，这也是一个百病之源，现代人身体普遍都偏酸性，我就开始排体酸，少吃一些酸性食物，多吃一些弱碱性的食物。

第三个就是"排寒"，为什么排寒？您的一个讲座，说"体温决定生老病死"，您说您很赞成这句话，这观点本身没错，还有个日本人，也说寒对人体的影响很大。我这段时间通过艾灸肚子，泡脚啊这些方法，结果对我的健康影响又很大，我就发现，我艾灸神阙、关元、气海的时候，一灸，肚子咕咕响，就要去厕所，腹泻；有时候是排气，突突突突，你觉得需要去解手，实际上没有什么东西，都是气出去。实际上就是我这个"排寒"，是排除三浊的一个最重要的手段。

所以中里老师，我现在把"排寒气"放在您这个三浊的前边，我现在第一位的，就是要把人身上的寒气排清。

中里巴人：您这个理解非常好。有时候"排三浊"，浊气、浊水、宿便，没有动力。没有动力的主要原因就是体内的阳气不足。为什么阳气不足？就是寒气在里边挡着呢。所以来讲，排寒气实际上就是给这个三浊以动力，所以这排寒气非常重要。

实际上寒气和"三浊"，是一个对等关系，就像天平的两端，这半拉一个砝码，就是寒气；那半拉对应的就是三浊，三浊都包含在这个寒气里边，寒气又融化在三浊里边。

人体为什么会产生浊气？浊气就是污浊的气，不是清的，就会有瘀血在里边，浊气、浊水，还有宿便。宿便为什么不动活？不能动活的地方，就是那些缺少新鲜血液供应的地方。这些地方实际上也都是寒气的聚集之所，好血过不来，寒气必然在这占你空间。当你把这个寒气排出去，寒气能出去，就证明有热气来了，所以那三浊也才能动活。

第2幕　排寒只为脱胎换骨

田　原：说到排寒的话题，我在试吃董医生小药丸的时候，最初排出来的东西，水啊、气啊，什么都有，但很奇怪，它一点儿不影响小便。所以我想，这种排，也是一种积聚在体内的寒的东西，是一种在暗处长年积攒的。

中里巴人：这个东西是这样，有些人有深层的积寒。你要治小病，排这三浊就够了。但是，你要想治疗类似癌症这样的疑难重病，想要脱胎换骨，这寒气是必排的毒，它常常躲在更深层的地方。

田　原：李先生曾经说，他小时候家里很困难，饿得狠的时候，他就偷吃萝卜。萝卜在外边放的都冻了，一吃全是冰碴！从那以后，肚子就开始腹泻，一直影响到现在。

中里巴人：我跟您这么说，这寒气实际上都是小时候积的，积得特别深，而且它是包裹在里边的。其实一个人生病，常常最表层有寒，比如像后背有寒，后背有膀胱经嘛，最容易受寒。但是最深层的寒，是脏腑里头的深层，这种寒，就是早年间一点一点存进去的。你自己的新鲜血液供应不足，鲜血到不了那，在深层，也是寒；而中间这层，反而是热的，热包着里边的寒，然后外边的寒又包着中间的热。

田　原：寒热寒三重门。

中里巴人：对。把外边的寒去掉以后，里边的热就散出来了，但是里边的热散出来之后，其实还没有触及到更深层的寒。

这些东西就看您目的是什么了，咱们现在很多人的治疗目的如果只是去除症状，那做到第一步就足够了，把表寒去掉，里边的热散出来，一般的问题就都解决了。但是你要想脱胎换骨，找到你那种潜能的东西，那就要再挖，一挖，你才发现，实际上这深层挡住你潜能的东西，是包着的一层寒气。

田　原：在您身上有感觉吗？

中里巴人：有。我说的东西都是，不能说是我完全的体会吧，就是那种或隐或现，隐隐约约的感觉。实际上，写书只是我的一个外延，大家老是接触我这个外延，我方法性的东西，常常不太接受我心里的，这种好像有些唯心主义的理念。实际上正是因为有这种理念的阐发，才能有我这些外延的东西。但是大家都觉得我外延的方法好，用完了以后管点用。实际这些东西都属于修缺补漏的种种方法。实际上来讲，我的目标不在这，我的目标是在我40岁的时候，我把我60岁的病去掉，60岁享受40岁的生活。

田　原：对，我们可以接受生老死，而不接受生老病死。说到寒，我想起自己的青葱岁月，大夏天的一顿吃十根冰棒！还和同学比着吃。现在想来真是个傻呀。不过抱怨没有任何意义，现在开始修复和深挖都来得及。有时啊，这要思考一下老习惯的问题，真是对的吗？

比如在北方，不知从何时开始，3岁以内的孩子穿的都是开裆裤，冬天，男孩子往地上一坐，那零件儿都在地上冰着，这古老的"传承"就是陋习，伤了我们的身体。

中里巴人：伤而不自知啊。是有那个习俗，为了方便孩子大小便，人们已经适应了，觉得是正确的。但是你如果要想脱胎换骨，就得把这些遗留下来的，会在未来产生种种疾病的因素去掉，那你得重新再来。

田　原：脱胎换骨。

中里巴人：对。其实真正的力量来源，就在骨髓里边，不是外边的这些东西。所以，去除外边之后，你得层层剥茧，要不怎么叫脱胎换骨呢？等于是把能量重新注入到你的骨髓里边。咱们人本来就有生老病死的过程，就等于你体内骨髓的能量往体外宣发的过程，是往外走的，是一种不断耗费的过程；而我要做的，是把这个能量储存起来，重新回到骨髓里边去。

所以李先生把这个寒气提出来，我觉得非常重要。排寒，是人脱胎换骨的一个必经过程。但有一点，不仅是寒性体质、怕冷的人体内有寒气，就连热性体质，大冬天都要喝凉开水的人，体内也有寒气。

田　原：是深层的寒。

中里巴人：对。最核心的，还是寒，本质是寒。

田　原：看来《伤寒论》之所以为经典，医中圣典，之所以叫伤寒论，意义重大啊！里面出现的"恶寒"，您怎么看？

中里巴人：这个"恶"是什么东西啊？"恶"就是不通达，凝聚在一起、阴沉的东西，在阴暗里边待着的东西，就会恶。如果是流动的、阳光的，它想恶也恶不起来。恶等于是沉了下来，有了阴寒之气，恶的形象，就是这种东西。其实就是人固有的思维模式，包含了"伤寒"意义，导致存积下来了阴沉之气，可怕的是，已经根深蒂固了。

第3幕　人就是一股清气

田　原：中里老师总能给大家点亮一盏不一样的"灯"！

中里巴人：您看那些道家修炼的人，修炼的是什么境界？像吕洞宾，又叫吕纯阳。"纯阳"什么意思？它是天之气，是升起来的阳气，一股清气。

人实际上就是一股清气，这是最根本的。

所以你要是纯净的清灵之气，它是往上走的，而人体内重浊的气，是往下走的。

所以重浊之气形成"鬼"。为什么肛门又叫做"魄门"，它就是重浊之气的一个出口。清气形成"仙"，而人就是仙和鬼之间的融合，既有"阳"，又有"阴"，就是"人"了。

但是，人为什么能修炼？人修炼，就是把阴沉的东西去掉，全用先天的东西来滋养我，最后我就往上走；如果我把先天的东西都去掉，我用后天的这种浊气来滋养我，我就往下走。现在的人多是往下走的，就是生老病死。

有一句话叫"逆成仙"，其实就是使你的气往上走。

田　原：看似逆，实际上这才是"顺"。生命不能承受之轻！

中里巴人：没错儿，但是现在人觉得这就是"逆"了。

这些东西，在《黄帝内经》里已经讲了，说了这么一句话："天食人以五气"，就是天养人啊，用五气来养；"地食人以五味"，地养人，用五味，也就是酸、苦、甘、辛、咸来养。

这个五气，入心肺；五味，入的是脾胃。所以人如果接受的是天气，吸风饮露的这些东西，你得到的是先天的粮食，你还会化于先天，给你的是一个仙的体质，都是新鲜的气，你不需要这些重浊的东西。从地里来的东西，你还要回归地里，所以你多用地的东西来养你，你必然要变成地的东西，所以"地食人以五味"。

实际上《黄帝内经》想告诉你什么呢？它想告诉人们，人有两套营养系统，一个我可以用"气"，生成人体所需要的能量，另一个用"味"来生成。

用气，比如像有些人"辟谷"，就是我断绝谷物，我不要这一半"阴"的东西，我就用先天吸风饮露这种东西。因为这是老天给你的，它有两个功能，一个它直接入心肺，因为人的动力来源就是心肺。

心，产生欲望，肺，产生动力。等于一个"能"，一个"量"；也就是说一个"气"，一个"血"，是从这块来走的。

这个地食人以五味呢，等于是换了另一种供给能量的系统，也能够产生运动，但是这种不是清轻的东西了。这样出来的能源，就是地给咱们的这种能源，它是有代谢物的，天给的能源是没有代谢物的。

有代谢物，就要动用身体的能量推动它，并把它排出体外。最后变成了什么？人的运作，全为了代谢物。

田　原：事多心不乱，食少无病侵。一个最好的养生法门。

中里巴人：现在为什么大力发展高能源的产业，尤其是环保，完全是太阳能的，它没有废物，就是回归于天，这是全世界的趋势。人呢，何时能觉悟到这一点？现在汽车太阳能了，家电太阳能了，而在人自己身上，却入于地了。

田　原：人啊，一不小心就成了"造粪的机器"，多服食清新空气多好啊。

中里巴人：对。实际上人到了40岁以后，身体的代谢开始下降了，这种再吃、再拉的过程，人每天生成的血液，渐渐就为了拉，而不能产生新的能量，有时还拉不出去，结果越来越衰老。

人的新鲜血液，得先储存到了肝，然后再搁到骨髓里边，那才是你的东西。

而现在，这些血液干嘛用？都为了赶紧把脏东西排出去。所以每天人的工作就是为了吃，吃完了就是为了拉！而不是说吃完了去长气血，变成一个人，要干人的事！不是这个意义了。人的精力，精、气、神靠的是什么呀？靠的是储备在骨髓里的先天的能量，而现在这个过程却在耗费我原来的储备。

田　原：所以必然在不断地衰老。我观察了很多中医人的饮食，少吃，吃得简单的人也不多。但是一些优秀的老中医还是比其他领域里的人吃得少！董草原吃得更少，是个特例。所以我想找到"仙风道骨"的中医人并不容易。

中里巴人：人在不断地消耗，消耗的就是气和血。

田　原：再谈呼吸这个话题，也是我们日用而不知。最重要也是最容易被忽略的。

中里巴人：现在来讲，人根本没有意识到呼吸的重要性，而重视吃得好，增强了吃的部分。但为什么瑜伽也好，打坐也罢，他们都强调呼吸。把吸进来的气，从上气——肺气，能够吸到下气——丹田里来，上下气贯穿起来。实际上那样的方法，就是把"天食人以五气"这种能量增强了。

但是最后来讲，因为肚子里、经络里的浊气太多，你天气和地气接续不了，到了中间的时候就下不去了。所以为什么好多人意守丹田，根本守不住，因为好多浊气在这挡着你呢。

"守丹田"，你的天气要能够到达丹田，而路上有浊气，想下它就下不来，一下来就产生一种冲撞，每一种浊气，蕴含着一种烦恼和忧虑，浊气就会泛上来。所以越打坐越烦恼，越打坐心里越乱，为什么？你把浊气激荡起来了，这就是强迫。

田　原：我们试着重新理解人类为何物。从物理的角度，人的阴浊之气是往下走的，它和大地的引力有关系。而我们看小孩，从小生下来到学会爬，坐起来，站着走，他做的所有动作，从小一点点长大，是一个逐渐挣脱、摆脱地心引力的过程。

然后这个人体的清灵气，就变得非常有意思了。天地的清灵之气你吸入得越多，你越是能够摆脱地心引力，人的智能就可能更加充沛一些。反之阴浊之气越多，越往下沉，就越拽着你回归大地，与牛马一样了。

中里巴人：对。所以牛和马，先天它就属于接地气的，它更多的是"地食人以五味"，而人能站起来，是因为有更多的"天气"。

田　原：中国传统文化中，人可以羽化成仙，西方文化中，上有天堂，这可能不完全是凭空想象出来的。我觉得中里老师谈的这个略显神秘的话题，很有意思。今天没有完全展开谈，给读者一个思路吧。

第4幕 "有为"之人才失眠

田　原：关于呼吸问题，之前我也和中里老师探讨过。对于现代人来说，呼吸倒像是个盲点。当下慢阻肺，肺纤维化，肺癌等等问题，大家似乎还在物质层面做功课。

还有睡眠问题。

李先生的睡眠特别好，有规律，9点或者10点，早上5点就起来了，我觉得这种睡眠对身体的恢复至关重要。

中里巴人：我觉得，人为的东西少一点，逐渐地把人为的东西归于自然，起码是向自然的方向去发展，人就慢慢地走入到一种特别顺畅的感觉之中。

为什么呢？有一份人的添加力，就有一份反作用力。

这份反作用力常常是人自己创造的，但人常常想不明白这个因果关系。

实际上是你做了一件人为的事，大自然就会有一个相应的东西给你。

田　原：很多人要自由，想"无法无天"，或者说自己就是天。我觉得还是得慎重点。其实你可以不听祖宗的，父母的，不听领导的，但是还有自然的规矩。这个规矩是你出现在这个自然界的时候就在你的身体里了。

中里巴人：对。自然是一种惯性，你用人为的东西来打破自然的惯性，自然就会对你形成一种冲击，要把你打开。虽然表面上、局部上你可能压制了自然的这种惯性，改变了方向，实际上大方向没变。

人与人之间的交流、沟通，为什么会产生这样、那样的矛盾？比如我听人说话，先是听话、听音，他心底里发出的那个声音，而不是说听他现在跟我谈了几件事情。你要知道他想表达的深层意思，也许这个意思，在他语言表述当中并没有提到这个词，但是必须要感觉到他的言外之意，他要告诉我的是一个什么东西。这其实是一个视角转换的问题，学会看到别人说话的"原力"在哪，这也是一种有为源于无为的东西。

这种东西就像《道德经》，或者《易经》，"八卦"里说的，都是无极生太极，太极生两仪，两仪生四象，最后在这些有为的东西背后，找到无极阶段那些好像是无用的东西，无为的东西。只有这样，很多看似矛盾的东西，让人纠结的东西，自然而然也就化解了。

所以，不要过于重视那些暂时的效果，比如说吃一副药，或者弄几个穴位，好点了，这个可能管你一时，但是你会发现，今天揉这个穴位了，诶，效果不错，过两天再揉，也不怎么着了。因为这些暂时的东西，它不太可能影响你整个人生的格局，常常只是暂时地欣喜，高兴两下，过两天一看不行，又回到沉沦之中。

田　　原：难不成您给大家提供一劳永逸的办法？

中里巴人：一劳永逸不是说我不干事，是因为有人替我干事。谁替你干事？老天。实际上这追求的是一种"不战而胜"、"不劳而获"的思想，但这种思想常常被一般人所排斥。一般人会想，你怎么的也得干点事，你不干点事能取得收获吗？

其实，这就像种一粒种子，我只需要把种子扔在适合它生长的土壤里，我只需干的就是这件事，而不是说我天天挖个土、施点肥，完了再弄个大棚之类的东西，不需要，只需要找到一块适合我这颗种子生长的地方。

这是什么呢？找到我在这个社会现实当中，恰到好处的一个位置。当把我放到这个位置上的时候，这块的水流正好顺流而下，这块的风向正好让我乘风而行。实际上这是老子《道德经》里说的一句话，就七个字，"为无为，则无不治"。

专家老给人讲这个，一讲这个就有问题了。他说"无为而治"，可老子说的是"为无为，则无不为"，这个"为无为"和"无为"，那是两码事了！

"无为"是什么呀？那是自然状态，你达到不了那种状态，你不可能从现在的"有为"直接蹦到"无为"的状态，你得有一条路通到"无为"，这就是"为无为"。所以实际上是要"为"，才能到达"无为"的境界。这就像什么，温水升华，变成水蒸气，不是看你水有多少，而是温度有没有达到。这个变，必须有一个契机，这个契机最重要。而不是说知识越多，最后我就开悟了，水积得多，你仍然开不了。所以，最重要的是找到顿悟的那个点，找出那个机缘。

但你对机缘心里得有感觉，你才能奔机缘那去，这就是"为无为"的"为"的状态，"无为"就是那个机缘，当你走到那了，自然就变成水蒸气了，因为那块温度太高了，但是你不往那走，你永远也变不成水蒸气。

这个观点，孔子在《论语》中就说过。在人们的印象里，觉得孔子就是个"敏而好学，不耻下问"，觉得他是一个勤学的状态。其实孔子问他的学生，说你们觉得我知道这个道理，知道那个道理，是"多学而识之"吗？是因为学得特别多，最后我明白这个道理了吗？

完了子路问，难道不是这样？非也，不是这样。孔子说，"吾道一以贯之"。是因为我先知道了那个道理"一"，然后我执行它就行了，这就是我要做的。而不是说我求了半天道，最后我才知道了这个"一"，不是这样。一定得先知道那个"一"，然后我再来印证这个"一"。

所以，为什么有些人总是停不下来，失眠？这样的人，常常心火过旺，不往下走，老是往上冲，收不回来，老是急躁，需要静下来，却静不下来。

实际上这种人是有激情的人，但是存在一个问题，"有为"了，反而大自然给了你一个反作用力。这种人，往往"能"大于"量"。

但是呢，生活在这个尘世当中，你得接地气啊，你要不接地气，你天天在思想的世外桃源那儿生活，在尘世中就生活不了了。所以，还得有一个圆融，要不不好弄，就像一团火，自己就烧光了。其实我们这身火，需要变成一个炭，慢慢地、一点点地烧。

田　原：所以有人就特别旺的火苗在烧……一下就烧光了。但是确实也有好多人，这一辈子也点不着，只是在那冒烟。

中里巴人：所以，凡是那种心气高的，"能"多的人，最容易连累的就是心脏。凡是"量"多的，累的是肝脏啊、肾脏啊、肠胃啊这些脏腑，"量"多，往下走。这个"能"多往上，常常是心脏出现问题。

田　原：这段话，中里老师讲得非常精彩，没错，天道即人道，懂天、懂地才能懂自己，懂得自己，识得自己真面目，不管在心灵层面还是肉体层面。方能实现安身立命，这是人生大义！

第 5 幕 癌，从哪儿来

田　原：我想问李先生，您现在看上去瘦一些，您得病之前，是胖人还是瘦人？

李　生：180斤，现在120斤。就是2004年得癌做了手术以后，慢慢瘦下来的。但是瘦下来以后，身体好像比得癌症之前还好，也不那么容易生气了。

田　原：这个体重……

李　生：饮食造成的。父亲和爷爷都不胖。

田　原：什么时候开始胖起来？

李　生：1986年。

田　原：180斤的时候，身体什么样？

李　生：不是特别好，血压高，血糖不高，血脂高。走路上楼什么的，腿疼。后来做了拍打操以后，我体力上了一个层次。

田　原：那时候头发都白了？

李　生：白了，最近黑头发好像开始比两年前要多了一些。我现在天天梳头，我觉得是不是这个起了点作用？

我这个病，是从什么时候开始的病根呢？我瞎猜的啊，也不一定对。就是刚才田老师说的，1958年、1959年，生活困难的时候，学校叫我看夜，我就饿极了，就偷萝卜吃。

冬天，萝卜在外边放得都冻了，一吃都是冰碴！从那以后肚子腹泻，一直到现在。在那之前，我的身体很好。那时候冬天里，人家都冻得厉害，说这么冷，你不穿衣服，不会冷？我很抗冻，就是冻再狠，淌点鼻涕水就完了。现在就很怕冻，我那时候就把脾吃坏了，吃坏以后，肺也坏，肾也坏。后来呢，参加工作，到1986年以后，那时候生活条件虽然也差，但有的时候请客了，吃肉啊，嗜肉如命。一个是好吃，再一个就是这个东西不吃可惜了，吃得很多，很快体重就起来了。

中里巴人：您当时病倒主要是胃不舒服？

李　生：咽东西不舒服。

中里巴人：哦，当时您觉得是想喝凉的，还是喜欢喝热的？有没有类似的感觉。

李　生：我都是喜欢喝热的。因为在这之前很长时间，我是从1989年的时候，一吃凉东西就要腹泻。因为我体寒，我吃热的东西舒服。

中里巴人：得病之前每天的喝水量大么？

李　生：我不喝水，我喝汤，我晚上喝汤都得喝上三四碗。

中里巴人：哦，得病以后您是愿意喝水，还是不愿喝水啊？

李　生：不太愿意喝水。

中里巴人：那喝完以后小便量多还是少？

李　生：小便量不少。喝得少，尿得多。

田　原：出现癌症有没有情绪因素？比如前期是否有大的刺激？

李　生：有啊。一个是退休以后，因为我写点东西吧还行，所以一个报社把我叫走了，让我负责一个晚报的教育周刊。怎么个负责法？就是给你，他就不管了，一年你给报社交多少钱，人你聘，什么都得你自己管，太累了。再一个，就是给我找了一个助手，这个人很厉害。那时报社主任都斗不过他，所以有些问题，意见分歧很大。

田　原：家庭生活对您有影响吗？

李　生：我那时家里很穷，可我父亲响应党的号召，到处想着做好事，修路那时都不要公费，到了生产队，有时候人家猪跑出来，他就撵它走，有时候把猪打伤了，人家都找我……我的父亲啊，有些事情他做得真是不讲策略，所以我也很痛苦。后来单位上建房子，有个邻居，又发生了点争执。所以，一个是前边受寒，再一个吃这些东西，再加上之前这两次冲突。

田　原：您和他们有大争吵？

李　生：嗯，有大的争吵。我很气得慌。再一个我爱人在这个问题上，老是督着我，不理解我，比方说现在我做的这个东西，她刚开始不理解，有的人给我打电话，咨询我，我就花了一些电话费。我觉得我能够活下去，就比别人幸运，虽然我那时因为病，也很穷，有钱这样，没钱也这样，我看钱比较淡。但是她不理解，老是想着这些事情。

田　原：某种角度，也可以说您因为太较真儿了，才得的这个病。

李　生：田老师，其实随着年龄的增大，阅历的增多，人是在无奈中生活的，只能选择一个比较好的无奈，有很多事情都是这样。

田　原：中里老师和您似乎不太一样，在他那什么都是玩儿。

中里巴人：实际上我是这样，我是一种体会，体会生活嘛，但老先生说的无奈，我觉得我有时也是很无奈，为什么？因为这东西是这样……这个无奈，你可能得深入其境，站在他人的环境中去体会。

田　　原：老先生心里边还是有一些纠结的东西。

李　　生：您看我在教育孩子上边，我们两个人总是吵架；我跟孩子也吵架，我就看着我的对，他就是不听，你怎么办啊，我都没法，任你去吧，但明显的，他就是做得不对。

中里巴人：就拿教育孩子来说，我跟我儿子来讲，在这方面我们俩平等，或者说我还处于劣势，他可以说我，我基本上不怎么说他。

比如说我跟儿子一块吃饭，我吃得有点快，我儿子就说，别吧唧嘴啊。他敢这么说我，有时候我面子上也有点挂不住。但我跟儿子说，这不赖我吧唧嘴，是你妈做的饭太香。他妈我也夸了，他妈挺高兴，我自己也圆下来了。实际上有的时候，人说得有道理，在家你要是老吧唧嘴，出去在公共场合老吧唧嘴不是也影响你形象？

我觉得年轻人最可贵的是直白，因为他会把他的直觉吐露出来，因为他当时有一种直觉：这不好。孩子说出来的，有时候也很正确。但这种直白，有时会表现为一种莽撞，甚至唐突。

实际上我觉得，孩子的优点一定要宣发出来，但是他的唐突，让你感觉有危险的时候，怎么办？你用你的话说出来，不是你打他，而是把你当做一个反面教材，你告诉他，我就是这样，不好，我就是反面教材了；而不是说，你不应该这样做，你这样做就完了。

"你这样做就完了"，一句话，你在把他莽撞打压下去的同时，常常会把他本身好的、直白的东西给打压下去。而这些直白，常常是他以后生活的一个能量、源头，是他以后性格的一个惯性、支点。

这要是打压掉了以后，他就不知道该怎么生活了，尤其是在早期，这孩子越早打压越麻烦，他就没了自己的人格，他以后处理任何事情，就会觉得我爸是这么说的，我妈是这么说的……

但是，你让他自己处理，撞墙磕一包，我们过去经常磕包，该撞的就得撞，你得让他感觉到，啊，撞墙磕一包了。

以前老人家常说，对孩子一定要"小惩大诫"，小惩是福啊，你磕一包，我小惩一下，而不是直接就把能铺的路给铺了，最后他不是掉到坑里，就是掉下悬崖。而且从另一方面讲，儿孙自有儿孙福。孩子的就错了？孩子或许真比你对多了。而且孩子会觉得，你的这些东西都老朽了，过时了，有的时候孩子还会反过来说，你看你，活得本来就很失败，很纠结了，你还用错误的思想来教导我重蹈你的覆辙是么？我要按你说的这么做，我以后就跟你一样。但家长不这么想，家长说我把我经验告诉你了，以后你会更好，孩子说你的经验都是失败的经验，别跟我说。

所以来讲，我总觉得孩子还是要有他们自己的空间，思想空间、生活空间，让他自己成长，然后我们做的只是一个不言而教。

田　　原：李先生就是较真儿，也有些较劲儿。

李　　生：我怎么能不较真，我觉得我的孩子胖，如果不改变，首先要得疾病。老想说他，他都不听我的。你不较真儿，由着他走就是亚健康。亚健康不是积累疾病吗？所以为什么我在杂志上发表文章，发表文章以后，他就觉得我爸爸还行，他就信我一点。

中里巴人：实际上，就李先生来讲，如果不再较真儿了，可能恢复得要比现在好一倍。

李　　生：我应该这样，我想我来的目的就是这个。

第 6 幕　有病先有"气"

　　田　原：李先生现在可能还存在一个问题，缓解癌症，更多停留在"术"的层面上，关注的是如何打通身体关节，如何排毒。

　　我觉得人得病，还真不在于胖瘦，我见过很多胖老人，很好啊。让人得病、发病的是情绪，那种灰色的情绪。

　　中里巴人：我觉得李先生可能是这样，您的出口打开了，进口没堵上。等于什么呢？我有污水产生了，我排出去，但是呢，怎么产生的污水？这个污水从哪来的？这个我没管。

　　您管的更多是有形的层面。无形的，像浊气是因为什么产生的，跟吃的关系可能小一些，更多在生气、在压抑上边。您跟谁生气了，马上肚子里就觉得有气，这很明显。为什么说他气得鼓鼓的，不想吃东西了，就因为生气了之后，气聚在那，慢慢成形了。

　　一切有形的东西都来自于无形，我生气是无形的，我跟人家生气，哪有形啊？可最后它变成了有形的气，挡在这，血就过不去，气滞则血瘀，瘀了以后，你吃的食物各方面都难以消化，就成了毒素。

　　现在您知道排毒，通点东西，但是你没管生的这个气。

　　这个"浊气"是什么？咱们可以换一种说法，浊气就是不满，不满就是浊气。为什么有时我们会觉得神清气爽？因为我的气是顺的。

　　如果你吸一口是逆的气，这逆气到身体里边，就是一种负能量，就是"不满"，就会在里边停滞住。如果有的人本来气比较旺，这种负能量就会乱撞，它会找一条活路，找个出口出来。比如黏膜这块，黏膜是身体里最薄弱的地方，容易出来。像从胃黏膜这出来，就成胃溃疡；从嗓子这出来，嗓子就会出现问题；从皮肤表面出来，就产生炎症反应。实际上，气有余便是火，气太多了，就变成火了；火太多了，就变成炎症的"炎"字，两个火。这个火，本应该帮助你新陈代谢，让你干事去的，但是却成了负能量，直接在你身体里乱撞，打洞。

李　生：我最近确实有点情绪。你看我爱人，两年半之前，她发现肚子里有个东西，开始的时候就是个肾转移，也没去管它。可是后来添了个孙子，看孩子劳累，婆媳关系也开始紧张，就发现它又开始长大，这么长，你说怎么办啊。

她开始也不愿意看孩子，因为我们经常跟癌打交道，对这些东西吧，也没有过多的惧怕心理，带癌生存的思想还是比较坚定的。所以她说不愿意做手术了，因为已经做了四次手术，胃上做了一次，肝上做三次，如果还做，什么时候是个头啊？后来，吃了有5个月的药，基本上控制住了，不长了。虽然谁也看不出有病来，但就是带着个东西，心里还是有些疙瘩。

中里巴人：其实处于一种僵持的状态，有了去路，但来路没有堵上。我产生毒了，我排出去；又产生毒了，又排出去。当身体的正能量和负能量平衡的时候，您可以维持这个平衡，但随着人的衰老，当正气出现不足的时候，这个平衡打破了，进来的多，排出去的少。

李　生：所以我觉得她这个问题吧，跟劳累有关系，跟情绪也有关系。你看几个月过去了，虽然没有大，但是也没有小。我觉得这也是无奈吧，累心啊。我现在也处在一个矛盾的状态，就是做与不做，即便要做，什么时候做，我老是拿不定决心。所以我想咨询一下，您说让她吃药，行不行啊？

中里巴人：我觉得所有的这些东西，如果不从自己，把原动力调整过来，即便是至亲至近的人，也不能从根本上帮到忙。好像说得有些自私，我能管的，只能是自己，您对她而言，只是暂时的助力。

李　生：您说得太对了。这个思想问题，其实我很早就发现它的重要性。我做完化疗以后，没过多长时间，女婿出车祸去世了，之后不到半年时间，我爱人就又发现问题。我虽然也有些无奈，但我的思想相对来说，解决得还算比较好的，一次打击，我能挺过去，她就很难办。我能管我的心，但管她的心，我的能力就有限。

中里巴人：外人什么病能治啊？腿疼，没问题，揉两下就好；腰疼，刮刮痧，没问题。深层的病治不了，凡是情绪上的问题，不是别人能治的事。但每个人生存，他有自己的空间，他还有单位，有自己的气场范围，有好多隐形的东西你看不见，隐形的世界很大，看见的只是表象。

你看到他长一瘤，那得多大的劲儿，推动它长这一瘤啊？那无形的手多了，长出这么一个瘤来。你光把这瘤弄下来，你光伸出你的一只小手，可无数的大手在那后边推着，如何从根本上解决得了？所以来讲，我在这个世界上，我什么都不怕，可能这些无形的手就起不了作用，它没有落脚的地儿，就形成不了这种结的气机。你长一个肿瘤，不是一天两天就能长出来的，起码好几十年，一点、一点堆积，先气结，气滞则血瘀，然后再有好多脏东西，去激活它，转化它。

田　原：还有一个关键的拐点。

中里巴人：对，诱因，啪，坏了。实际上最开始就是气，气把血引过来了，这成了一个大血囊。所以，癌是一种巨大的负能量，它跟良性的就不一样，良性的没有根，没有生长的动力，恶性的是有血供的，它会生长；良性的就是一个死摊儿，可能割了就完了；但恶性的割完以后常常还长，它的生长的动力没有断。

还有一个很重要的，就是家里的气场一定要好。

田　原：李先生，我这样看您，由于较真儿得了癌症，又由于较真治了癌症，但是治好之后再较真儿我觉得真就有错了，不能再较真儿了。癌症从生理上我们如何去理解它，其实它是热还是寒，婆说婆的理，公说公的理。它长在每个人身上，差别可能很大，唯独这个情绪是共同的，没有一个不较真儿的，都是完美主义者，在追求对的过程中，你一定要听我的，都是这样的人。这性格要是能改变，就像刚才中里先生说您的，您的身体可能会比现在还要好。爱玩的中里老师，怎么样才能改变较真儿的个性？

中里巴人：我觉得吧，允许别人有不同于你的思想，这是一个前提。

你得允许别人有他自己独特的个性啊，这个"允许别人"的"别人"，尤其要包括自己至亲至近的人，允许我的爱人跟我的观点不一样，允许我的儿子跟我的观点不一样，允许我的父母跟我观点不一样。

田　原：有时甚至允许我的爱人，我的孩子懒一点，不负责任一点，关键时刻冲不上去一点。

中里巴人：对，是这样。其实反过来想想，悠闲自在、不负责任，可能是一种心宽体胖、乐活的表现，或许在他的生活里面，这些常常是他的优点。你干嘛非得让他像你一样较真儿呢？为什么非得按你说的呀，生活本来是东南西北四通八达，为什么我非得往东边走啊，你说东边有什么好？

田　原：东边那是太阳升起的地方。（笑）

中里巴人：那夕阳更美啊。所以来讲，这些东西没有好坏。

您说，儿子，听我的没问题，我这有实践经验，你按我这走吧。我为什么非得按你这走啊？其实，他就没有往你那边走的迫切需要，年轻人有年轻人的迫切需要，他有他现在亟待解决的困惑，他的困惑还没解决，你把以后的困惑先给他了，你说你先弄那个，人家说这个对我来说不重要，你说不重要也得先做，这就产生了矛盾。

田　原：（对中里巴人）我一直觉得您的夫人特别好，在你"不太上进"的那个阶段，她也很包容您。

中里巴人：是。但是有时她心里也会有纠结，她需要梳理。你帮她梳理开了，就好了，心情比什么都重要。心情一好了，有时候"说好话值千金"啊，几句好话比你给她买根金项链都好。

所以来讲，人需要的是理解和尊重，你处处理解她，她刚说半句，剩下的一半你就替她说了，比她说得还透彻。

田　原：本来气着呢，让您这么一"理解"，乐了。（笑）如果这天底下丈夫理解妻子，妻子包容丈夫，恐怕本来有什么病，一结婚，组织家庭，这病也好了一半儿。所以不管是管孩子，还是夫妻生气，都不能当反面模板，因为家庭是一个"气场"，感染的几率很大，若干年以后，你的复制人就出现了。可能是孩子，也可能是你的伴侣。

第 7 幕　宽恕别人，也宽恕自己

田　原：其实一个家庭之中，大、小人都有自己的位置。都有自己在当下感兴趣的重心。

中里巴人：对啊，之所以有纠结，在生活、社会中遇到的种种问题，很多都是位置没找好。

什么叫"位置"？《论语》里边讲，"君臣父子"。你要是做一个国君，你就站好你的位置，做一个国君要干的事；作为臣子，就做好一个臣子要干的事；你是一个丈夫，你就要有丈夫的那种作为；你要做一儿子，就要有作为儿子的样子。

但如果位置乱了，领导不像领导，臣子不像臣子，父亲不像父亲，儿子也不像儿子，丈夫不像丈夫，女的还比大丈夫强，这等于阴阳全颠倒了，各方都没有占据各自的位置。

如果占据各自的位置，就要回归本位，就和谐；如果不回归本位，都错着位呢，那就不和谐了。所以来讲，如果你要想把真正的病去掉，你就看看自己是不是在本位上站着。

怎么找着本位？本位是什么？你先回归到你天然的属性。比如说我是男人，那我就做男人该做的事，别整天阴柔的样子，那就不是男人要做的事了。

甭管外边的理念是什么，甭管现在是崇尚伪娘，还是时尚的什么

东西，我就做好我男人该做的事。

女人也要有女人的样儿，你要是做回你女人的那些东西，老天是会滋养女人的，老天不会滋养一个女中的男人，那样很多事情会变得扭曲的。

田　原：从本质上讲，女人做了男人的事，本身也是一种损害。

中里巴人：对。它是扭着的。

田　原：可是现在好多男人鼓励、支持老婆去做很好的事情，男人在家里宅男，女人在外边叱咤风云。

中里巴人：实际上，我觉得这不在于做不做饭，做饭也没关系。在于这个男人是不是体现了男性的东西，本质的东西。表现出一个男人的思考。

有一个电视节目，问台上的女嘉宾，你觉得一个男人最重要的品质是什么？起码问了有五六个人。有的写说男人要有智慧，有的写男人要宽容，却没有一个人写说男人要有力量。

这男人如果没有力量，这男人是什么男人啊？有智慧，女人也可以有智慧，讲宽容，女人也更宽容，这都不是男人的属性，现在等于是男人找不到自己的属性了，男人阳刚的这些东西现在已经混用了。找不到自己的属性，你怎么能健康呢？我都不知道我应该怎么样，都不知道应该去往哪培养我自己，也不知道怎么培养孩子。

其实男孩子家，培养出来首先是一个男人，然后你再培养他这个那个的兴趣，再有这个智慧。

所以，你首先要培养的是自然属性，然后再培养他的社会属性。如果先培养社会属性，自然属性没了，那你这个人就没有根了。

培养了一堆伪娘，最后社会就乱了，各种各样的疾病、社会问题会越来越多。

田　原：这话说得好，男性的本质是什么，它是一种阳刚的力量，这些力量可以体现在做饭里边，也可以体现在各个事情当中，但并不是说你搬山去，你就是个男人。

中里巴人：对。为什么现在《让子弹飞》这样稍微有点暴力的影片，好多人喜欢看？因为压在最深层的那种阳刚，是男人的属性，他就会同忾相求这种东西。而且以前的很多词汇，现在都没有了，比如说"怒吼"，现在谁还会怒吼？你说你怒吼一个，人家会说你神经病吧，还怒吼，你有病。其实来讲，这些东西才是自然的属性，这种属性一定要找到！然后是什么？实际上就是道家说的一句话，叫"知其雄而守其雌"，你骨子里是雄的东西，但我会表现得"弱"一点，为什么？因为你表现得很平和，光而不耀，不觉得你很刺眼，你就不让人觉得怎么着了。但实际上我知道我要干什么，我知道我的本位是什么。

所以，比如在家，我必须得先是一个很好的丈夫，然后我是一个很好的父亲，这就是我要做的，但是对于我自己来讲，我要做一个很好的男人，这是自然属性，就完了。至于说我当个董事长，再来个局长，那都是外界给的社会属性，这是人的一件外衣，今天你可以穿上，明天就可以脱掉。你是局长，都尊重你，今天你不是局长，明天就没人理你了。所以，这些东西就不是你本来的东西，我也不追求这些东西，要追求，也只追求与我有关的东西。

李　生：你是我儿子，我眼看着你要变了，我不管你，将来你要真的病了，那岂不是更糟吗？我就是这样想的，所以我学习的这些东西，既为我自己学习，也为孩子学习，通过把这些东西写出来，对别人也可能有益，我现在就是这个思想。

田　原：李先生果真不较真儿的话，比现在恢复得还要好。

中里巴人：好一倍，起码要。

李　生：不要再较真儿？

中里巴人：对，千万别较真儿。为什么呢？你就记住一点，所有的教育是没用的，尤其是"我告诉你，你得听我的"，都是没用的！什么是有用的？感动！感动比任何教育都管用。

咱们举个例子，有一个小女孩，十六七岁。她母亲工作忙，每天晚上十点钟才回家，累得够呛。这小女孩单亲家庭。

小女孩说：妈，给我买个iPhone手机。她妈说咱哪有那么些钱啊！你赶紧给我买，不买我告诉你，我明天不上课。于是她妈省吃俭用给她买了一个。

过几天又回家了，妈，赶紧把我的校服给我洗了，明天早上我就穿。她妈说，今天我都累得够呛，腰也不好。女儿就说，你要是不给我洗新校服，我明天就不上课！完了呢，她妈怎么说，怎么给爱，也没用，这孩子就这样。

有一天，她妈找了张报纸，上边写了一个离她们家不远的乡下，有个小男孩，没胳膊，就靠两只脚来编席子。他们家特别穷困，山沟里的生活。然后她妈就说，孩子，咱们去到山里，顺便玩玩，然后看看那小孩，你把不用的文具给人带去吧。那小女孩想，玩啊，行，去！到那个小男孩家一看，正拿脚编竹席呢。编五个竹席，一天才20块钱。再看那脚，都磨出茧子来了，都破了，竹子有刺，还在编。然后写字用脚写，家里都没有蜡烛，就在那借着亮光写作业。

就这么一次，这小女孩回来之后，马上懂事了，给她妈洗衣服，然后学习也努力了。什么都没有，她妈也没教育，就是自己突然地感动了。教育常常是没用的，老师天天给你讲，你也懂，但是真的去做，真心地去做，常常起不到作用，你只要里边有一点点的感动，就有用了。

我觉得您教育儿子，没用，您哪天让儿子感动一下，比您说千言万语都管用。但是这种父爱，可不是说儿子给你吃点西瓜……而是一种自然而然的流露。

我举一个我父亲的例子，记忆特别深，我小的时候，三岁了还尿炕，人家笑话啊，我姐都要笑话，然后我就把被窝赶紧裹起来，也不晒，第二天接着盖湿被子。

然后我父亲知道这事了，我父亲就说，孩子，得拿去晒。我有点不好意思。我们家养了一大花猫，我还把猫搁那，批评那猫，我说是猫尿的。

我爸说猫尿是一小堆儿，你这好，那么大片。不过我告诉你孩子，尿炕的孩子都是最聪明的孩子！然后呢，聪明的孩子就有奖励，只要一尿炕，第二天就给我买糖油饼去。

我们那会，你想，七十年代初，穷着呢。我记得是1971年，我三岁的时候，能吃点糖油饼，那可相当不错！我一人，给我买两个糖油饼吃，然后我姐就看着，为什么呀？因为这是奖励给聪明的孩子，尿炕的孩子。

这种东西，你不用说不许尿炕！哪有那么大孩子尿炕！啪啪给他屁股两巴掌，那就天天非尿不可。可是自从我父亲给我买了糖油饼，我印象当中，总共没买了几次，顶多不超过三次，我就不尿炕了。

其实人知道什么是羞耻，你就是给我买糖油饼，我也不爱尿炕。但是他的这种方法，让你心里很放松，我尿也没事，不紧张，反而不尿了。所以，感动的东西对人的教育最大。

李　　生：我懂这个道理，但我不会做，教育上不周通。

中里巴人：所以孔子说那句话，"不言而教"，你言了就不是教。

我觉得啊，起码您首先意识到，比如您也知道教育是无用的……我觉得您现在意识到这一点，然后才能去改变，如果没意识到，觉得我舍出老脸去了，即便你不高兴，我也要把这话说了，哪怕你以后后悔，我现在一定要说，可说完了有什么用啊？只是增加了一种抵触，他不会有任何感觉，反而激发了他的逆反心理。

所以古人说，"半部《论语》知天下"。孔子的《论语》当中，实际上就说了两个字，曾子说的，"夫子之道，'忠'、'恕'而已"。所以半部《论语》，就讲一个字，"恕"，"宽恕"的"恕"。

这个"恕"字，不光是要宽恕别人，更要宽恕自己。人为什么老觉得烦恼，就是不宽恕自己。老想着这事，做那么差，哎哟，我又把谁得罪了，哎哟，这不道德了。

所以，孔子这宽恕，首先得宽恕自己。自己不解放自己，谁能解放你；自己不原谅自己，谁能真正原谅你；自己不心疼自己，谁能心疼你啊。所以首先宽恕了自己，才有可能去宽恕别人，才有可能去感动别人。

田　　原：的确，到了李先生这个年纪，改变已经形成的思维和习惯不容易，不过，这次李先生正是带着这个困惑来的，所以，疾病，孩子，纠结等等都可能是您改变自己的拐点，您说呢？

第 8 幕　欲望与能量

田　　原：李先生现在坚持饮蔬菜汤。饮食上，您也有自己的探索。

李　　生：这个饮食啊，主要是根据我身体的需要，我体质偏寒，我就多弄点热性的红萝卜，如果寒性呢，就放点辣萝卜，或者再放点黑豆、白菜这些东西，我根据体质调整我的蔬菜汤，煮出来，晚上我就喝这个东西。

喝蔬菜水，我就是随便，有空就捡小白菜，或者买一些比较便宜的菜，只要不坏，也没事。买点白菜，切了，又加上一个白萝卜，放里两根胡萝卜。

连续三天，晚上我就不吃饭，就喝这个。热的。喝完了，就吃董医生给开的方子，排毒。这两天大便都是深绿色的，后来到了第三天，就不是这个颜色了。人身上的毒可多了，我自己排浊、排毒排了那么多年，我现在身上还有毒。所谓排干净了，只是个相对的概念，某个时期你可能排干净了。

田　　原：就像咱们住的房间，每天开门进进出出，如果你不向外拎垃圾，屋子里边慢慢就成垃圾场了。

李　　生：所以我晚上只喝蔬菜汤，有什么好处啊？一个，晚上肠胃没有负担；另一个，省下来的吃饭时间，我可以学习。你想，如果你吃完饭学习，那肯定血液都到胃里边去了，所以这个时候学习影响我的消化。这样，我喝点东西，就可以在晚上增加一个小时的学习时间。

田　　原：中里老师觉得李先生这个生活习惯怎么样？

中里巴人：挺好，没问题。

田　　原：李先生喝菜汤这个习惯，让我想到我们的编辑在做《吃对你的蔬菜》这本书的时候，提到一个理念，人为什么要吃蔬菜？因为这个"蔬"字，不仅有"疏通"的意思，而且它是对身体的一种清理和净化，实际上就是要人回到一团"清气"的状态。

中里巴人：这个感觉太好了。就是气跟气之间的一种交流，甭管您是人还是植物、动物，始终是同气相求的。

实际上我觉得，咱们的中药，其实主要就是取其味，这个气息能感召五脏。不同的气息能够让不同的脏腑敏感起来，运动起来，兴奋起来。它兴奋起来，功能就增强了。

比如有的人就愿意闻汽油的味道，有的人就不愿意闻这个味道，一闻就觉得恶心。这个是什么原因？实际上，比如像汽油，这个味道跟谁相通？比如跟五脏里的肝脏相通，可能说是肝气虚的时候，需要这个味道，肝有火的时候，它可能就不需要这种东西。就是举个例子，具体是个什么东西，我没去勘查。还有人，喜欢吃某种味道，有的人就是喜欢喝醋，愿意尝那个东西。

还有听觉，五音配五脏，比如出现了一个声音，这个声音你肝脏喜欢。为什么肝脏喜欢呢？比如当你暴躁的时候，你可能听了这个声音，就平静下来了，实际上这个音和你的肝脏是相通的。

药也是取气和味。比如说柴胡吧，柴胡这个味道，肝就喜欢，它和肝相通。为什么它就走肝呢？因为这个味道它会持续不断地刺激肝，所以只要一进去，它就会到肝那儿去。到那去有一个什么动能呢？它会把血液更多地引到肝那儿去。实际上不是柴胡起的作用，而是你自己的血液到那去修整了。

田　原：柴胡是个领路人。

中里巴人：诶，是个引子。就因为柴胡这个味道，它就能把血液引到肝那去，肝在那吸收它：哎哟，这个味道适合我，我就吸，但得有一个载体。其实身体里，我要的不是柴胡，我要的是新鲜血液来修复我这块地方。

我觉得啊，人有两个动能，一个是"能"，一个是"量"，其实就是一个"气"，一个"血"。你把能、量，或者气、血，当成概念去理解，就没什么意思了。实际上它们是可以用的东西，"气"和"血"都是咱们可以随时用的，是一个很实用的东西。

这个气、血，气是"能"、血是"量"，这俩不是一个东西。

我们说这人有能、有气，这个血就能动；如果没有能，没气了，这个血就停那了，就一死血。所以，经络是能的通道，血管是量的通道。当人体没有"能"的时候，即人死的时候，血管里边的血还有，而且还在流，你扎一下，还能流出来，但是他没有能的通道了，这人就完了。

所以人主要是靠"能"，也就是中医所说的"气"，这个东西来起作用。这就像是电，电主要是靠电压来产生作用的，电流是因为有了电压，才能够推动机器的运行。

从这个角度来讲，"血为气之母"，这就有点问题了。"气为血之帅"，这没问题。"血为气之母"，血和气这俩字等同了，实际上它并不是等同的。

所以对于五脏来讲，谁是能？谁是量？

实际上，能就是"心"。咱们说的心，不是肉体的这个心脏，是带有精神、意识和灵魂的东西，它能够产生"欲望"。"欲望"就是人的动力。没有欲望，就没有动力；有多大的欲望，就能吸收多大的气。

这也很好举例，我端这个杯子，就不需要多少气。我要是端一个杠铃，我就得先吸一口气。

田　　原：有多大的欲望，就产生多大的能量。

中里巴人：按世俗来讲，觉得人应该无欲无求，恬淡虚无。实际上能做到这样的人，他往往是有"大欲"的人，而不要那些"小欲"。这在佛教里叫做"愿"，你得花多大的"愿"，才能有多大的"能"。

什么是"小欲"？打个比方，今天赚了钱了，明天赚了钱了，很高兴，这往往是一种"小欲"，这种"欲"没有多大力量，它的"能"是分散的。就为了仨瓜俩枣的，你就不可能有多大的能量，因为你欲就小。大欲，常常是一个大的愿，才会有一个大的能量。

所以在五脏当中，心想干嘛，其他四脏就配合你要干嘛。

田　　原：这个角度说得好。我在董草原那里也采访了很多癌症患者，发现人的精神体是个很重要的因素，就像中里老师说的，其实很多人担心自己得病，结果到头来还真得了，这也是一种愿。老百姓说怕啥来啥。

另外一方面，这个"欲望"，或者说"心愿"，其实也被这个时代"浮躁"了。落实到个人身上，比如失眠的人，是真的失眠吗，其实心里不愿睡，这个心理挺深的，是不甘心短暂的"死亡"。想长命百岁吗？没人不想，但是也还没有和那个心灵最深处应答，还有很多人病了，想好，但是就是治不好，其实还是他自己不想好。这个愿力没有真正出来。所以什么人能真正驾驭自己的心呢？

中里巴人：对，实际上还是个昏君呢。

田　原：我觉得我们自己有时候极其分裂，咳，不如说常态就是分裂的。比如我自己，失眠的时候，就会和那个"我"沟通，不管她代表什么，你总得和她讲明白，睡觉的意义。她真的听见了，听懂了，就很快睡了，哪还有什么失眠！心灵啊，没人说脾灵、肝灵什么的。

中里巴人：对。比如"天尊地卑"，为什么"脾"的旁边是一个"卑"字呢？因为它是代表地的。地卑，脾就代表地。

"肝"是干嘛的？它就是为了人体干事的，你要干大事的人，就得肝脏强，肝为将军之官。肾呢？是作强之官，上面一个"臣"字，过去的繁体字是一个"又"一个"臣"，它是一个对应君主之官的臣，它也能产生欲望。但是它的这个欲望，和心产生的欲望不一样，它是一种本能的欲望。这种欲望也很厉害，它能让人感觉到强壮。要在人世当中，你想体会强壮，肾不行，就体会不到一个人的强壮。

但是，如果真要想在宇宙中强壮，你心不强壮不行，因为心是最空灵的一种强壮。它这个强壮，本无所谓强和弱，就是一种空灵的状态。但要是落实到人上边，就一定要肾强，它是心的臣子，是"作强之官"。

田　原：先天之本应该是心。

中里巴人：没错。所以你得知道什么叫"能"，什么叫"量"，所以真正来讲，最先天的就是心。你到医院里，你看有的人，到医院去检查，气血也不足，但是他整天还是精神抖擞。那是靠什么呀？靠心，靠他的能，靠他的精神！有的血色素都只有4g了，还干活儿呢，那个血色素15g，干不了活儿，整天睡觉，为什么呀？他没有能。

所以有的人"能"很多，但他缺点"血"了，只要往里补血就可以。但是有的人如果没"能"了，你再吃有营养的东西，到里边也是一潭死水，没了作用。

田　原：咱老百姓常说"瞧你那点儿能耐"。这能耐就真是个人不同吗？还是其实有能耐，只是被遏制住了？比如一个懒人变勤奋了。

中里巴人：至于这个"能"要如何产生？从治疗的角度，已经积攒的好多脏东西又该如何处理？这个李先生说得对，先把寒气去掉，这非常重要。

寒气这个东西，寒凝血滞，寒一来了，血就流动缓慢了，这等于在无形之中每天在消耗你大量的热能。实际上如果是寒气散的人，这血自己就流畅了，也省了好多能，里边的就被解放开。但如果有寒气竖着，就不行。所以三层，寒气在最表层的，是表寒。在后背上寒气最多，所以为什么有人拔罐或者刮痧，就觉得舒服，出汗啊，就觉得挺舒服……表寒没了，可以起到一个延缓衰老的作用。但只有把里边真正的寒气去掉，你才能达到脱胎换骨的程度。我觉得，对于一个人来说，真谛在这儿，人就应该回归自己的本来面目。当我出生以后，在我死之前，要找到我的本来面目。人生就是一个回归和重生的过程。

田　原：精彩的人生就是一个回归和重生的过程。所以一些苦难或者疾病，才是重生的拐点。山重水复疑无路，柳暗花明又一村。只是有人得到升华，有人白白遭罪。

第9幕　裹着艾叶的肚兜

田　原：清气是我们生命的能量，就好像世间万物都需要呼吸清新的空气。一旦它混浊了，不通透、不流畅了，人就要遭罪，要不舒服，要生病。是什么混浊或者凝结了我们的生命之气？"寒"，是一个重要的因素。

中里巴人：在这之前，我还真没有深入思考过癌症这个东西。可能我思考最多的，是我如何不让它形成气候，我让这个气顺。

比如说清气，如何让它周流一身，不让它积聚。没有积聚，没有浊气，就没有瘀血，气滞则血瘀么！寒凝则血滞么！从外边来讲，是寒凝让血停了下来，如果这个血不停下来，老是周流不止，老是新鲜的状态，是应该不会得癌症的。因为它在某些地方堵住了，这堵住以后呢，它过不去，过不去也是能量的一种积聚，这种积聚呢，产生的还是一种能量，或者叫负能量，这种负能量会形成癌症。这是按我的思维去分析，可能是这么回事。但是癌症到底是一个什么东西，那天看了您和董草原的访谈，他说癌症的能量很大，是一个巨大的热能。

田　原：阴阳力亢进形成的一个热能，生命体。

中里巴人：嗯，比较亢进，它的温度本身要比一般的细胞高，这是他观察的一个结果。李先生呢，他认为这个结果之源，是受寒气之后产生的积聚。所以来讲，从表面现象来看，一个是他的体质，到底是热还是寒，还是因为外边有寒，里边包裹着热，热散不出去了，造成癌的积聚？还是因为本身这就是一个热的东西，它本身吸收好多能量，造成身体其他地方缺血，寒了？所以来讲，这个东西是因是果？我不太清楚。

其实我觉得这个在李先生的实际体会之中还是会有的，我想问的是，从您对癌症的认识，您觉得是给它先切掉、化疗啊，还是说，按您现在这种感觉来讲，自己就能够把控它，还是说觉得自己还不能把控这个东西，还需要先把这个结果去掉，然后自己再慢慢修复？

李　生：我这个癌症的原因，我思考了很多，董草原说是热，但其他人都是说寒。我是这么认识的，因为寒变成了滞，郁滞又化热，实际上我觉得很可能还是因为寒，它是热不假，但是很可能有一大部分，不是全部的，这个热有一部分就是因为寒，变成了郁，变成了滞，郁又生热，是不是这么一个过程，我也弄不清楚。

田　原：我认同李先生的感觉。我一位朋友的父亲走了以后，她常和我谈起，说她父亲基本上不吃蔬菜，不吃水果，但特别喜欢吃肉，在父亲得肿瘤的前几年，感觉他老得特别快。但他真正得了肝肿瘤，他的小腿是冰凉的，怎么捂都很难捂过来的，那种从里往外透着的寒凉。后来我就经常琢磨，实际上，首先是他气血代谢受阻。也许体温都不是正常的体温了。而恰恰肝脏主春天，主生发，所以更需要温度和新鲜气血。所以最后导致郁久化热。表面看来似乎是热性的。我觉得只要运化不好了，都能成为一种寒。

李　生：我是一个寒，一个饮食，情绪是个导火线，加速了它的过程。造成寒的东西太多了，受冻是一方面，再一个是吃的问题，还有一个，跟你的心情各方面都有关系。我本人原来受过寒，所以在治病过程当中，有一个深刻地体会。比如我用艾条去灸肚子，我灸了二十多分钟，肚子里咕噜响。以后，夜里上了好几次厕所，有湿的，还有很硬的、蛋一样，一个、一个的。后来有时我会用电暖宝，结果也是腹泻很严重。还一个我泡脚，我觉得我这些措施很好啊，现在倒过头来想一想，都跟排寒有关系。

田　　原：我看您穿得挺多。

李　　生：我穿得多。不怕你们笑话，你看，我到现在还穿着肚兜呢。（笑）

【画面】李生说着就解开衬衫，果然贴身穿着一件肚兜。

李　　生：你看我这有什么东西？这是艾叶。

田　　原：真的是。用艾叶做在里边。穿了多长时间？

李　　生：有一年了吧。

田　　原：热吗？

李　　生：热倒不热。我觉得这个效果，是无形的。这个人吧，如果要长寿，后背要刮痧，要进行锻炼，再一个要暖腹。所有阴经都聚到小腹，小腹最怕的是寒，人要长寿，小腹必须要常暖。

我从去年冬天开始，我就弄了一个宽的带子勒在腰的位置，再在后边立一个，把背容易受寒的这一块也护上，这是冬天。夏天呢，我就把后背的去了，光要前边的那个。

我这是为防寒。后来我发现，它还有一个作用。什么作用？减肥！为什么能减肥呢？我原来这样做好了，用拉锁一摁，就摁上了，原来长度正好，后来越使越长了，我就发现肚子周围越来越小了，就想着它可能有减肥的作用。

田　原：中里老师对这个艾叶肚兜肯定感兴趣。（笑）

中里巴人：李先生这个调养法很不错。下身啊，一定要注意保暖，这是最好的养生方法。因为什么？因为人的"火炉子"在心脏，这块儿不怕冷，能量最足。可是到了四肢，四肢是末梢，它这血液最容易过不去。血是热的，鲜血过不去，就瘀在那了。它下不去，谁就会乘虚而来？寒气！它乘虚而来，你再不保护点，你再把寒气给引进来，就麻烦了。既然没有热气下来，那我就先不让寒气进来。

李　生：中里老师说得太对了。我排寒有一个很重要的，就是"泡脚"。我泡了两个月，发了一次高烧，我好几年都没发过高烧了。泡脚，我觉得是给身体增加能量了。

按照韩国一个专家的说法，泡脚，头一次，如果不是身体很差的话，一定要出汗。穿上个布衣服，出汗，出得多一点，你再看看衣服上是不是黏的。如果是黏的，就说明你没出透，再出大汗；一摸一看不黏了，再出的时候，要出微汗。听起来我觉得有些道理，这是一个。

再一个，我当时复发以后，开始泡脚。那会儿我在大闺女那住着，吃完午饭，我就提上一点糖水，放点姜，到太阳底下晒。5月份的太阳相当毒，在那坐着，喝水。一喝水，身上哗哗地出汗。

田　原：汗出多了不会虚弱？

李　生：不会，就连拉肚子的时候也不会虚，拉完肚子之后，吃得更多，更舒服。所以我还专门写了一个"向腹泻道歉"，我说这个癌症，实际上就是"在排寒中康复，在排毒中康复，在腹泻中康复，在排气中康复，在出汗中康复"，就是这个过程。

中里巴人：我觉得是这样，人呢，有两个能量，一个是正能量，一个是负能量，都会趋向于让人更强。但一个是天使，一个是强盗。强盗它也是能量，但它只是一个负能量而已，只要能量能被利用，就有正、有负，而且都会有相对应的气血来供给它，给它持续不断的营养，让它壮大起来。所以为什么有人常问一个问题，老天为何不惩罚恶人？常常是那些"能"较弱的人，他越会这么问。实际上恶人，可能在天来看，他是个能量足的人。你要是一个能量足的人，你必然要吸收更多宇宙间的能量，老天就会给你供给能量，即便是强盗。强盗他为何强啊？因为有能量，他有他的气场，只要这个人在这占位了，旁边就有一个环境来滋养他。就像这里边有癌症，这癌症很厉害，那旁边就有好多血给它供养，可能就是这么回事。

这个养生养的是什么？从某方面来说，实际上就是用鲜血来替换供给癌症的瘀血，用清气来赶走浊气，用正能量来转化负能量。

田　原：转化，而不是赶走它。

中里巴人：对。你也很难将它赶走，它是能量，你给它转化，变得利索，接收过来，就成了正规军了。

田　原：你如果想要消灭它，反而有可能两败俱伤。

中里巴人：没错。实际修回来的是人体的一种能量，你只要把它的磁场给转换了，本来是不同的，你把它转换成跟你一条路线就行了。当然，这只是一个思路，如何去转化，那就是慢慢去悟的事了，但是首先得看到能转化，而不是说，你用你好不容易增长的体力，来跟体内的东西对抗，而且一旦它在体内形成气候了，你想跟它对抗，很难，你只能是转化它。

第10幕　胎儿滋养了癌症母亲?

【旁白】李生系好衣扣，肚兜又重新被衬衫隐藏起来。但似乎能够感觉到，肚兜里的艾香，就着身体的温度，悄悄打开自己的系统，与体温互融，如中里所说，继续默默感召气血。

李　生：田老师，我就想着，这个排体寒，实际上就是扶阳。这个扶阳对人体来说是很重要，是必要的，但不是唯一的。都认为是唯一的了，那就错了。

我院子里有两棵月季花，前边是两层半的小楼房，北边一棵，南边一棵，都是一样种，向阳的那棵长得很好，北边那一棵连一半也没有，差得多了。这就是阳气、温度的问题。但如果只靠这个阳，没有土地，没有水分，没有养料，那也不行。所以再重要的东西，也不是唯一的。

田　原：大约15天前，房山那边的山上有野桃树。当时在山上玩，看林的人就给我砍了两枝，我就拿回了家。上边还有很多花苞，就要开花了，但是我要回城里一趟，得扔在房山家里半个月，我说这俩桃枝插在哪呢？后来有一个纯净水瓶，喝了一半，我就在里边插了一枝；另外一枝，我就找了个酒瓶子，接了点自来水，插进去。

结果前天我又回去，一看，纯净水这个活得挺好，所有的花瓣全

267

开过，都落下来了，还有几瓣还开着，不仅如此，还抽芽了，刚拿回去的时候是没有芽的；但那个用酒瓶子装着的就枯死了。

它们俩是同时没见到阳光的，因为我走之后把窗帘全都拉上了，怕有灰尘。结果用纯净水瓶的开了花，抽了嫩绿芽，特别漂亮，每一个尖上都长出来了，那个自来水的完全枯萎了。这个时候，阳光不是最重要的了。

中里巴人： "一方水土养一方人"嘛，这水土不行，养不了这花。

田　原： 我们凡人，固然看不见身体内的环境，实际上它和我们的自然环境、人为环境是一样的。

中里巴人： 实际上有些病啊，看似在这里边长的，其实这外边全是病。这个病，实际上它有一个光环，光环里边都是这个病，周围的环境，你与同事的关系，实际上都是这个病，各个周边都滋养这个病。

田　原： 多种因素都在促进这个病的发展壮大。

李先生癌症发病之前，单位里的不如意，对父亲的无奈，妻子的不理解……好多事情都是这种负能量，压迫着他，他就对抗。当这种负能量和你的正能量发生了对抗之后，实际上你是用身体好的气血在对抗，最后你伤害了自己。

李　生： 虽然不克，但好像也不相容，就是这样一种状态。

中里巴人： 有时候是这样，如果是正面地对抗，这个问题好解决。就是它往往还不是一个正面对抗。这好像一个什么东西呢？比如说，我是正规军，这是敌人，我们俩人都是对垒的，好打。就怕什么？敌人也活捉了，可便衣在我这里边了，我想打也打不了，我打谁啊，都在里边了，又是敌、又是友，就这种很纠结的东西。

田　　原：因为生活中根本就没有黑白分明、爱憎分明的事儿，有事、有人和你扯着骨头连着筋。

中里巴人：所以得病得在这里，真正是对抗呢，它内部的能量是顺着的，一致的。凡是一致性的，都好解决，凡是这种胶着状态的，那就解决不了。

还有呢，胶着在人体里的是什么？就是湿气。湿气是重浊，在里边黏稠在一起，遇点热就变成痰了，遇到上火就变成热痰，遇到风寒就变成寒痰，这就是胶着的东西。然后胶着的东西又会影响到什么呢？心理状态。心理就也是同样的胶着，有什么样的生理状态，就有什么样的心理状态。

人际关系也是啊，有时候觉得，他是在反对你，但是他是好意啊，我反对他又怕伤着了他，你说这个东西，真的很胶着。所以这个东西如果不解开，根源的病也就不好解决，容易复发，在某些环境下又感召起来了。

田　　原：也许思考和预防癌症，不如思考我们的生存生态。

李　　生：我觉得癌症是一种必然；得的人越来越多，也是一种必然；看不好，也是一种必然。为什么看不好？就是不治之人遇到了疑难之症，就变成了不治之症。像那些把钱看得很重的人，不相信医生的人，还有过于固执的人，这些都是"不治之人"。如果再遇到了庸医、损医，再加上假药、劣药，他们共同造成了绝症。

得了癌症的人，一不怕癌症，二不遇上错误的治疗，就这两条，治愈率就会提高很多。

癌症就一定等于死亡么？首先这是一个观念上的问题，第二个，现代流行的治疗方法，的确也存在一些问题，治疗的方向错了，再加上这个病本身确实难治，但常常不至于在极短的时间内快速造成死亡。

其实很多人是自己把自己吓死的，精神一下就崩溃了。但这个病为什么难治啊？因为癌症的根本原因不一定是表面的现象，它是一个转归的过程。它转到肝上、转到肺上，但开始不一定就是这个肝和肺的原因。但是这个病，现在表面上就看到个瘤子，就把瘤子给你切走了，没有治到根上，所以这就是疑难杂症。

中里巴人：李先生，您觉得按现在的水平来讲，当初如果不做手术，能不能自愈啊？

李　生：对这个问题，我是不能肯定也不能否定。为什么？吃中药把它消走啊，我认为从理论上是可以消走的，但是哪里去找这样的医生，这是个问题。

像我爱人，1985年做的手术，胃癌。1995年就发现肝上有个东西，当时说是肝囊肿。一年半以后，在山东的千佛山医院做了一个手术，手术吧，囊肿太大，把右肝都切走了，把胆也切走了，又活了，活得还挺好。到了2003年，她左肝上，原来是右肝，后来左肝上又长了一个。再找主刀大夫，他不敢做了，因为之前手术的时候，血压降到零，是抢救过来的，手术台上人差点就走了。到北京以后，中日不敢做，最后没有办法，找了名医手术，做完以后，很快就恢复了，但她没有化疗。

我这个癌症，你看她2003年10月做的手术。我是2004年10月，我的发病跟她的这次得病也有点关系，当时推给谁谁都说不敢做，当夜我就病倒了，所以第二年我就得病了。

田　原：您爱人经历了几次劫难，最后都活了下来，她的性格是否有所改变？

李　生：应该来说，还像从前的样子。

她是这样，1985年以前，身体很弱，1985年以后，身体慢慢有所恢复。我觉得，一个是她做完了手术之后，当时没有化疗，我觉得如果化疗，恐怕就不行了。再一个是，我们那有个老中医，看脾胃比较厉害，能疏肝健脾，也有好处。

还一个，一年以后我爱人又怀孕了，又生了一个孩子，现在就在北京上大学。这个戏剧性的问题，从现代医学的角度看来，问题很严重。但是她生了孩子之后，身体更好了。

当时都说，得癌症了以后，是绝对不能怀孩子的，对身体、体力、营养各方面都是一个刺激，人很容易就走了。一开始我们很相信这个问题，结果事实不这样。后来是看了台湾妇产科专家庄老师写的一篇文章，说女的得了乳腺癌，一定要怀孕、生孩子，当时很多医生都反对她的观点。但她认为，你再生个孩子，生了以后对母子都好。我就忽然想起了我爱人这个问题来了。

所以说得了癌症，你让人体的新陈代谢加快，我觉得可能也对癌症起到了一定的治疗和缓解作用。所以这个事情，我觉得很复杂，因为最近，我爱人又有一个瘤子。

中里巴人：可能这一怀孕，改善了供血的通道，孩子的供血量，超过了癌症的供血量，这种新生命生长的能量更强。

田　原：认同，这是生命的本能，和自己的秩序。精神方面，对于新生命的渴望和喜悦，可能会战胜一些对疾病的恐惧。

第11幕　回到20岁的身材

田　原：我记得初次和中里老师见面的时候，比现在要丰润一些，但是现在的你，更接近一个修道者的状态，似乎身上多余的水分、脂肪，都被你拿掉了……

中里巴人：这其实是一个"转换"，或者说"置换"的过程，把脏的东西逐渐拿掉，把新鲜的东西赶紧填过去，实际上体重没减。

田　原：体重没减？但人看上去瘦了！

中里巴人：还有就是把里边心的能量给释放出来。

你用药，或者用一些方法也好，它能够把表面的浊拿掉，都扫出去，但是，你要想再深挖里边的内容，把深入到骨髓里的脏东西清除出来，这些不行。因为这些都是助力，董有本的药，董草原的药再好，这些都是助力，真正想把里边来个天翻地覆的变化，就得靠心里边的这种愿。所以来讲，那还真的得靠自己。

但是这个愿，为什么现在激不活呢？因为现在走的还是那条惯性的路，你已经忘了你的自然属性，你本真想往哪个方向走，不容易走，有好多的干扰在抻着你呢！所以，比如我在修炼的过程之中，为什么会有烦恼？首先就是因为浊气、浊水或宿便，我先把这些有形的东西去掉，呈现一种空灵的状态，身体它才能知道，气血究竟该往哪走。然后，清肝脏。肝主四肢，四肢里边的毒素清除完了之后，这一块的空间没有了，身体就会产生新鲜的血液来填补空间。肝藏血，肝里的血液多了，血液到了骨骼、肌肉这些深层的地方，变成人体的精华，变成骨髓的东西，这东西再储存起来，骨髓与人体背后的脊椎相通，就把脊椎充盈了。

你看人老了，为什么骨骼就脆，疏松了，就是因为脊椎里边不充盈了。咱们要做的，就是把里边填满。为什么道家讲究"还精补脑"？为什么要补到"脑"上去？头为髓之海，就把这个精髓的东西，让它重新归到髓，归到根上去，实际上这儿才是根，人体的树根，它自然会产生能量，像原子弹一般的巨大能量，你不用去管这个能量如何产生，这也不是咱们就能够表达清楚的，咱们需要做的，就是给它扫清障碍，身体自己就知道如何释放这个原子弹。

所以修道的人，常常不需要练肌肉，为什么？因为当你骨骼充盈的时候，肌肉自然会获得滋养，它既然就这样了，就饱满了。但是如果你骨头很疏松，然后你天天练肌肉，肌肉看似很饱满，那也是外强中干，里边松着呢。真正有劲的力量，它的发源点不在肌肉上，骨头有劲的人才真的有劲。

这骨头相当于无数的肌肉，真正有劲的是骨头。然后第二有劲的，也不是肌肉，而是什么啊？筋，筋腱，那是有劲的。最没劲的，看似很有劲的，才是肌肉。所以，真正修炼精髓的人，多是干巴瘦的人。

田　原：如何转换？

中里巴人：凝练，我集中起来，我只要精髓的东西，多余的东西我不要。真正有用的东西是骨髓，打个比方，就像我是有钱的，但是有人把这钱一堆，满屋子都是钱，而我就俩钻石，我俩钻石顶你两间屋子，我要的就是这个东西。

田　　原：大家都想要（笑）。其实说实话，特别羡慕中里老师的身材，我一直有个愿，我想回到20年前的身材。

中里巴人：其实也不难，首先还是得有那个理念，人最爱藏的是什么？为什么有些人容易长赘肉？因为那些都是多余的。多余的东西是什么啊？还是那套理论，三浊。为什么这一按有个坑？有浊水。为什么这鼓起来了？有浊气。要想把多余的东西弄掉，就得把三浊——浊气、浊水、宿便弄掉。所以，赘肉和肌肉是不同的，肌肉应该有肌肉的含量，不能一摸软绵绵的。肌肉就像一个弹簧，你用的时候我会饱满，不用的时候就没有饱满的必要，因为这里边灌注的是气。

田　　原：推腹、跪膝、金鸡独立，然后培养脾胃。

中里巴人：可以，但是存在一个问题，一不用药，它又不动活了。人体是这样的，它具有多大的需求，就会产生多大的动力。有人的身体没太大的需求，等于是我看到桌子上有土，我就给扫扫，吃点药，就把这些东西给打扫了。有些人却想把整个屋子，包括地板啊、角落啊，全都彻底地收拾一遍，这俩的需求是不同的，后者需要扫到更加深层的地方。什么是深层的地方？筋和骨是深层的地方，肉是浅薄的地方。

举个例子，拉筋法为什么对好多人来讲特别有用，它有点类似于瑜伽，它能拉到深层。你普通的敲打敲打，它触不到深层，没有动用那么大的血容量。但是现代的瑜伽常常有一个问题，他们只练韧带。

田　　原：没有练到更深层次的东西。

中里巴人：对。实际上瑜伽托的那些筋，筋的另一头是脏腑，您一托，每个姿势都托着肝呢！这才叫瑜伽。您托半天，还没托着肝呢，就收了回来，这样来回抻，结果韧带都拉伤了，也没触动到肝，这练也没用。为什么好多体操运动员，或者练舞蹈的，最后一身的病？他没练到脏腑那个头上去，等于是肢体和里边的五脏是割裂开的，光练肢体了，里边五脏没练。练进去，这才能触及到最深层。

田　　原：你撞门的那些方法，是不是也属于练五脏的一种？

中里巴人：这个撞门找的是里边的动力。实际上很多人都不知道这动力在哪，比如说我搬东西，老觉得回家练练肌肉才能搬得起来，实际上最后搬起来是肌肉么？不是肌肉。肌肉就像一辆车的轱辘，车快不快，跟那轱辘没关系，关键是发动机！里边的内脏、骨髓里有一股劲，然后灌注到胳膊上，胳膊才有劲。你胳膊虽然很粗，但如果你五脏六腑都有病，那你根本就使不上劲。

田　　原：那我们回到具体方法上来，可以先推推腹？

中里巴人：推腹，练练仰卧起坐。先做仰卧起坐，但是做的时候有一点需要注意：一般人练仰卧起坐哪疼？脖子疼，肩膀疼，腰疼，这都有问题，因为这些地方都不应该使劲。你练仰卧起坐，一定要肚子疼。

田　　原：就是运用腹部的力量来使劲。

中里巴人：就用中脘鼓肚子。

田　　原：一天练多少次？

中里巴人：10分钟。

田　　原：有饭前饭后的说法吗？

中里巴人：这倒无所谓，别刚吃完饭做就行。练完以后，肚子有劲了，然后就推腹，一定要把肚子里边有结点的地方给推开咯。

田　原：这推腹的手法似乎不容易掌握。

中里巴人：先把指甲剪平，然后两只手变成两个小铲子。

田　原：铲着推啊。

中里巴人：就像铲锅一样，慢慢往下铲，有的地方哟，怎么那么疼啊，来一罐拔拔，或敲一敲，这都可以。如果平常摸着肚子冰凉，证明还有寒气，还得拿个热水袋捂着。还要补充一点，这些不是这三下、那两下就完成了，比如敲吧，至少二百下，就跟这块干上了；推，老得推，不能东推一下，西推一下，没用，要推就推这，一推推十分钟。

田　原：就一个地儿？

中里巴人：这一个地儿不是随便的一个地儿，是你觉得它有问题才推这。推完了以后，你可以拔个罐，也可以拿个热水袋捂捂，再温化温化。为什么它会结呢？可能有寒滞啊，有气滞啊，各种方法共同作用。敲打完了以后，再做仰卧起坐，或者做完仰卧起坐再敲，都行，这是第一步。然后就可以跪膝了。跪膝，可以跪着走，就把气血引下来；也可以往后压。

田　原：抻着胃经的那条经络。

中里巴人：对。这个做到什么程度？比如我开始的时候膝盖不疼，越做越疼，这就行了；或者我的膝盖本来就疼，做完了不疼了。这什么意思？因为鲜血引下来了，不管原来有没有瘀阻，它冲开了，上边就形成一块很大的空间，有利于血液的再循环。这一套做完了以后，有的说肚子里有浊气，有的人是有浊水，有的推了半天，跟我说，推完估计血液是好了，但好了又越来越多了，怎么回事？实际上推动的不只是肚子的水，腿上的水也上来了。因为开了一条通道之后，腿下边的脏东西，就会上来，所以越推越多。

有的人推完了以后，原来还没事，后来一推说老打嗝，后来说头也晕了，也恶心了，说推坏了。实际上不是这么回事，而是你把"马蜂窝"给捅开了。原来死的一推，现在这浊气发出来了，浊水也上来了，让它来，然后往下引。

田　原：这加一起，我看得一小时了吧。

中里巴人：对。跪着这个非常重要。你要想强壮，就得跪着，如果你只是满足一个没病的愿，推腹就够了。

田　原：就是说这个方法可以瘦人，也可以壮人。

中里巴人：对。实际上这个方法是减体积的，你有多余的体积肯定减了，如果你要没有多余的体积，你的肉本来就瓷实，那它就减重量，变成精髓的东西。

这个减完一个月之后，再练练瑜伽，抻抻筋。不能一上来直接抻，你血液还没下去，硬抻就是损伤。血液比如说快到膝盖这块了，这时候你再抻抻。

田　原：回家练去，别再一见面，您不认识我了。（笑）

第 12 幕　细品岁月，生命静好

田　原：见面第一眼，我对李先生的耳朵就挺感兴趣。大耳垂肩一般。

李　生：我这耳朵是拽的，原来我的耳朵短。

【画面】大家笑。

田　原：怎么拽的？

李　生：原来我耳朵是往上收的，没有耳朵垂。我没事就在那拽，往下拽。台湾的一个医生，现在退休了，90岁，他说过，一个是往上拽，让排气，然后是往下拽，再往两边拽，使劲搓，反正没事就拽。

田　原：按照易学的说法，您的耳垂长到这个长度，是一个长寿相。如果从这个角度来说，人的命运是可以改变的？

李　生：我是这样想的，人的命运，是不可改变的，又是可以改变的。你作为人，一旦定下来了以后，你就是长这个圆耳朵，长这个鼻子，一些特征很难改变，它是确定的，你的命就定了。

金、木、水、火、土，你哪一个方面有缺陷，你到了哪一年的秋天，正好你的缺陷和天的缺陷合并在一块了，天人合一，那么你生命的最低点和天然界的最低点，它形成了一个交汇，那个地方就是你生命的最低点。如果你是寒性体质，可能那一年最冷，你这关就难过了。

但是话又说回来，如果你能改变其中之一，那你可能就进入到了一个新的轮回。你可能又活了，就不是一年的问题，就可能再多活好几年，这是我个人的观点。所以，你要相信这个命运，但还要不相信这个命运！

田　原：错过了，最少多活十年，最多可以多活二十年，六十年。您谈的是五运六气，十年一个小周期，六十年一个甲子年。

李　生：这我是看了曾仕强的《易经》讲座。对我也有一定的影响。他说孔子，这一辈子当官当不成，四处碰壁。他50岁的时候给自己算了个命，"有圣知而无位"，他什么都不干了，官也不当了，就研究学问了，最终成了万师之表。我就按他的思路给自己算了算，我觉得我的命吧，就是为了癌症患者而生，老天叫我给他们提供一个思路。这种巧，不仅仅是一方面的原因。

比方说，我爱人是1985年得的肿瘤，可能不是那种很严重的肿瘤，这对我来说，是一个前沿准备，要不是我从那个时候就开始看书，否则后来我忽然得了癌症，我可能就跟别人一样，也就走了，所以这对我来说，是个铺垫。再一个，我姥爷吧，他扎针，我那个时候学了点中医，也算是我跟中医早期的缘分。再一个，你看，我是2004年查出的贲门癌，得了这个病以后，我当时就在想，家属得了这个病，都活那么长时间了，我就说，我可以死，但是第一个我不能被吓死，第二个不能叫医生给治死！我是抱着这两条观念。

结果呢，做完了手术，到了2006年又复发了，这个时候，西医如果说能看好，我也就不会走到这条路上了。那时候西医没有办法，同时，我前面见了几个，复发了以后再做化疗，都死了，所以在现代医学方面，堵了我那条路。那时候，废除中医的声音很大，突然一个反弹，出了很多中医方面的书，所以那条路堵死了，这条路却机缘巧合地开了，有些人说这个路可以走，我又接着走下去。

还一个呢，我又没钱了。我后来到处记账，但是我觉得不愿再借了。再说，我觉得借了也不一定行，也不愿意再拖累孩子了。所以在这种情况下，我就觉得……我又爱写东西，爱看书，家里又受过罪。所以，我具备这些条件，让我来探讨癌症的这些东西，不管从经历上，从我的思想上，还是从我写作上，我都有一个比较好的条件。我这个性格同样不善于交往，也不是当官的料。你看，孩子们身体又发现有亚健康，我觉得这都很难说。

我就在想，这是我天然的责任，不管从我家，从社会，还是从各种条件，我都给自己算个命，你就是走这个路了，能有点成绩，你走其他路，你不但救不了自己，救不了孩子，还帮不上社会什么忙。所以我觉得，我俩夫妻都得了癌症，又好了，我不能叫它白得！

田　原：领命了。领了命运之命。

李　生：对，命运的安排。所以我重新学电脑这东西，我就是这样做了。

田　原：李先生给了我们一个很好的结束语。什么是命运？也许只要我们静下心来，是能够看得到它的来路和去路。只不过大多数时候，我们无法静心，也就无法看到自己命运的线路。其实甭管是肿瘤的问题，还是其他疾病，我们这个生命需要抽丝剥茧去认识它，它所表达给你的信息很多，我们得一点点地细细体会，去关照它，大意不得。所以我们从现在开始，从头开始呵护它，一点点细致地品味它，你胃口的改变，体形的改变，甚至是皮肤粗糙度的改变，你都要去观察它，慢慢地，才能找回属于你生命的真正轨迹，否则的话，即便会摁这儿，会弄那儿，这些东西可能都不能解决根本问题。

中里巴人：我觉得您正好说了两点。第一个是像您刚才说的，重新开始。我愿意像一个小男孩、小女孩似的，重新开始生活；还有一点，体会到生活中的每一个感觉。

其实人应该是很敏感的，而我们这几十年来，可能活得都稀里糊涂的，对于喜怒哀乐也不知到底是什么了，什么是忧，什么是伤感，根本没有时间来体会伤感，其实伤感也是一种很美丽的东西。就像看《红楼梦》里的林黛玉……但是你没有静下心来体会，其实生活中时时都有，即便是恐惧，它在心里有时也是一种很美好的感觉，你的肾上腺素在大量分泌，迅速爆发出来的一种东西，一种力量之美。

为什么现代人常常需要寻求刺激？因为人没有感觉，所以要刺激，找着这种感觉。喜怒忧思悲恐惊，其实都是一种美妙的体会！但是人常常是稀里糊涂过来的。我们需要重新开始体会生活，重新像小女孩，小男孩一样，重新体会作为一个男孩，一个男人的成长过程，或者作为女孩、女人的成长过程，这才不枉费此生。

田　原：不枉费一生。

我们像花朵一样，像春天一样……美丽过，男孩子像松柏一样挺立过。但你心里可能没有真正体会，春天里的一株野花是如何开放的，秋天的落叶是如何凋零的，春夏秋冬怎样轮回的，你不知道。只有真正放慢脚步，细细观察，哦，春天原来是这个样子，从第一片叶子开始，你才知道在生命的轮回中，自己与自然的和谐交融，才知道生命为哪般。

感谢中里老师、李先生，无私分享自己的感悟，希望更多的人，能领受到开启自己生命的钥匙。

养生绝招大 *PK*

李氏自创拍打排毒消气操

大家知道，百病起于气，祛病需消气。而且有很多时候，生气又很难避免。为了尽快消除胸中的郁闷之气，把生气造成的危害降低到最小，我试着编了这套消气操，有意者可以试行。即使在不生气的时候，也完全可以做一做，有气消气，无气健身。此操也完全适用于癌症患者的排毒、消气、健身。

一、拍打两肘窝。先伸出左胳膊，并使胳膊与身体保持45°角，手心向上。用右手手掌拍打左胳膊上的肘窝81下。如果能使此处出痧，不要害怕，可能效果更好。肘窝是手三阴经，即肺经、心包经、心经通过的地方，拍打肘窝可以消除心肺的瘀堵。

二、拍打膻中穴。用左右两手掌交替拍打膻中穴81下。也可以用空心拳叩打。膻中穴在两乳头连线的中点。如果是女士，应该是平躺时的位置。此处用力不宜过大。有少数人开始拍打时可能比较痛，可以先用手上的大鱼际，从上到下按揉。过一段时间后，疼痛就会好的。而且越是疼痛，越要按揉、拍打。膻中穴又叫气会穴，它处在两肺之间，左心之右，两乳之中，胃部以上，所以可以预防和辅助治疗心、肺、胃和乳房的毛病。按西医的说法，是人的胸腺所在之处。所以按摩拍打膻中穴有很多好处，这里主要应用它的消气作用。

三、拍打左右腋窝。抬左臂，把手放在脖子的后面，然后用右手拍打腋窝81下。做完左边，用同样的方法拍打右腋窝81下。此处尽管只有一个极泉穴，但这个区域却与心、肝、胆都有关联，拍打此区域，对肝、胆、心都有好处。

四、拍打左右期门穴。期门穴约在乳头下三横指处。双手握空心拳或用手掌都可以，左右交替拍打或按揉期门穴81下或3分钟。期门穴是肝经上的一个要穴，是中国刮痧排毒王王敬治疗一切肝胆疾病所必选的一个穴位。拍打此穴对于舒肝理气无疑会有很大的好处。

五、拍打腹股沟。用空心拳或双手的小鱼际，同时拍打腹股沟81下。腹股沟是脾经等三个足三阴经通过的地方，容易出现瘀堵，所以在很多拍打健身操中都有拍打腹股沟的内容，是所有健身操中不可或缺的。

六、拍打两腘窝即膝盖后面的委中穴、委阳穴。两脚尖内扣，同时用双手手掌，用力拍打腘窝81下。此处如果出痧，效果会更好。腘窝犹如汽车的排气筒，是使人体排出体内垃圾的主要通道。此处又是膀胱经上的要穴，而膀胱与肾相表里，所以拍打腘窝还可以强肾利尿。

七、拍打足三里穴。足三里穴在膝下四横指，胫骨的外面凹陷处。先伸出左腿，脚尖内扣，右手掐腰，左手用力拍打左腿的足三里穴81下。然后用同样的方法拍打右腿的足三里穴81下。也可以取坐式，用两手同时拍打两边的足三里穴各81下。足三里穴是八大保健要穴，是有名的消气穴，可以消胃肠之气。拍打此穴可以健胃、降浊、降血压，拍打此穴好处很多，这里取其降浊、降压作用。

八、点按左右太冲穴。太冲穴在足大趾与二趾两根骨头的交接处，即在足大趾与二趾交接处向上约二指处，当你用手指在两根骨头之间向上推，推不动的地方就是此穴。自己可以用大拇指的侧面，用力向下按压，而且越痛越要按压，直到不痛为止。接着再往下按压，一直按压到足大趾与二趾交接处。每次点按3～5分钟。太冲穴是有名的消气穴，可以消肝经之气。

　　此操中包括北京最贵中医武国忠所说的八虚，即两个肘窝，两个腋窝，两个腘窝，两个腹股沟，是道家秘不外传的排毒养生秘诀。除此之外，还有胃癌患者、自学成才的按摩师陈玉琴救命要穴之一的膻中穴，还有两个有名的消气穴，即足三里和太冲穴，它们个个都是保健和（或）排毒祛病的大穴、要穴，拍打这些穴位、区域，不但可以作为临时消气之用，还可以作为平时保健措施。当你生气的时候，如果能做完此操更好，如果没有时间全部做完，也有重点地拍打八虚，外加膻中、太冲两个穴位。

　　在做此操的过程之中，由于手掌的面积较大，所以一般不会拍打错地方，即使拍打的地方不太准确，也没太大关系，所以请您放心拍打。

——（出自《中医人沙龙》）

健康正能量
文艺版

我们的生命拥有绝妙的弹性，放到天上就是一只风筝，拿在手里就是一把大提琴。生命本就有一支完美的曲子，伏在心里，等待演绎。当我们四处寻觅外在响应，忽略了灵魂的寄主，那活泼泼的血肉，那需索着温度和安全感的本体，才是天作的琴弓。我们每个人，都需学会如何演奏自己的身体。

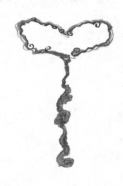

灸火苏醒，燃放出一颗心

楔子 由心开始，由心结束

我总是在想这样几个问题：中里巴人这样的人，对于我们现在这个时代来说，究竟意味着什么？他心中那片花园，藏着多少美丽的秘密，是否可以复制？作为普通众生的一员来说，又如何才能成为一个这样的人，不为名利所惑，知足常乐；细读生命，大智大勇……

简单、真诚、平和、感恩。用中里巴人自己的话说，这种不偏不移的态度，是一种人生的大智慧，而这份大智慧，只能来自于一片"真心"。

于是，我们不妨就从这"心"的角度出发，重新梳理他的言论和所思所想，将他对于许多问题的点滴思考和感悟搜集起来，用飞扬的思绪和想象力加以细细研磨。我们相信，您会由此发现自己心中的那个"神秘园"，并且找到帮助我们走进这片仙境的智慧。

——田原

一个人被风筝拉着跑呀跑
一只蛛被丝线拽着飘呀飘
究竟放飞的是风筝
还是蜘蛛
还是你我

第一篇 "真心" AND "智慧"

如果一个人，不求助医生和药物，就对自己的身体情况了若指掌，自己动手就能把疾病消灭在萌芽状态；没看过多少书，就把人生中的各种问题看得很明白，各种事情都能处理得很好，并且让自己的心境始终留在一种平和、愉悦的境界里头，那我们就会说，这是个有"真心"的人，他因为自己的"真心"而得到了生命的智慧。

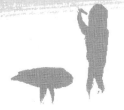

1. 在心里给佛留个位置

"智慧"二字，古代也写作"智惠"，按《新华字典》的解释，智慧就是"对事物能迅速、灵活、正确地理解和解决的能力。"所以首先是指聪明、有才华。后来，佛教传入中国，有一个梵语词，音译过来叫"般若"，意译呢，就是"智慧"，指的是超越世俗虚幻的认识，达到把握真理的境界。

对一般人来说，只要拥有了足够的智慧，就可以远离苦闷、忧愁和灾祸，人生就会被填满幸福感。

那么如何得到智慧呢？

佛家认为，众生平等，每个人都有智慧，跟真正大彻大悟的人，也就是"佛"，没有什么不同。换句话说，佛一般的智慧，其实早就"潜伏"在我们每个人的心里，关键是相信它的存在，并尽早付诸行动去寻找。

即使要如释迦牟尼一样，吃七年大辛苦，也是值得，何况许多苦佛祖都已经替我们吃过，许多罪也有耶稣替我们担了，还犹豫什么？

不管想得到什么，都要讲究一个"真"字。那么，这"真"字又如何理解？

真，本义是指得道的仙人。古代所谓"真人"，就是指存养本性或修真得道的人。这"真"，指示的是一种根本。

许慎在《说文解字》里面说，"真"这个字从"匕"。那个

"乚"其实是个横着写的"人"字，意思是一个人坐着修炼，然后得道成仙，坐上个神秘的交通工具就飞走了，有点像外星人。

那么这"仙人"是如何炼成的呢？还是一个"真"字。真，即人本身固有的实在本质、本性，没有"假"的污染，没有"痴"的遮蔽。把握住了自己的本心，不是升格为"真"，而仅仅是守住了"真"。

真字还有一个古老的含义，就是"身"。真就是身，身就是真。没错，这世上还有什么比我们自己的身体更确实可感的吗？身体就是我们的本原，就是我们的家园，这当然是"真"的！

我们感知，行动，总是要依靠自己的身体，因此要信任身体的每一个决定，重视它的每一个要求，洞察它的每一个细节。我们从身体出发，把一颗心好好地留在家里，守住那片难能可贵的真。

真心，也就是最为根本真实，从而可以发现无边智慧的一颗心。

明代有位叫李贽的哲学家，他认为，童心就是真心。他在《童心说》里写道："夫童心者，真心也……夫童心者，绝假纯真，最初一念之本心也"，"若失却童心，便失却真心；失却真心，便失却真人"。

作为一个现代都市人，你还记得自己的最初一念吗？那种对世界没有偏差，没有遮蔽的认知，究竟是早已在生活中化为了尘土，还是在我们心里悄悄地藏了起来？

保持童心，就是不造作、不虚伪，用一颗真诚的心坦坦荡荡地活着，不受外界干扰，不在世俗的纷扰中丢弃原本的标准。童心可贵，因为它是一个人最本真的一面，最能见真性情。

所以，守住真心，才是真的人。

2. 做乌龟还是蝴蝶

现在的很多人，生活得辛苦。有的时候不是身体劳苦，而是心里累。羡慕这个，嫉妒那个。心里面一天到晚翻来覆去的，像飞在空中的硬币。

有一只乌龟住在池塘里，年年春天都能看到一只蝴蝶在花丛中飞舞，叹道："你看你多牛，每年春天都能这样快乐地飞来飞去，而我只能终年伏在这烂泥里，走几步路就要一天，唉，和你相比，我的生命真是个悲剧！"

蝴蝶对乌龟说："你错了，去年的蝴蝶不是今年的蝴蝶，今年的蝴蝶不是明年的蝴蝶。也许一百年后，你还会在这里看蝴蝶，而我，这个秋天就不在了。"

"原来是这样。"乌龟眨了眨眼睛，"那你怎么还整天这么乐？"

"我既然只能是蝴蝶，不可能变成别的，当然要好好做只蝴蝶，尽情享受属于我的自由和快乐啊！"

每个生命都有自己的精彩和宿命，别管别人，把自己的生命活出彩来才是正经事！

那么人生如何才能实现精彩，如何才能得到真正的快乐？

活得快乐是每个人天赋的权利，但现实中很多人活得不仅不快乐，而且还很糟心，这和有钱没钱还没多大关系。真正的快乐并不难得到，方法也不复杂：只做适合自己的事情。这些事情与你的爱好有关，与你的才能有关，与你的心情有关。

人生总是会有三条路让你选：你能做的、你该做的和你想做的。

才能会告诉你能做什么，爱好会告诉你该做什么，心情会告诉你想做什么。做自己想做的，同时也是能做的、该做的，就是发自真心的，你就会快乐。凡是与这些无关的事情、别人认为你应该做、而对你来说是不想做、勉为其难、很难做好的事情，尽量不去做，因为你做了也不会快乐。所以快乐和自己是正比关系，离自己近一点，就离快乐近一点。

但是对于很多朋友来说，单单这样想的时候，心里可能就会产生一个念头：我付出真心，就一定有回报？如果没有，我怎么会快乐呢？那不是傻吗？的确，每个人都希望自己付出就有回报。但是这份所谓的"回报"应该在自己的心里。只要听从自己内心的声音，让内心很快乐，就已经是回报了，不管你做的事情最后会怎样，不要去忧心考虑。

3. 颜回，不白活一回

在我们的古人里面，真正活得快乐的，个人生活往往很简单。

大家都学过《论语》，知道孔子最欣赏的弟子是颜回。

颜回的生活很有意思："一箪食，一瓢饮，居陋巷"，吃饭只吃一小篓，喝水也只是到井里舀一瓢水，还住在贫民窟里。用现在许多人的眼光看，几乎就像是乞丐一样。孔子之所以很欣赏他，不仅因为他生活简朴，还因为"回也不改其乐也"！

他很快乐，这才是关键。

颜回的生活，可以说是"吃不饱，穿不暖"，那他为什么还会快乐？颜回没有把吃喝住行这些事情放在心上，而是到处游学、办讲座，专心做自己喜欢做的事情，那他就很快乐。

颜回因为好学、节俭、自律、仁爱，是得到孔子赞赏最多的学生，被后世尊为颜子，称"复圣"，他的享庙就紧挨着孔庙。如果说孔子是中国最受尊敬的老师，那么颜回就是最受尊敬的学生了。但是这一切是颜回不可能预见到的，也不是他想要得到的什么回报。所以，真正的儒家，或者说孔子宣传的理念是不求回报的，而只是发自内心地去做想做的事，这些事无论给他带来怎样的结果，无论是好是坏，他都会保持一份快乐的心情。而这就是一种很大的智慧。这样的人生，虽然一辈子没享过什么"俗福"，你能说他白活了吗？

但话说回来，孔子的理念在今天很难推行，因为它在精神上是有高度的，可能会很快乐，但这种行为最后会变成一种忍耐，一般人理解不了这种"忍耐的快乐"。"忍耐"是可以很快乐的，而且是一种高级的快乐，因为一般人受不了，也无从想象。

南非前总统曼德拉曾坐了二十多年牢，出来之后满脸的笑容。他很快乐，但不只是因为重获自由，更因为这段艰苦的经历，让他的意志和心灵得到了常人难以想象的锻炼，而这直接帮助他实现了自己的梦想。所以他即使坐了牢，也很快乐。所以，你所做的事情，如果不是出自你自己的意愿，不是你喜欢做的，那就只剩下了一种形式，做了之后你也不会觉得快乐。

经常出没于电视屏幕的"美女教授"于丹说过这么一句话：我们最理想的状态就是8小时之内属于孔子，8小时之外属于庄子。这是一种过于理想的画面，哪有人能够做到？如果真做到了，就变成精神分裂症了。

无论哪个8小时，只要做到一点就行了：心灵能从生活里面得到饱满的感受。无论这生活是平静，还是跌宕起伏，试着去把握自己内心的节律，而不是外界的节律，心里那把吉他才不乱。

你就是你，如果你是山林间的一棵野草，那么就自生自长，不去羡慕旁边的参天大树。如果是在山谷中的一条小溪，就缓缓流淌，不去祈求成为远处那条奔腾喧嚣的大河。

你就是你，无论是大人物还是小人物，只要真心地活着，心灵就会少去许多束缚，就能得到最大的抚慰和安宁。

4. 有桌子才有灰尘

中里巴人认为，发现自己的真心，可以找到智慧。那么，实际应该怎样做呢？

有的人说，我们每个人都有一片心湖，还把那片湖说得特美，又是平静又是清澈的。这是犯了人类自恋的毛病。人心，不如说更像一片泥潭。它刚来这世上时，的确是清澈见底，但在世上走一遭后，就被蹂躏得不成样子。好像工业废水排进了滇池，再难以恢复原来的那一汪清。

那怎么办？

有的朋友会说，把泥潭排干不就行了？可这泥垢积攒了N年，都快成石头了，说排干就排干了？

也有聪明得"狠"的，说，那就引水进来，把污泥冲一冲。好，若这股水的力量够大，比如是场暴雨或者山洪，也可以。但冲完之后呢？能保证这湖不会再被污染吗？

归根结底，有泥潭，是因为在心里挖了一个坑，本来想给活水留着，可时间一长，就变成污泥了。

在某个大医院里面，有位教授宣传什么？说每天一定要洗6遍手，每次洗手要3分钟。你想想，洗手洗3分钟还不脱皮了？一旦你强调洗6遍、3分钟，有人就会认为洗5分钟、洗12遍一定会更好。你确实把手上的细菌洗得干干净净了。但是你不知道的是，你的心里已经招进了一个恶魔，住进来就不走了。这个恶魔就是强迫症，自己养出来的一个心病。

想靠排干泥潭，杀掉心魔来解决问题，好像是在一间有垃圾的屋子里打苍蝇，打了还来，打了还来。

这地，本来是平的，也没山，也没湖。非要自己挖个坑往里跳，你说能怨谁？

禅宗有两首流芳的偈子，讲了两个不错的道理，一个是神秀说的"时时勤拂拭，勿使惹尘埃"。我天天擦这案子，它就不惹尘埃了。一个是慧能说的"本来无一物，何处惹尘埃"。

开始想想，神秀说得很有道理，因为一般来讲，常人很难得到顿悟，若是每天把自己的弱点和缺点一一发现，想办法克服或改正，已经不错了。但是这里边有一个最致命的问题，就是他一辈子都在拂拭，因为即使"时时勤拂拭"，肯定拂完又会落上尘埃了。

为什么会落上尘埃？因为自己就是一个接尘埃的台子，所以永远是落了尘埃，就拂，又落了，又拂……一辈子过完了，还是在重复第一天的事情，没有任何升华。

有的人说：我天天拂，这尘埃是不是会少一点儿？台子没变，外面的空间不少，只是拂，尘埃怎么能少呢？自己认为少了，其实还是那么多，只是地方不同而已，今天尘埃落这儿了，明天尘埃又落那儿了，不是一样嘛！

慧能就明显高明许多："本来无一物，何处惹尘埃？"必须把台子给去掉，尘土才没处可落。如果总有这么一个台子，你只能天天拂，拂到死的时候还在拂。

中里巴人说"如果你说，我怕被这乱七八糟的社会给污染了，那你首先得认为你那儿是个干净的地方。你说我这儿是一块白布，别把我给污染了，你就有黑白分明这么一个观念。如果你说本身我就是一块黑布，你往上滴墨吧，没关系，怎么滴也无所谓。"

有些朋友觉得全世界都在和自己过不去，越有一定成就的人，越容易这样，觉得自己是个有身份的人了，眼里就揉不得半粒沙子。

比如原来有位著名导演，拍了部商业大片，结果被网友拿来拍成恶搞短片，大导演觉得自己受了侮辱，是可忍孰不可忍，一怒之下把网友告上法庭。他自己觉得理所当然，其实，只能说太把自己当回事了，缺少那么点娱乐精神。在同样的事情上，好莱坞的很多大明星大导演，态度就不同，不仅经常拿自己开涮，甚至在别人恶搞自己的电影里客串角色。这样做，大家反而觉得这人很好玩，没架子，有人味儿，招人待见。人活着，好好活着就行了，可别太把自己当回事儿了。

5. 你又在想什么了吗

国学大师南怀瑾说，在中国文化中，《金刚经》是影响非常大的一部佛经。有一位大师认为，《金刚经》的所有深刻意旨，一句话就可以概括了："应无所住，而生其心"。这也是让中里巴人印象最深的一句话。那么这句话是什么意思呢？

《金刚经》超越宗教界限，直指人的存在本身，所以无论是谁，都能从里面学到对自己有用的东西。这部经典的主要意思，是帮助人的心灵从对外物的执着中解脱出来，用一颗清净的心面对纷扰的世界。

"应无所住"，说的是心里面应像一条永远流动的河一样，对一切都不留恋、不停驻、不拘泥，没有什么对于人、事、物和自我的执着。无论什么事，在做的时候都不要去想最终会有什么结果，就像吃饭一样，就自然拿起筷子、端起碗吃饭，不要想：这吃饭真麻烦不要想：这筷子怎么不直啊？这饭怎么这么硬？今天这菜咸了。

不要让自己的心思停留在这些外物上面，只要顺应自己的内心，自然而然地去做。

再比如说，你抬头看天空，正好有一朵云，那就是一朵云而已，没有什么悲喜，没有什么美丑，没有什么爱憎。看完了，继续走路，也不惦念，也没纠缠。

再看后半句："而生其心"，很多朋友可能会觉得奇怪了，既然"无所住"了，什么都不停留，自是没有什么所谓的"心灵"了，怎么又蹦出一颗"心"来了？

这一颗心，指的是佛心、真心，是没有贪婪、没有差别、没有烦恼的心，面对世界纷扰，得到了清净，有"如梦如幻如泡，如影如雾如电"般淡然，也就是"无所住心"。

如果能真正体悟到这句话的本意，并贯彻进每一个念头，每一处细节，那么离大彻大悟的佛也不远了。禅宗的第六位祖师慧能大师，因为这一句话而开悟，成为一代宗师。但是这句话的真正含义，不是仅靠文字就能让人真正理解的，而是需要整个身心去感觉体悟，再通过每一件事去实践修行。

每当心里要产生什么烦恼的时候，跟自己说："应无所住而生其心"，就容易想开了。这其实是一个向自己问好的仪式："现在，你又在想什么了吗？"

6. 你的鼻子就是空

我们每个人都会相信一些什么，会有些东西让我们觉得值得依靠，值得为此而活，并支持我们克服人生中的各种困难。这可以说是一种人生力量。

现在的人们都在追求名利，所以很多人可能不会认同这样一种观点：只有自己的心灵才会给自己最大的力量，只有一片真心才能支持自己活得健康、快乐而又充满意义。许多朋友相信外物的力量，比如很多男孩愿意把自己的肌肉练得很壮实，甚至都练畸形了还在练，认为这是自己的资本，会讨女孩子喜欢。女孩子们呢，每天想着怎么减肥，减得上吐下泻，损害了身体，还想减，认为外表的风光漂亮比亲妈都重要。还有很多人，觉得财富和权力、甚至暴力才是自己最大的力量。觉得这些东西可以解决一切问题，包括内心的不安、焦虑和恐惧。这都是因为过度依赖外物，而使心灵陷入一片泥沼、甚至是黑暗深渊的典型。

守住自己的一片真心，把握住生命中真实、快乐的本源，才会从身边许多不经意的细节中得到一份感悟，拾起一份智慧的支持。由此，一点点提升生命的境界，而不是陷入到对名利物无休止的追逐中去，把自己给弄丢了。

中里巴人对快乐和真心有很独到的感悟，那么他的理念源自哪里呢？中里巴人认为，自己最根本的理念源于《心经》。

《心经》260个字，在佛教所有经典中，字数最少，义理却最丰富。

在多年以前，他被烦恼和焦虑团团围困，于是开始寻找心灵的出路，寻找心里能够去信赖的一种东西。然后，他看到了《心经》。

如果你因为烦恼，想求得内心中的一种清净，那就会去寻找能带来这种清净的东西，心里有了一份缘在那里等候。所以当看到《心经》的时候，就会非常有感触，心中早就在那里的一扇窗子就顺势打开了。

所以，心里有《心经》，才能看懂《心经》。

但是对于《心经》的解读，各种典籍汗牛充栋，如果不是搞研究的，就别把自己扔到书堆里面去，别拘泥于各种解读，甚至不拘泥于原文，而是相信自己的感觉。必须是能让我们获得心灵上的滋润，才没有问题。

《心经》中最有名的莫过于"色即是空，空即是色"这两句了。这里面还有什么奥妙吗？"色不异空，空不异色"、"色即是空，空即是色"，这两句话可以说妇孺皆知，现在很多人都把这两句当成口头禅，玩笑话，记住了也没有去仔细琢磨。

过去，有甲乙两个人对话，说什么是空，甲在空气里抓了一把，说这就叫空。

乙就说：你这不是空。

甲反问他：那你说什么叫空？

乙伸手就捏了一下甲的鼻子，甲大叫：哎哟，疼！

甲说：你疯了？捏我鼻子干嘛？

乙说：我现在抓的就是空。

"空"是对世界万物本性的一种形容，指万事万物都要具备一定条件才能产生，产生后时刻在变化，而且最终都要消失，所以起个名字叫"空"，其实你叫它什么都没关系。所以"色即是空，空即是色"这话的意思可以理解成：这世上没有什么是永恒的，不要执着于任何念头和事物，因为那都会像一团麻绳一样，带来自我困扰和束缚。

"色即是空，空即是色"后面的话很重要："受想行识，亦复如是"，你的一切所思所想，结论和行为，都如同前面那句话一样，本性都是"空"的，所以不要执着。明白了这一点，可以安然面对人世种种情境而不慌乱，什么都容易看得开了，自然少了许多忧愁烦恼，多一份洒脱和快乐。

7. 人不能代替屎壳郎

还有"不垢不净，不增不减"这些话都非常重要。

不垢不净，没有什么干净的，也没有什么脏的东西。对大自然来说，是不分什么干净和脏的，自然里，既有黑就有白，既有阴就有阳；既有反就有正。这都是相对而言的，没错。大粪是不是干净的东西？对于屎克郎来说，大粪那可是好东西，根本不是脏东西。要是给它花儿，它才说，这才脏，不能要；你给它大粪，屎壳郎就觉得，呦，这大粪太好了。

那么，屎壳郎是不是干净的东西？它整天和大粪在一起，应该算不上干净，那药放在中药里，屎壳郎能破瘀止痛，还能通便……所以无所谓干净和脏，看你是从一个什么样的视角去看的问题。就麝香来讲，麝香应该是最香的东西。但是你把麝香的原材料搁在那儿，那股腥臭之味儿你就受不了，但你要拿出一点点东西来，这就太香了。

净，脏，臭，香……这都是人类的区分，但是人的视角不可能洞察一切，人不能代替屎壳郎来判断世界。这个跟《金刚经》里说的那句话一样："是法平等，无有高下。"世间一切现象之间都是平等的。没有高下，只是因为不同生命个性的需要，这世界会展现出不同的色彩。好像在舞台上，不同的角色要用不同的角度和语言来诠释。角色换一百三十个，你还是你，地球还是地球。

《心经》里还有这样一句话："无无明，亦无无明尽"，什么意思？"无明"就是不明白，没明白。没明白什么？没明白事物的根本道理。"无明"指苦恼。那么"无无明"，就是没有苦恼。不仅没有苦恼了，甚至连"消除苦恼"这事都没有。为什么？因为"本来无一物"，世上本来没有"苦恼"这样的东西，它是因为人心的偏差而产生的。如果心里没有了偏差，一切看明白了，哪里还有烦恼给你去消除？自然也就不存在"消除苦恼"这样的事了。所以，一旦弄明白"色"和"空"，就会像引爆了核裂变的连锁反应一样，所有的纠结和苦恼都能被一一化解。

这话后面是："乃至无老死，亦无老死尽"。你要寻求长寿？根本就不需要又找仙方，又找秘方的。因为生命是一种永恒的循环，符合守恒定律。如果你纠结在"我要长寿"的念头里，反而是给了自己更多的牵绊和压力，离"长寿"的境界又远了一点。

后面还有一句是"无苦集灭道"。"无苦"是什么？比如说你吃苦瓜了，觉得很苦，但是转念一想：这苦瓜能去我的心火，你就可以超越这种苦的感觉，甚至还能吃出苦中的"香"来。所以许多人喜欢吃炒苦瓜。

当我们把自己归于自然中去感受，很容易解开各种束缚，一切的苦恼和艰辛也都无所谓了。

有人感叹自己没有自由。其实谁能给你一片自由的天空？谁又捆绑你了呢？归根结底没人束缚你，都是自己在画地为牢罢了。

抛开这个有差别的意识，无论在哪，无论什么境遇，我们都可以是快乐的。不管是阴冷还是温暖，都是在体会人生而已，没有什么坏或好，都是生活而已。

8. 无心才是真心

世上有这样几种人——

有的人，他可能是很优秀的，但他更相信通过学习、竞争和努力去超越别人，跟这种人不能去讲心灵上的东西；还有一种人是人云亦云，没有自己的信仰，不知道自己怎么生活，解决办法就是跟风或者从众，这种人就是"群盲"，搞不好就变成"群氓"；还有一种人，似乎对心灵生活有所追求，却是假追求，这种人非要初一、十五去烧香，还吃素，好像这样就能和神灵相通了，但这都是表面的形式，和真正的心灵是两码事；还有一种人，心灵通透得多，时时有感悟——中里巴人说："我认识一位邻居大妈，一个字都不识，但是我们俩交流得很好，我说的东西她能感应得到，可以领会到语言背后的东西。这样的心灵才是有光亮的，甚至是有大智慧的。"

中里巴人谈到《名贤集》里面有一句话："但行好事"，第二句就是"莫问前程"。什么意思呢？这句话强调：不要刻意做好事。如果是发自内心地想去做好事，就自然而然地去做；如果不是发自内心的，勉勉强强的，就不要去做。做了好事，也不要想自己能从里面得到什么报偿或结果，无论是好的还是坏的。为什么？因为刻意去做好事，心里面带有目的性，动机不纯，那么这就算不上是什么善。

比如有的企业家，说我捐建一所学校吧，然后用自己企业的名字去命名，甚至干脆用自己的名字去命名。建成了，坐在主席台上，洋洋得意，还请了不少记者过来报道。他真正的目的是什么呀？是单纯的想建所学校呢，还是想给自己和企业捞取荣誉？回头他再和别人说：我做了很多善事啊，有什么什么和什么。做吧，做得再多，在老天那里也不见得是好人。

当一个人心有杂念，动机不纯时，心里那扇等待阳光的窗子就仍然是关闭的，因为有所期待和要求，而且是自私自利的期待和要求。心想我建了学校，社会就应该感谢我，我出门就应该一路绿灯。只要有这样的想法，"好事"就会变成一个笑话，心灵丝毫不会从这种行为中得到助益，甚至还会倒退。因为人在做，天在看。

《聊斋志异》中有一个叫席方平的，做了一个梦，梦见去考功名，但是考的是地狱里的官。然后考他一道题："有心行善，其善不赏，无意为恶，其恶不罚。"说的就是这个道理。

世界上本没有好坏，也没有善恶，关键在于人心的感应，和对这感应的定义。所以只要顺从自己的内心，做什么事都顺其自然，不去期待什么，也不有意改变什么，就是最好的选择。

无意之中才是真意，无心之下才是真心。

9. 先把自己照顾好

孔子说，己所不欲，勿施与人。我们再加一句：己所欲，也勿施与人。

自己觉得好的，也不要给别人，因为自己觉得好，别人可不一定觉得好。人家需要的，并不一定是我们能给的、想给的。做了半天，人家说我并不需要这个，白费劲儿。所以各管各的，"与其相濡以沫，不如相忘于江湖"。

有的人就觉得，我活着就是为了我儿子，结果儿子逃跑了。父母问你为什么逃跑？儿子说我压力太大，我妈妈就为我活着，我受不了，赶紧跑，她别为我活着，还是为她自己好好活着吧。好心往往办坏事，就是这个道理。

"人人为我，我为人人"也值得商榷。很多人活着都不是为自己活着，我为你活着，你又为他活着，他又为她活着……每个人都活得很被动。人首先应该为自己活着，活出尊严，活出人的真性情来。但这种观点不是现在的社会提倡的，如果说"人人为己"，会有一大群人找上来。如果说"我为人人"，那人家会说：太好了！因为这些话听起来很悦耳。虽然很悦耳，最后仍然只会有一小部分人从中受益。很多嘴上赞同这种想法的人，心里真正想的还是前面那句"人人为我"，可以说是一种很有迷惑性的自私。

这个观点好像和主流所提倡的助人为乐、雷锋精神相悖。可是，当我们回归到人性本身的时候，就知道这是很正常的。在管别人之前，每个人都应该先把自己照顾好，身体与心灵的自救才是我们最应该做好的。

10. 每天醒来第一件事：感恩

既然不用去刻意做什么好事，人生就变得很简单。

人活着，就需要懂得两个事情：真心就是大智慧，活着就要感恩。还需要其他东西吗？需要，但不重要。其他东西都是外面的那层皮，谁都可以学会。这两句话互相之间是联系在一起的：想得到大智慧，必须学会感恩。

在面对功利时，很多人是这样想的：这东西本来我就应该得到，这本来就应该是我的。

说一个真实的故事，有一个年轻人到一家公司工作，老板发现他特别勤劳踏实，从不抱怨什么。大家都觉得这小伙子不一般，有一天他甚至说："人能活着就不错了，就应该感恩。"老板吓一跳，说这小孩怎么这么淡定？后来一了解，才知道，这孩子家里是新疆的，小学时因为班车迟到，躲过克拉玛依电影院那场大火，后来考到云南大学，对门寝室住的就是马加爵……

难道只有经过这样九死一生的人生之后，才能明白感恩，才能变得淡定吗？

生命本身就是天地父母赋予的，根本不是我们自己的。人能平安活着，就已经十分不容易了，如果能再得到一点什么东西，哪怕只是一点小小的感悟，都是机缘，都应该感谢。所以每天早上醒来之后，先不要着急起来，而是躺在床上，感谢上天。谢它什么？谢它让我们又能看到自己的家人，能在阳光下行走，能做自己喜欢的事情。这样想过，每天都是劫后新生，眼里的万事万物，都会变得美好可爱，好像雨后的草地，只有干净青翠的活泼生命。

感恩是最大的好事，是最大的善。但是前面也说了，不要刻意地去做好事。有意为善，善处即是恶根。

有些人是什么情况呢？他知道那是作恶，他想作恶，但是还没胆量作恶。让他放下屠刀吧，他连屠刀都不敢拿起来，但他心里有恶念，所以"立地成佛"和他无缘。

就像有些官员，有人给他送钱，想要，又怕，拿了之后感觉心虚，想给人家送回去。送回去？又不甘心，不送又怕东窗事发。结果整天提心吊胆，心中住下了一个魔鬼，没日没夜地折磨他。这样的人，给菩萨烧多少香也没用。

在我们今天这个社会环境里，根本不用去故意做什么善事，只要心中不存那些不应该有的恶念、贪念，就已经是一种很大的善，就会少去很多的烦恼和灾祸。

人首先要学会感恩，知足常乐，那么感恩和福德之间，又有什么关系呢？人懂得感恩，就是很大的善。只要懂得感恩，就走上了福德的境界，福气自然会一点点跟上来。

我们从这"福"字的写法，就能知道为什么要强调感恩了。

"福"字左边是一个"示"字——上面一个小横，是一个盘子，里面放着供品；底下是一个大横，是一个案子，上面供着神佛祖先；下面一个"小"字，就是三条桌腿。

这个"福"字左边表示的是祭祀。右半边呢？一口田。象征一个小家，有几亩田地，能够自给自足，丰衣足食。

但光是丰衣足食了，还不是真正的"福"，吃饱穿暖之后，不能忘了祭祀老天或祖先，赐给他这样保暖不愁的生活。这才是有福泽。

有些人不懂得感恩，总觉得自己吃亏了。其实无所谓吃亏还是占便宜，现在看上去好像是吃亏了，但在人生这条大路上，一点不吃亏，可能还占了一个大便宜。天地的大道循环无止，任何事都是个轮回。

只要换个角度，很多问题都会有不一样的答案。

比如都说"天道酬勤"，其实"天道酬勤不一定"。并不是说人努力了，就一定会得到自己想要的结果。你看有多少勤劳一辈子的人，劳而无功，过得十分辛苦，而又没有什么成就。所以说天道本身不一定酬勤。"酬勤"只是一个很小很小的道理，不能说成是"天道"。"天道"是不是"酬勤"，关键在于勤劳的方向是否正确。

"天有大道"，老天有一个自己的天道。这种自然之道和人为想的那种"道"是不一样的。人动脑子刻意琢磨出来的，都是一些小道，自然的才是大道。但是对于这个"大道"，很多人的心灵被功利心蒙昧了，看不到。

11. 给你双翅膀都别要

现在很多人都不会满足于平庸地生活，都想成就一番大事业。

那么，什么才是真正的成功？

《黄帝内经》有两句话："以恬愉为务，以自得为功。"在中里巴人看来，成功就是"自得"。什么意思呢？很简单。自己快乐了，感觉挺高兴，就是成功。不是长辈、社会期望你怎么样，或者说成了大款，有名有利了就叫成功。而是自己对自己的身心和生活状态都非常满意，这才是真正的成功。所以，工作、生活，只应该抱着两个目的：第一个是"恬"，第二个是"愉"。心里踏实，就叫"恬"。什么事能让你心里很踏实，很舒坦，你就做；另外就是"愉"，什么事能保证你心里愉快，你也做。有些事情尽管能赚到钱，但是不踏实、不高兴，总是觉得恐惧和忧虑，为什么要去办？

有一只老鼠，每天大多数时间都在寻找食物，几乎没有休息的时间，一只叽叽喳喳的麻雀看到它，就笑道："我每天这样飞来飞去，无拘无束，还没感到怎样快乐，你在地上爬来爬去的，肯定郁闷死了，真是可怜！"那只老鼠抬头看了看它，说："我虽然不能飞来飞去，但我辛苦找到的食物可以供养我的家人，我心甘情愿，怎么会不快乐呢？你不快乐，是因为你不知道自己为什么要飞来飞去。"

麻雀有麻雀的苦恼，老鼠也有老鼠的快乐，关键不在于是不是能飞，而在于飞翔是不是能带来快乐。没有快乐，给你双翅膀都别要。

中里巴人说："对于我来说，人生追求的其实非常简单。每天我都能健康一点点，精神上、身体上都能比前一天好一些，这就够了，就是'自得'了。基于这两点，我就不会去学那些只是为了炫耀自己、哗众取宠、满足虚荣心的知识，而只会学跟自己有关的、每天都能让生命增进一点的知识。"

人需要随心所欲，怎么快乐就怎么来，但不可以放浪形骸。一切苦恼和罪恶皆由心生，也可以说皆由"欲"生。

对于很多朋友来说，修正自己的心可以从修正贪欲做起。比如美食，比如美酒，只要能使你的生命得到成长、增长智慧、让你快乐，就去享受；而如果成为你生活的负担，甚至是生命的累赘、身体的祸害，那就果断把它割弃，丝毫不能留恋。

其实还是那半句话："应无所住"。不要留恋这些现象，不要让任何意念牵绊住你的心。

12. 过多的理性让我们关闭心之灵

人们的心智，很难清清楚楚、干干净净的，因为欲望太多，思虑太多，负担太多，心里总有一片愁云，在那里惨不惨淡不淡的。

每天开门一件事：愁。今天愁考试不及格，明天愁上司不好伺候，后天愁婆媳总吵，大后天愁孩子早恋……永远都是个愁，无穷无尽。生命最后就变成一场愁。可是话说回来，谁又想让忧愁成为生命的主旋律呢？心智，就像汽车前面的挡风玻璃，每天风吹雨淋，难免沾染灰尘，沾染了灰尘不要紧，清洗一下就是了。做不到慧能的境界，跟神秀学学也不错，"时时勤埃拭，勿使惹尘埃"。怕就怕看不到这灰尘，或者有意无意地忽视它的存在，等到灰尘多得把司机的视线都挡住了，也就快出事了。

如果每天都能自觉自动地去清洗自己的心智，把它从种种苦恼忧愁的灰尘中解脱出来，那么心里才能有一双明亮的眼睛，看清前面的方向。

那么如何洗净心智呢？

清洗玻璃得用水，因为水本身是清洁的。那么清洗心智，也要依靠本身清洁的东西，是什么呢？直觉能力。

敏锐的直觉本身就是一种智慧，可以达到心的觉悟。

现在的好多人只信赖理性，只相信逻辑、检测设备，刻意打压自己的感觉。越是受过"高等教育"理性训练的，往往离自己越远。直觉一出来，脑子里马上有个声音跳出来告诉他，这是不对的，权威人士、科学界是怎么怎么讲的。

理性也有理性的美，比如数学的和谐，但那是抽象的美，不能取代感性和具体真实的世界，而我们现在生活的这个时代，则是太偏重理性、迷信理性了。慢慢地，直觉的良田退化成一片盐碱地，长不出什么像样的庄稼了。

1949 年的诺贝尔物理学奖获得者、日本著名物理学家汤川秀树就认为，恰当地运用直觉，不需要逻辑推理，也可以发现真理。

在我们的心中，一直都有一条以直觉为底色的智慧大道。这条道路被落叶和尘土遮蔽了许久，那么我们不妨动手把它清理出来，让它为我们的生命增添新的色彩。

我们都觉得灵感是个好东西。牛顿发现万有引力定律，靠的是"苹果"加"灵感"。灵感不是从天上掉下来的，也不是用电脑算出来的。它是我们那台超复杂的"心灵处理器"，综合各种信息，是灵性的焰火。

真正能搞出点名堂的人，心里的灵性是决不能少的，无论是科学，还是艺术。

小羊在原野中奔跑
跳啊跳啊，跳进眼睛里
一只，两只，三只，四只……

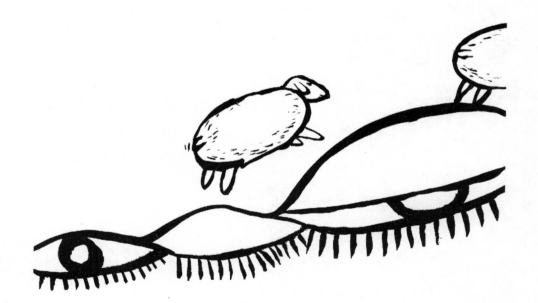

第二篇　打开心灵迎接自己

生活，总是比百科全书教会我们更多。一万本书，有时也不如一句问候、一只温暖的手能让我们感动，并领悟另一番天地的美景。只因我们到底是包裹在七情六欲里的人，生活在土上和云下的人。

我们在时光的滩流里跋涉，被脚下点点星光吸引。捞起一捧，看到的终究还是自己被星辰照亮的脸。

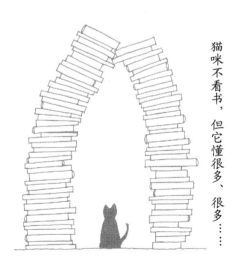

猫咪不看书，但它懂很多、很多……

1. 朝闻道，闻的是个什么道

孔子说："朝闻道，夕死可矣"。

如果白天得到了真理，就算晚上死去也满足了。

闻道，闻的是个什么道呢？有些人觉得"闻道"就是跟老师或者书上学习多少知识。如果光是这些就太不够了。中里巴人认为，现在的小孩子从小不应该先学数学、语文，应该先学习《黄帝内经》。因为这书不光是说中医，它本身还在教给人们关于自然和生命的基本道理。能把这本书的一半读明白了，都会一生受益，不管是品性修养还是身体健康。当一个人真的悟透了这个"道"字蕴含的深意，人之生死都能看得很明白，也就无所谓生与死了。此"死"非彼"死"，已经变成了一种超越和升华，一种全部放下的境界。就如星云大师所说：人的长寿，主要指延续慧命，而非长命百岁。那样的人生，如同女孩子脱掉了厚重的冬装，用一袭长裙来迎接春天，从里到外都透着那么一股轻盈和愉悦！

所以说"闻道"是何等幸运的一件事！

2. 给知识一点温度

现在的人们，都认为知识肯定是越多越好：知识就是力量，知识就是金钱嘛！那么，中里巴人是怎么看这个问题的呢？

知识不一定是力量。

知识多了，有时候是负担和累赘。只有善用知识，才是力量。

这个"善"字，怎么理解？

知识要和自己的心灵需求联系起来，让它们之间，产生一种共鸣和感应，只有这样的知识，才是活的。不能触动心灵的时候，知识甚至就是垃圾。

有的朋友为读书而读书，或者为考试、为进职称而读书，或者为了能和别人侃大山而读书。这样得来的所谓"知识"，都是死的，还没有被赋予生命，不会真正营养心灵，最多只能算是工具。有爱好、有兴趣去读的书，才会像给花浇水一样，滋润到心的土壤里面去。

什么是有爱好和兴趣读的书呢？读书，非得像在星光下用刀切烤羊腿吃那样吃出兴味来，才是好的；非得像在春日的花田边，在秋日的红叶下，肆意欣赏美景那么惬意愉快，才是好的。即使学到了知识，但是如果没有自己的体会，也是没用的。真正需要学的，是那些书上没有写出来、也没法写出来的东西。什么东西呢？就是我们内心中被知识激发出来的那份认同和感悟。

我们可以把知识当作工具，我们需要做的，是通过这种工具重新唤起心灵对世界万物的感应。

知识就像一盏灯，我们可以借它的光来寻找藏在自己心灵中的智慧，这光越强，你看自己的内心就会看得越清楚，但如果只盯着灯看，就算把眼睛看瞎，也看不到什么，最后还是要从被这片光照亮的那个心灵中寻找智慧，包括关于身体的智慧。所以，若想真正理解自己的身体，几乎只能靠感悟。

这感悟是什么意思？就是有了知识的基础后，用你的眼睛、鼻子、耳朵、手指去感觉，从身边的万事万物中寻找、体会知识背后的那些原理，给死板知识赋予鲜活的生命。

比如说，春天到了，小草破土生长。你看到这嫩嫩的小草，就想到了：小草为什么能长出来？因为春天来了，温度升高，土里的冰解冻了，种子开始发芽。接着往下想，就会想到：人体是不是也一样呢？春天来了，身体里面也开始春意萌动，也像小草一样，需要温暖的呵护，才能焕发出新的生命力量。这样，你就明白了"春捂秋冻"的含义，理解了为什么春天要注意保暖。而在这之前，你可能只是知道"春捂秋冻"这话的表面意思，而没有看到它背后的东西，也就是"为什么"。

知识还没有转化成自己的理解。

从知识到智慧，也是如何运用知识的过程。不管学习什么知识，最重要的是掌握一个根本的原理。有了原理，方法可以随意幻化，做到"以不变应万变"。这样就给知识赋予了生气，并带动起生命内在的灵性和智慧。

中里巴人说："我在电视上讲《黄帝内经》，我明天讲，我今天才看，没问题，我明天肯定能给你讲出来，不需要死记硬背。为什么呢？我把握的是走进《黄帝内经》的方法，至于这个知识，我今天'临时抱佛脚'就可以。我认识一个读法律的女大学生，这孩子不是一般的聪明，看书考试对于她来说，从来就不是个问题。最神的是，无论什么考试，甚至考研、司法考试这样的大型考试，都是提前个把月才开始看书复习，然后一考即过，让所有人都感到不可思议。听起来很神奇，其实她就是把握住了学习的'道'，学会以不变应万变了。"

我们每个人，都有可以吓世界一跳的潜力，它像一千零一夜里面的最后宝藏一样，被藏在最深的那扇门后面，等待着你。你需要做的不过是把心打开。

3. 一本书记住一句话就够了

《庄子·养生主》中有一句话："吾生也有涯，而知也无涯。"

什么意思？我活的时间是有头的，但学习这个事情是没头的。

那怎么办？后面跟着说了："以有涯随无涯"，用有限的生命投入到无限的对知识的追逐中去吗？"殆已"。不行，会把自己累死。

庄子很聪明，他不说这样好还是不好，因为每个人都有自己的价值判断。他只告诉你，这样做会把人搞得很累很困扰。

还有一句话叫"学海无涯苦作舟"。学习这事情是没有尽头的，所以会很苦。说实话，如果学习知识以"苦"为前提，谁都很难坚持下去。有没有不苦的办法呢？把那句话稍微改一下，变成"学海无涯荡轻舟"，一个"荡"字，强调的是快乐、享受。你想，在公园里划着小船，什么都不去想，是很愉快舒畅的事情吧？但你如果心里想的是：我要快划，划到对岸去，赶紧上岸。那么一瞬间，划船就从享受变成了负担。

湖水还是湖水，船还是船，但你的心变了，一切就都不一样了。所以，找到你喜欢的那片湖水，高高兴兴地泛舟其上吧，没必要非得艰难困苦地学不喜欢的东西。

　　其实，人生也可以说就是在划船，生是这岸，死是那岸。人只能往对岸划，没别的选择。你想停下来不划了，或者想往回划，都不可能。

　　人一生下来，手里就握着一把桨，每个人都往前划，开始大家都是自然而然地划，后来发现，大家开始互相比赛了，看谁划得快。但有的人想法不一样，心想我不那么辛苦地划了，没意思，划得比别人快又能怎样呢？总是要到对岸的。我慢慢划吧，这湖水风景挺美，我边划边欣赏风景吧。这样一想，划船反而变成了一种享受，不觉得有什么苦和累了。再看其他因为奋力争先累成少白头的人，就会觉得很可笑，很可怜。这说的是人生的境界。

　　"学海无涯荡轻舟"后面那句话也要改："书山有路勤更巧"。光勤劳也不行，要有方法，有了方法你可以很快学会，甭管你用什么方法，学会就行。没必要非得天天在那里"头悬梁，锥刺股"。因为智慧和聪明不是一回事，聪明用的是脑子，而智慧，用的是心。

　　《黄帝内经》上就有这一句话：知其要者，一句而终，不知其要，流散无穷。什么意思？死读书，学一百本、一千本也没用，越学越迷糊。所以我们学习，首先要知道什么是值得学的。什么是值得学的？一，自己喜欢的，想要学的；二，对生活有实际用处的，比如中医、烹饪。

　　有些知识是这样：理论上能讲得通，不见得能用上；不能用上的东西就是没用，没用的东西可以不学。再好的书，它也只有一个中心思想，其他的解释都是围绕这个中心思想展开的。所以，一本书只要记住一句话就够了。所以看书也有方法，不用一页一页那么去翻，特别是一些经典，抓住这一个中心思想就行了。这一句中心思想，往往是一本书的精华所在。

有句话说得好："真言一句话，假言半卷书"。看我们现在身边，想听见一句真话不是那么容易的事情，而假话却满天飞，躲都躲不开。所以我们更需要有一个去伪存真的心愿和能力，看书是这样，人生也是应该抓住几句话，往往是人生的精华，是一份很珍贵的力量。比如说，《易经》中的"天行健，君子以自强不息；地势坤，君子以厚德载物。"告诉我们，做人就要像天地一样，该动的时候就要动起来，该沉静的时候就要沉静，这样就能让人每天都健康一点点，把你的力量一点点积累起来，让生命像棵冷杉一样，逐渐向高远的地方成长。

《易经》只记住这一句话，这句话能为我所用，OK。

4. 聪明的人都不看书

有的朋友爱书，喜欢读书，一辈子的确是看了不少书，但看的东西一点都没有变成自己的东西，说出来的全都是别人的话，一点自己的感悟和新见解都没有。学了一辈子，一辈子就为了把书都装在脑子里，有什么意义吗？倒不如先学点有用的，觉得有意思，有必要往深里学，再读更多的东西。所以，首先出发点是要为我所用，而不是让自己变成那些书。就好比有人问你，想吃桃子吗？你说想吃。人家说来吧，跟我走，我带你去桃园，顺便观赏一下。进桃园了，但是这桃树三百年开花，五百年结果，你逛了一圈，连桃子的影子都没看到，更别说桃子什么滋味了。其实你甭去桃园，直接给你个桃子吃不就好了？

学中医学什么？学中医怎么用，能不能解决问题？这就是那桃子。吃完了以后，想知道这桃儿从哪儿长的？再去逛逛桃园，欣赏一下风景，找点底蕴。

通过看书，就能知道人身体上有12 条经络。像这样的知识，谁都可以通过看书学会。真正要学的不是这些表面上的知识，而是学习的方法，或者说怎么融会贯通，变成自己的东西。如果没有消化成自己的营养，再多的知识到了你这儿也还是白纸一张。

有的朋友是"书虫"，看了很多书，一说数量，吓死人，但拿起笔来，写不出一句自己的话，遇到事情，也不能很妥当地处理，可以说，书都白看了。这样的朋友，赶紧从书堆里爬出来，有空爬爬山，逛逛市场，比坐桌前读一百本书都有好处。

书本固然有用，可以给我们搭建一座从知识走向智慧的桥梁，但是真正的智慧，不是能从书本上学来的。

《黄帝内经》的主旨是天人合一。怎么理解？天就是大自然，人和自然本来是一个整体，所有人的智慧都只有大自然这一个来源。如果没有大自然，脱离开自然，任何人都不会得到什么真正的智慧。

印度哲人克里希纳穆提也曾经说："为什么你做书本的学生而不做生命的学生呢？在你周遭压抑和冷酷的环境中去发现真与假，那你就会发现什么是真实。"他还说，生命之书永远生机勃勃、千万变化，不能固定在思想中，却是唯一有价值去"阅读"的"书"，而其他的书都充斥着二手的信息。

不仅东方人有这样的感悟，西方人也认识到了这一点。有本书叫《心灵的宁静》，作者列勃曼，是美国很有名的一位布道师。他在书中说：我们越成熟，就越会认识到大自然安排万事万物的方式有着令人毫无怀疑的智慧。从大自然中得到智慧需要什么呢？最重要的是要学会去观察和体会。如果光是干巴巴地死记硬背书里那些文字，不学也罢。

我们能够从前人的书中学到知识，也能学到智慧，但这种智慧，更类似于坐在船上看漓江两岸的风景，只能算是走马观花。真正的智慧，非得亲自经历生活的种种，有了体验和感悟后，才是自己的。

5. 晒太阳也能吸收智慧

古人对生命本身的探索更多是源于对自然的感悟，而不是从书本中寻找答案，更不是一招一式的机械模仿。

有多少人死读经，有的人将《黄帝内经》整本的背下来，但是哪句有用？不知道。因为没有对《黄帝内经》动心，没有自己的真心在里面，老是跟着别人的注释走，怎么能获得自己的感悟呢？

中里巴人认为每个人都应该读读《黄帝内经》。

有人问他，说你看《黄帝内经》也没多长时间吧？那么深的经典，你觉得你读懂了吗？

"我不敢说读懂，但是我每读一点，都有自己的体会。读经典，一定要有自己的体会，否则就只是在原地踏步，重复别人的话而已。我从不按书上的逻辑走，而是完全信任我的感觉和直觉。源从活水来，只有自己按当时的感觉体会到了，我才能够流畅地把《黄帝内经》讲出来。对于大众来说，读《黄帝内经》是一件很不容易的事情，特别需要有一个心灵的小手电筒去照亮它。当你照不亮它的时候，就只是个死的知识。而且难解其意，无力行舟。"

那个小手电筒是什么？我们的灵性和悟性。

不光是读《黄帝内经》，所有的书都应该这么去读。

图书馆里堆着的那些教材、经典，从来不容置喙，好像自古华山一条路。真没有别的路可以选了吗？每一部古籍经典都是一座思想和智慧的宝库，可这宝库一朝被贴上"神圣"标签，人们就容易在它面前丢弃自己，百分百地迷信。好似藏宝的山洞，提着灯一走进去，门却在背后关了起来。

一旦被束缚住，时间一长，思维像被蒙久了的眼睛，见不得光了。所以，"尽信书不如无书"。与其做别人思想的囚徒，不如学学目不识丁的老太太，安详地坐在墙角晒太阳的时候，得到的感悟也一点不少。

6. 爱上身边的细节

克隆技术已经证实，用一个细胞就能复制出一个完整的生物体，说明一个细胞包含了一个生命所有的信息。

英国诗人布莱克也写道："一沙一世界，一花一天堂"。我们都算得上是上天的孩子。人，就是宇宙中的一个细胞，是宇宙的一部分。人的身体和心灵包含了宇宙的所有奥秘和智慧，我们完全有能力通过感知这个世界的千般变化，了解到宇宙本身到底在想些什么。

只是听到这话的时候，很多人可能会想："了解宇宙在想什么？开玩笑吧？"对这样的说法不屑一顾。这样的人，把心灵的门关得紧紧的，连新鲜空气都进不来，更不用说想见到什么意外的"贵客"

了。这样的心灵，怎么能看到大自然的智慧呢？只有首先相信心灵是接通宇宙大智慧的通道，甚至是唯一通道，才能把心里那扇门敞开，去迎接随时可能进来的新鲜空气。

那么怎样得到自然的智慧呢？

要学会与大自然培育感情，跟大自然套近乎，学会从自然界的任何东西里面汲取养分，这种养分都是鲜活的，有灵性的，而不是书本里那种刻板的东西。以此给内心补充一些营养，这样就会有一种自由的力量。

中里巴人说："为什么我可以从一棵树或者一块石头获得启示呢？就是因为树木对人有一种关怀，石头的形状也有一种自然的情感表达，我感受到这种信息，这份情感的内涵。就获得一种心灵的力量。在这一相信自然的过程中，重要的是一种信念。"

人类一直很善于从自然的细节中获取智慧。比如，俄罗斯人对白桦树十分喜爱，他们洞察到它与环境和人类的微妙关系，对这种植物产生了强烈的感情。俄罗斯人热爱白桦树，视之为本民族精神的一个象征，从一棵树身上获得了战胜强敌的信心和力量。

存在本身便拥有无可辩驳的力量，哪怕只是一只小飞虫，也可以在它的翅膀上，看到太阳留下的彩虹。

给门口的那块石头起一个名字。让它爱上你，和你的家人。

7. 像石头一样思考

人生就是一个舞台，我们在不同时期扮演不同的角色。大家都在这个舞台上，都要这么走下去。这个"大家"是什么呢？不光说是人，有时候就是一只昆虫、一棵树、一块石头。不管是什么，只要存在，被我们认知，就是我们旅程上的同伴。

对于有心的人来说，石头也有心，也有灵魂。只是人反而看不到什么。因为他们的"心觉"在漂泊，在流浪。

这种说法恐怕也会引起很大的质疑。有的朋友马上要站起来说了：石头怎么会有灵魂的？其实，这所谓的石头有灵魂，不过是一个用身心去介入万事万物的角度。当你看到一块石头，不明白的人，只把它当作死寂的外物，因为他的心是封闭的，是死寂的。而明白的人，却看它是这宇宙万有的一部分，一个美妙的缩影。从一块不起眼的石头，可以体悟到宇宙万有的规律和真相，从一棵青青的小草，也能看出所有生灵的普遍本质、人生的所有意义。

"所以，当我把自己当作一棵树、一块石头的时候，我就会感同身受，就会体会到它们的色彩与声音，这样我就能从它们的角度去看问题。追随着当时的感觉，去扑捉一种从心里面渐渐清晰起来的意念，这样做，总是会让我有所发现，而且是别人没有过的发现。活着就要做自己。说自己的话，语不惊人死不休。人家说过的话就不用再重复了，没意思。"中里巴人如是说。他参加过一个访谈节目，他觉得只有在聊天当中，大家才能真正体会到他要表达的深层含义。

"大家都说揉这儿揉那儿，我觉得派谁去讲都一样。大家都知道揉这儿，那还要我亲自去说干嘛？我就讲通过这个穴位经络来了解自己身体的这个过程，以原理为主。这穴位经络，有好多人开始并不感兴趣，但是他一旦领悟了原理，他自己就会找好多方法。除了穴位经络以外，别的方法，他也都会找到，其实我们每个人，都有一个聪明才智的仓库，只是没有被打开罢了。"

每个人心田里都有一份天然的智慧，这种天然的智慧就是他生命的"核"，这枚核成熟之后，会有收之不尽的种子，能给人生带来各种具体的福报。如果你仔细省察自己的内心，洗净上面的尘埃和遮蔽，就会发现，所有的智慧都在里面了，书本只是引燃内心智慧的一种引信。

心灵是一块永远崭新的土地，只要有心栽种、培育，这块土地就会生生不息，让你不断有惊人的发现和收获。读《易经》就知道什么叫"卦象"，它没有一些人想象的那么玄奥，俩字儿一拆开，你就全懂了。

"卦"就是悬挂，把一样东西挂在那儿，根据它展开无边的想象，这就是卦象。

中国古代最初都是用象形文字，这就决定了中国人从根儿上继承了老祖宗的象形思维，这种思维不能拿具体的证据、数字来说明。但是它的确可以很美妙地解释这个世界，比数学物理的思维方式更能接近万事万物的本质。所以即使脱离了书本，大自然的一草一木、一石一花，别人的一句话、一个眼神，仍然能让我们学到知识。但只有触动心灵了，才是真正的智慧。

我们必须用一颗敞开的心灵去迎接这种无处不在的"暗示"和"谜语"，我们心灵的接口才能有机会和大自然连接。就像《阿凡达》里潘多拉星球上的纳美人一样，伸出自己的心灵"触手"，让自己融入万事万物构成的灵性网络，下载到无处不在的自然智慧。

一个人从感性到理性再到悟性，才算完成了学习的过程。从悟性回归到感性，才会有最理想的状态。

比如，在墙角发现一只蜂巢，我们先惊叹于它精巧的结构，是感性认识。回头再通过看书，了解蜜蜂是如何修造出它的，是理性。研究好了，再将眼光放回到蜂巢上，就可以想到蜜蜂筑巢这一现象，折射出世界本身的秩序和美感。最后，这种感悟又会转化成对蜜蜂的感动、认同和尊重，并与自己的生活联系起来，又回到了感性。这一圈"思维体操"下来，心灵自然有许多收获。

如果只是认为："这不就是个破蜜蜂窝嘛，有什么的，丑死了。"那就别想有什么收获了。

8. 抬头，就有灯光

中里巴人认为，自己练武功的经历的确让他有所感触，但是，还有好多东西都是不知所以然的，只是一种单纯的直觉。

"有人来找我给他解梦，其实我没看过任何解梦的书。他一说完这梦，我的脑袋里面立刻就会出现一个景象，这个景象也许跟他的梦没啥关系，但是我会拿这个景象给他解答，而我的这个解答，他会觉得，太到位了。"

这种直觉，就像是一个人在漫天风雪的野外寻找方向时，一抬眼，突然看到一点点的灯光，这时候眼睛当然得赶紧把这灯光抓紧了，否则很可能就要错过。所以直觉是值得去相信的。运用得当、熟练了，会比理性分析更准确。

那么，这种直觉的表述能力，可不可以刻意寻找呢？

"不可以，直觉是不能刻意去寻找或者制造的，它往往就是心里的第一反应，第一感觉。一刻意，就变味了。其实最开始，谁都不是特别自信，我也是对这种'心灵学说'将信将疑。比如说遇到疑难杂症了，我也会去查找相应的古籍，想找到一些可以参照的东西，参照半天，几乎都没有现成的答案，都需要自己去悟出一个办法来解决。我们虽然有好多灵感，但我说，哎，这是不是胡思乱想？但是我发现一旦信了，按照这个想法去走，往往就是对的，而且是最好的，所以我现在就相信自己的感觉、直觉。"

那么怎样唤醒来自直觉的智慧呢？

第一，不要迷信理性，而要相信自己的感觉，相信自己的心灵。

第二，遇到什么事，首先抓住第一感觉，然后品味它、琢磨它，它一定会像一块被精心雕刻的石料一样，逐渐给你一些回应。

第三，多接触那些来自人的心灵、经受住了时间考验的东西：文学、艺术、民俗文化等等，用这些滋养自己的感觉，不要让过多过滥的理性打压了性灵的萌芽。

9. "悟"是生命的起飞

能不能相信直觉有两个阻碍，第一个，你会怀疑，这种直觉是不是幻觉，是不是偶然，是不是不如专家告诉我们的东西正确？这些问题解决了，思维相当于上了一条隐秘的"高速公路"，撒欢跑吧！

蚂蚁只能在平面上爬，它生活的区域算是一种二维的、平面的空间。蚂蚁在路上忙忙碌碌走的时候，人不管在它上方干什么，它都不知道，因为它没有"上方"这个概念。除非蚂蚁长出翅膀，飞离地面，否则它无法体会这种感觉。思维也一样，如果你只能从一杯啤酒想到麦芽、玻璃、塑料，这就是一个平面的思维。平面的思维是一种惯性的、只涉及到日常生活的单线条思维，但是根源于生活的这种思维需要跳跃，一旦跳出这个高度了，在这个高度的东西就都不符合以前熟悉的感觉了。这个圈子就像一个水沟一样，如果你在平面走，永远无法逾越这个水沟，但你一跳就过去了，就是思维的升华。这就是"悟"！

现在最大的问题是，大家对这个"悟"字的认识有误区，觉得必须要有好多知识的积累才能"开悟"。

"悟"是需要知识作为台阶的，但并不是说积累的知识越多，越能"悟"出来。"悟"跟知识是两码事儿。好像飞机准备起飞一样，飞起来之前需要滑行一段，但如果只是滑行，再快也飞不起来，必须有一个力把它往上拉，那么只要速度一到，一下子就能飞起来了。

悟的过程也是这样，知识是那段滑行，"悟"，是起飞的动作。

大道至简。感觉到位，一个词就能让人开悟。没有"悟"的过程，学了多少知识你也看不到真相；但是你如果"悟"到了，就能举一反三，见微知著。也就是："饮半盏湖水当知江河之滋味，捡一片落叶尽晓人间之秋凉。"

苏轼在《前赤壁赋》中有这么几句："惟江上之清风，与山间之明月，耳得之而为声，目遇之而成色。取之无尽，用之不竭。是造物者之无尽藏也，而吾与子之所共适"。

实际上，我们耳闻的、目睹的、心灵感受的，都存入了我们的记忆深处，都成为了我们身体这条大河万条支流的浪花，或者是一条小鱼，它能在一定的情况下闪现一点光亮给你，是闪现、导引方向的一点密码，但首先需要你去相信它，然后努力去捕捉它，再深入一点，就是去探索这光亮背后的秘密。做任何事情都不要泯灭天性，而是要在更大的空间发挥这种天性，让更多的人受益。

10. 冥想是一种捍卫

对于中里巴人来说，静坐冥想是他人生中最重要的事情之一，他认为这比死读书、通过考试、拿到学位更重要。

为什么？

冥想是一种对心灵自由的捍卫。能让焦躁的精神冷却一些，让浑浊的心灵清澈一些，让迷失的自我清楚一些，让沉重的生命轻盈一些。很简单，又很有效。只需要一个不大的地方，一把椅子，或一张草席。每天冥想十分钟，陪自己的心好好地呆一会儿，相当于是把心头的灰尘清理一下。就像我们的身体每天都需要睡觉一样，我们的心灵，每天也需要这样的安静作为必要的休息。

短短的冥想，多多的收获，何乐而不为呢？

我们现在每天被各种垃圾信息"围攻"，需要打响一场"心灵保卫战"，把心里面那些千头万绪的困扰和思虑打扫一下，把那些拼命想挤进你脑袋和心里的无谓信息无情地挡在外面。如何做呢？先放松地坐下来，闭上眼睛，深深吸一口气，把注意力集中在自己的呼吸上，然后静静体会自己身体和精神都变得平和、自然的感觉。

想象自己是一棵树，阳光让你的枝叶很温暖，蒸腾去的水分带走了多余的热，你的心里逐渐变得光明和安详，根须在厚实的土地里吸吮着养分，并变得和大地不分彼此……品味这种心中没有杂念的感觉，保持下去，十分钟，二十分钟，半小时，都可以。睁开眼睛之后，心里继续去保持冥想时的那种平静、淡然。

对现在的都市人而言，冥想，应该像吃饭睡觉一样，成为每天生活自然而然的一部分。食物和睡眠让身体得到补充和休息，冥想对于心灵的作用，是同样的。

冥想的另一种力量是沉默，因为沉默能给人带来内心的平静。印度圣雄甘地每周有一天不说话，以沉默来捍卫心中的安宁。

11. 养护心中的自由之藤

小孩子有十万个"为什么"，成年人有十万个"你应该"。

社会总是想要控制、模塑、铸造年轻人的想法，而年轻人呢，没有谁想被社会控制，但似乎终究要像一块落水的砾石，逃不掉被磨掉棱角、埋没于鹅卵石河滩的"宿命"。心灵被条条框框约束得久了，有种叫感觉的东西渐渐麻木了，最后身不由己，失去了独立思考的能力，很听话地跟着现成的规矩、习惯走。

比如说，一个人发烧了，用手摸他脑门，感觉热？那不行，得拿体温计量一下，到了多少多少度，这才能确认是发烧了。

没人相信手的感觉，都觉得手已经不准了。

这就好像中、西医诊断方式的差异。中医是望、闻、问、切，这四个字里，有作为医生的判断，也有病人自己的思维和感觉在。西医呢，化验、X线、CT，这个标准化、那个标准化，把一切交给了没有温度的仪器，最后抽象为化验单上的数字。

回想一下，年幼时，你的心灵是怎样的？容易感觉、好奇、爱提问、愿意探索……可是后来，不知不觉中走进了一座"监狱"，你可能尽最大的能力在争取得到的，睡梦里却一直感觉自己还在狱中，而那些看似精彩的追求，仅仅是牢狱中的"挣扎"。因为你没有获得真正意义上的自由。

那么自由从何而来？

　　自由的光谱中有多种颜色可以去追求。有些是要靠外力来保障的，比如人身和经济自由；有的自由，是我们自己就可以把握的，比如心灵自由、精神自由。这种自由，不用靠外力去保卫，也不用借别人的手才能实现，更无须向谁去乞求。这才是我们可以依靠的、可以确信的、可以追求的真正的自由。

　　这种自由，也正是可以激发出生命的潜能，帮助人去实现第一类自由的精神靠山，如一种信仰。

　　想得到这份自由，首先要通过内省、对自然的观察来发现它在你心田中的小小萌芽，然后从大自然中去挖掘养料，对这幼苗细心照料、培育，让它尽情地成长蔓延，并逐渐占据心灵主要的空间，让它成为生命航向的领航员。

　　在这一过程中，长大的自由之藤，会逐渐解开原有的自我束缚、外来束缚，包括不自觉的心灵深处的禁锢，帮助你探索不曾触碰的禁区，消除各种偏见和差别，进入一个无法想象的思维仙境。

　　这样做前，不要去期待会有何成果，在这一过程中，你自然会得到很大的回报，来自自我的快乐回报，来自生活的现实回报，以及你一生最大的收获之一：一份轻灵而又有力的心灵自由。

12. 与一朵玫瑰有关的人生

　　有感情，生命就有张力。

　　这感情，不是指喜怒哀乐这样的情绪变化，也不是指仇恨或怨愤，而是从我们的一片真心上，自然产生的一份关爱，一份在意。这种感情是"真心"的一种。我们平常说"真心实意"，很多时候，说的就是感情上的真实、真切、实实在在、不搀杂质。

如果说真心是一片花园，那么这种美好的感情，就是这花园里培育出来的一朵最娇艳的玫瑰。

有句很浪漫的话叫："赠人玫瑰，手有余香。"买一捧玫瑰，送给爱人、朋友、亲人的时候，一定是为了让你在乎的人开心快乐才送的，或者就是想送，没什么原因。你如果想的是：我买玫瑰，是为了让自己的手上留有香气。那人家一定说这人有毛病。但是当这捧美丽的花传递到对方手中时，你一闻自己的手，发现也有玫瑰的香气了，你能不高兴吗？送人玫瑰，手上却意外地留下了玫瑰送给你的香气。不仅如此，当这些人快乐时，你也一定由衷地感到快乐，这份心里的"花香"是最动人的。这就是我们说的，当你发自内心地做事时，即使不追求什么回报，你也会自然而然地得到某种美好的回报。

无论对于亲人，还是爱人，还是朋友，都是这样。

13. "静心"里的另一个世界

中里巴人认为，真爱要靠一颗无所希求的真心去寻找。

那么真心对于一场爱情来说，又意味着什么呢？爱情是两个灵魂之间的忘我探戈，是爱和情的化合物。

距离产生美？浪漫并不这样想。因为我们的心远离了真，就远离了浪漫。浪漫不能刻意营造，而是需要用真心去交换的。只有你的心能够体会到的，才是真实的浪漫。浪漫并不应该离我们的生活遥远。

有一句诗："人，诗意地栖居在这大地上"。这诗意，不就是一种更"广谱"的浪漫吗？我们的世界，本可以多一首诗，少一本账，多一朵玫瑰，少一颗子弹。

每个女人，都需要浪漫作为生活的调味品，就像每条河都需要月光的照耀才会更美。

每个男人，都需要搜集浪漫，去赢得芳心，就像每棵大树都需要用绿荫来留住鸟儿。

蜡烛总是给人浪漫的感觉，因为它在一片黑暗中留下两双互相映照的眼睛。这蜡烛，如一颗在黑夜中守候诺言的真心。

一颗相信爱的心，是映照浪漫的长明灯，是裁判浪漫饱和度的仲裁官。再多的蜡烛，再醇的红酒，再美的夜色，没心，都没用。

古时有一个做钟架的能工巧匠，做出的钟架极其自然，大家都惊叹于他的木工手艺。但他认为自己只是三流的手艺。

他在做钟架前，先斋戒三天，让自己的心平静下来，抛开一些功利的想法。三天后，心里所想和言谈举止都一致了，就拿着斧子和锯到森林里去，寻找"天然的钟架"。

他说："本来就有一个做好的钟架放在森林里等着我去挑选。这样，我选好了天然的钟架，稍做修饰，就成了最好的钟架。"

许多朋友总是觉得自己遇不到爱情，其实不是没有那个人，而是心里没有给那个人留好位置，结果白白错过一些缘分。

人为什么更容易去喜欢一只宠物呢？为什么更容易和一个网上的陌生人无话不谈呢？人和人之间的种种可能、契机，始终存在。只要打开感觉，心灵之间，还是可以沟通的。

我们都不是孤立的一个人，只不过还有一些机缘未到。把自己的感觉打开，试着去寻找吧！

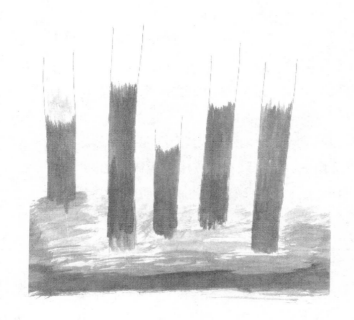

竹子是这样生长的
每当完成一段，也从不停留
分裂、抽高、向上
那个最痛的地方，就叫节

第三篇　演奏你的身体

我们的生命拥有绝妙的弹性，放到天上就是一只风筝，拿在手里就是一把大提琴。

生命本就有一支完美的曲子，伏在我们的心里等待演绎。

当我们四处寻觅外在响应的时候，每每忽略了我们灵魂的寄主，那活泼泼的血肉，那需索着温度和安全感的本体，才是天作的琴弓。

我们每个人，最应该首先学习的是如何演奏自己的身体。

让这皮囊充满灵、智与爱，在俗世的喧嚣中守住一片澄净。

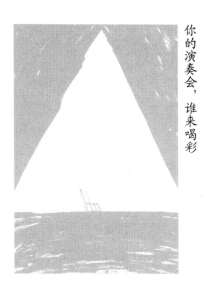

你的演奏会，谁来喝彩

1. 经络是我们的"井水"

在中医看来，我们人的身心之间是可以直接沟通的。

那么是如何沟通的呢？凭借经络，身心之间就可以沟通起来。

精神和身体好像一根绳上的两只蚂蚱，互相牵扯，互相影响。经络，扮演着那根绳的角色。这不光是说，坏心情会让人容易生病，还包括，精神上如果出现问题，可以从身体上找原因。

比如现在很多都市人受抑郁的困扰，其实是肝在闹别扭，调理好了肝气，就能消除抑郁。那么如何调理肝气呢？靠经络。将肝经打通，做到疏肝理气。

我们中国人总说"精气神"。中里巴人认为，这精、气、神，可以在现代科学所说的生理、经络、心理这三个领域上找到对应。具体说，"精"，属于各种作用于生理层面的物质，经过新陈代谢，化生为"气"，转化成一种能量，循着经络走，再升华为"神"，上升到心理层面了。

古代有一些成语，含有很深的道理，比如"聚精会神"，精要聚，才能汇成神，意识和意念才会产生。那么，作为桥梁的气和经络对于这个精的形成与完善就是非常重要的。

很多人质疑经络是否存在。其实，经络就像是飞机的航线，你看不到它，但不能说它不存在。只不过，只有在飞机飞过的时候你才会发觉：哦，天上有一条看不见的线。还有一个有趣的例子就是信鸽，它们对地球的磁场有感觉，能沿着地磁线飞行。

经络的存在也是类似的，而且可信手拈来解决身体问题，十分常见。

比如有个人胃痛，你可以点他胃经的足三里，当时症状就减轻，虽然不能完全治愈，但马上就能有效果。再比如你两肋痛了，一按腿外侧的阳陵泉穴，肋间神经痛就缓解了。因为这两个地方通过经络是相通的，经络就是这么一个走向。所以说中医治病并不慢，导致慢的原因是不对症，只要对症，一定有效。

我们和经络的关系，就好像我们和地下水的关系。我们使用经络和使用地下水的历史一样长久。如果说人体是大地，那么血管就是这大地上的条条江河。经络，则是在这地面下纵横交错的水脉。江河是可以轻易发现的，很直观，而水脉，只能通过一眼眼水井和泉眼，才能为人所知。人体的穴位，就好像开凿在这水脉上的井眼。

井水很甜，井深不见底。一口井连着另一口井。井们撑起这片土地。

2. 风筝和线的故事

经络和脏腑之间的关系，就像风筝和线。经络拽着五脏六腑这几个风筝。你想让这个风筝飞高点儿，就放这根线；想让那个低点儿，就收那根线。或者说，经络相当于是身体这头牛的鼻子，只要把它牵住了，身体乖乖跟你走，否则，就是它牵着你走。

不管用什么办法，只要能作用于这些经络上面的穴位，气血等身体里面的力量，就会去帮你修复脏器，很快见效。要是吃药，还要通过肠胃的消化吸收、血液循环，才能到达病痛的位置，而经络可以直接发挥作用。

中医有句话："有诸内者，必形诸外"。意思是说，五脏有问题必定要反映在经络里面，然后还会通过外部的形态反映出来，比如脸色、舌苔、头发的疏密等等。只要静下心来好好想一想，很容易发现，身体可能已经给了我们一些小小的警告，这样的警告往往是一些大病重病的早期信号，如果能够给这些信号多一些注意和耐心，再掌握一些方法，完全可以做到"治未病"。

初学经络的人可能会问，我痛的部位在这儿，经络的位置在那儿，二者有关系吗？你只要掌握一点基本的经络知识，会自己体验到二者的关系。有的人说左臂老麻，麻到中指了，那是告诉你心包经有问题，是冠心病、心梗的前兆。

前些年，有几位演艺界的名人因为心脏病猝死，引起社会对中年人健康的重视。其实，像这种情况，完全可以及早发现，因为事前肯定有一些迹象，但是自己没认为是问题，比如肩膀痛了，后背痛了，他没认为是心脏的问题。如果事先注意了这些问题，采取一些简单的自疗方法，比如把心包经打通了，完全可以避免发病。

身体会告诉我们好多重要的信息，我们往往因为没耐心、不懂得，才忽略了，等到出现了什么不良后果才有所觉悟，悔之晚矣！

食物也好，药物也罢，虽然可以靠各种手段检测出来里面含有多少营养物质，含有什么有效成分，但具体是不是能够对一个人发挥作用，可不一定。

人和人之间千差万别，对你有用的药，换一个人就不一定也有用。比如，营养学家说黑枣有营养，有的人可能会觉得需要吃，专家说有营养嘛！但实际来看，如果你吃进去后肠胃不能很好地消化吸收，那么不管黑枣多么有营养，也一点意义都没有。所以，无论是食物还是药物，必须得能对自己的身体产生作用才是适合自己的。

食物有没有营养、药品有没有效果，这些全是"变量"，很难具体把握。这种情况下，我们要寻找自己能够控制的"常量"。我们身体里能够自己控制的常量只有一个，就是经络。

每个人身上的经络都一样，不管是谁，身上都是这三百多个穴位。这是我们可以自控的。

古代医家曾经说过，经络为"医之所始，工之所止"。说明一个中医常识：医者入门的学问是经络，达到极点的造诣仍是经络。说它容易，的确很容易记忆、上手，记几个穴位就能给人看看小病；说它难，可说是难于上青天，里面的奥妙和玄机深不可测，变化万端。

中医里还讲："学医不明经络，开口动手即错。"这明确地告诉了我们学习中医要从经络入手。但是必须把经络的原理落实在心里，融会到自己的实践当中去感悟，然后再学药学、针灸和其他方法，才会达到事半功倍的效果。

中医有六法：砭、针、灸、药、按蹻、导引，这只是六种方法，一个方法不会都没关系，因为它只是手段、工具。

比方说，喝汤的时候使一个勺，手段相当于这个勺。没有这个勺，能不能喝汤？用吸管也可以喝，实在不行抱着碗也照样喝。这"六法"，不过是"勺"而已，真正的"汤"是什么？是经络。

吃药是从脏腑里通经络，针疗、艾灸是从皮肤表面通经络，目的都是通经络。所以甭管是国外的瑜伽也好，健身慢跑也好，只要能通经络，就达到了最终的目的。只有通经络才是根本。中医高明就高明在这儿。赤手空拳，仍然可以打遍天下。因为药就在你自己身上，每个人的身体都是百药俱全的。

中医因为发现经络而成为伟大的科学，发现经络系统是中国人对全人类的重大贡献，丝毫不亚于四大发明。

3. 心神安宁，点穴才有效果

西方有名言：让你的身体，跟随你的心灵。

《灵兰秘典》里则说到"主明则下安，以此养生则寿"，"主不明则十二官危"。这话把心神和脏腑之间的关系说得很明白：心神就是君主，是身体的统治者，而脏腑都是大臣，各有各的职责。为什么叫《灵兰秘典》？因为它深藏在灵兰密室当中，黄帝取这书的时候，必须斋戒，挑个好日子才敢拿。它相当是一部身体的宪法。

心为君主之官。君主是一个国家的最高统治者，君主都乱套了，底下人能不造反吗？心神都不清明了，药就不能发挥作用。所以说，有了心病，药也没用。如果身体感觉不舒服后，按穴位没有明显效果，不妨内观一下自己的心，是不是有什么烦恼。你能看到这一点，也就不会觉得多难受了，心也就不乱了。心神安宁了，点穴位才会有效果。

所以说，心主神明。主明则下安。以这种原则来养生，就一定会长寿。

除了心神，从身体的整体调节来讲，首先要注意的是呼吸，呼吸要通畅均匀。"肺为相傅之官"，肺就像个宰相。"治节出焉"，就是治理调节。但靠什么来治理调节？为什么把它搁在心主之后第二位呢？说明呼吸非常重要。

凡是有重病的人，呼吸都不正常。

然后是治理肝脏，肝脏是万病之源。为什么呢？因为肝脏是一个解毒器官，我们吃的那些东西，都是要经过肝来解毒。

肝脏若出问题，百病丛生。所以，调肺之后是治肝。

再往下说，是肠，然后才是脾胃："仓廪之官，受盛之官，变化出焉"。这句话告诉我们，不要先着急通过吃去补阴阳，要先通，先把大便排出来，把环境治理好了，再去补。

最后是肾，"作强之官，技巧出焉"，指生殖能力和人的智慧。是什么让人更聪明？是肾。为什么？肾主髓，髓海是脑。所以补脑可以从补肾着手。肾气足，人的头脑也会更灵光一些。

但是什么会影响"技巧"的产生呢？接下来说了："三焦，决渎之官"。因为有毒素的存在，三焦反而成了藏污纳垢之所。有人说排尿困难，那就得调理三焦，相当于疏通下水道，而不仅仅是膀胱的问题。

所以说，这五脏六腑里边都有好多的深意。仔细琢磨，会发现很多与我们平时所知不同的奥秘。

4. K歌是件很暴力的事

长寿的老人一般不在城市里，而在偏远的农村。

城里人精神紧张是主旋律，农民身体劳累是主要的生活方式，他们也会紧张，但是相对来讲，和城里人不成对比。

大城市人为什么紧张？诱惑多，想得到的多，在这获取的路上就会精神高度紧张，身不由己啊。这样的生活，本身就是"耗精费血"的过程。何况还有更严重的，就是患得患失的心理压力。

现在都市里有一句流行语：男人，对自己就要狠一点。这个"狠"其实不是什么好词，"狠"就是给自己压力，让自己紧张。对自己的身体，不能靠一个"狠"来解决，而是要主动地去调整、引导身体的状态。

人的身体有两个最佳状态：一个是完全地紧张，一个是完全地放松。不紧不松的状态才是最有害的。

大家都说现在城市生活节奏很紧张，需要放松。其实他所谓的这个紧张，不见得是真正的紧张，这个放松，也不见得是真正的放松。

有的朋友下了班，愿意去KTV，K个歌。我们看这个字眼：K。年轻朋友都知道，K是什么？K就是打、揍的意思啊。一个K字，道出了大家有多少压力需要宣泄，很猛很暴力。但是K完了歌之后呢？还得去看老板脸色，还得忍着客户的刁难，每天紧张得不得了，生怕出什么漏子，生活并没有好过一点，现在许多上班的朋友会失眠、焦虑，不是吃不下饭，就是靠拼命吃来缓解心理压力，这样都可以说是在挖身体的"墙角"，把身体惹急了，后果很严重。

其实，真正的紧张状态，并不伤害人的身体。因为真正的紧张是要全心全意投入才能到达的一个境界，保持一个激情的状态，所谓激情使人年轻就是这个道理。

爱迪生搞发明，他每天从早到晚会干18个小时，但是精神仍然非常矍铄，而且寿命很长。为什么？在这种完全紧张的状态下，他的气血是专一的，经络是畅通的，不会有任何的瘀滞、耗伤，反而能激发人体的潜能，让身体和精神都顺畅地运转起来，自然很健康。

人生就像弹簧一样，有两个步骤：第一个是静，第二是释放能量。这是健康的状态。如果弹簧破损了，会出现什么情况？不松不紧。一般人心里要有负担或者烦恼的时候，就会处于类似这种状态。

人也一样，要先把心态放平和了、放静了，才能去做各种各样的事，把你这种能量释放。

人体耗伤气血的时候是什么时候？是心里产生矛盾的时候。比如说我想做这件事情又不敢做，我爱这个人又不敢表达，想使劲，使不上劲，想摆脱，也摆脱不了。人如果长期处于这种既不是紧张又不是放松，而是想做又不做的懈怠状态，是不会健康的。有东西支撑自己，把生命的潜能激发出来，才会健康。

敢爱敢恨，敢想敢为，是我们最应该追求的身心状态。

5. 治未病要从"心"下手

我们再看看这"疾病"二字都藏着什么样的奥妙。

"疾"字，"疒"框，里面一个"矢"字。矢是外来的敌人，外来侵害，就是像箭一样射向你的，细菌、病毒属于疾的范畴。

"病"字，里面的"丙"意思是心火，表示心里不平衡了，有担忧、焦虑、恐惧了，才会产生病。所以"疾"跟"病"不一样，一个外敌，一个内乱。"疾"可以用消炎药来把外敌赶跑，但"病"就不能用消炎药来解决了。

很多人都说，生活压力太大了，我一紧张就失眠了。其实是你的心乱了，心不乱不会失眠。所以也不要吃什么安眠药，不能说因为睡不着就把自己打晕吧？咱们睡觉的时候，心里什么都不要想，把所有烦恼的事儿都暂时抛开了。然后自然地呼吸，深呼吸，感觉一下，气从鼻子进去，顺着胸前慢慢地往下聚到丹田，再慢慢地吐出来……如此重复个几次，很快就睡着了，还倍儿香，比数绵羊管用。

疾病并不是最重要的问题，如何改变一个人的心理环境问题才最重要。所以中医强调上工治未病，不治已病，强调天人合一，强调恬淡从真，辨证论治等等。

只有心境改变了，行为改变了，过程也改变了，结果才会随之改变。

比如，脾气暴的人，可能就是火大了，所以爱吃寒凉的、苦的、能去心火的东西，自然也喜欢脾气相投的人，在情绪上互相传染。这些因素共同构成的心理环境，成为了疾病衍生的土壤。

大多数的病都跟恐惧有关。谁都会有这样的时候，恐惧和忧虑往往是因为心里没有一个支撑的力量。

人生要驱除两个东西，一个是忧虑，一个是恐惧，把忧虑和恐惧去掉了，心灵也就通畅了，身体自然会往健康的方向走。

忧虑恐惧的时候，有两种方案可以选择，一种是自己能解决的问题，那一定要努力自己解决；另一种是自己根本无力解决的问题，那也别去忧虑、恐惧它。因为忧虑、恐惧什么作用也没有，只能白白搭上我们的气血，让我们更加虚弱，更加六神无主。中里巴人说自己年轻时采用的是前一种方法，现在则多采用后一种方法，也就是艾默生所说的"让老天去处理"。

佛家有句话叫做"烦恼即菩提"（"菩提"一词为梵文Bodhi 的音译，意思是觉悟、智慧，用以指人忽如睡醒，豁然开悟，突入彻悟途径，顿悟真理，达到超凡脱俗的境界等）就是暗示了我们一种消除烦恼的方法。

心应该像一面镜子，当你来到镜子前，看到的是你自己，然后你走了，镜子里什么都没留下。

"风来疏竹,风过而竹不留声;雁渡寒潭,雁去而潭不留影"。来的事情随之而又空了,所以叫"应无所住,而生其心",不把事情留在心里。理解了这个道理,忧虑和恐惧自然云散。

6. 亚健康就是一种惯性

在《求医不如求己》一书的开始,有这样一句话:有一种疾病必然对应一种思想。就像一种水养一种鱼,如果说思想是水,疾病就是鱼。

如果一个人现在突然因为什么事感到恐惧了,那么,这恐惧瞬间就会让身体有所反应,这种反应累积起来就会成为器质性的病变,由原来无形的东西转变成有形的了。也就是一种情绪在作怪。情绪变化和身体状况是密不可分的。

比如得肝病的人基本上都是脾气暴躁的,或情绪长期压抑得不到疏解的。处于忧郁状态的人由于经常紧张,容易得胃溃疡。而生闷气的女人有妇科问题的可能性比较大。

也许我们还无法做到完全不生气,但可以通过各种方法来消气和解气。比如人在气头上时,通过刺激身体的经络和穴位,促使他打个嗝或放两个屁,把气消了,就通畅了,顺便也把那无形的不良情绪给解决了。

如果不能改变自己,跟着惯性走,听任不良生活习惯的摆布,这样的生命就很被动,迟早会出问题。所谓的亚健康,也是我们不良生活习惯的"惯性"使然。

比如体质寒凉的人,夏天一定要少喝冷饮这类东西,也别吹空调。要是你看大家喝冷饮你也想喝，那怎么办？告诉你一个方法——喝的时候一定要有防范的东西，比如喝冰镇啤酒了，同时就可以吃点大枣，因为大枣温热，吃下去后，体内凉热就能保持平衡，相当于没喝这酒。

7. 眼盲心不能盲

中里巴人认为，他不过是一颗小小的火星，出现在黑夜里。

火星虽小，碰到一片干草，就把干草点燃了，点燃后的火焰，比火星要亮得多，热得多。这才是最令他感到高兴的。

中里巴人举了个例子："有一个上海的男网民，他说我古文基础非常好，但我在看你的书之前，根本就看不懂《黄帝内经》。但是看完你第一本《求医不如求己》，我就看得懂《黄帝内经》了。我跟他说，其实我看不懂《黄帝内经》，我到现在还没看完呢。他说他早看完两遍了，但是到现在才看懂。怎么回事啊？我相信他自己心中本来就有智慧，只是一直没有发现，所以看了两遍也看不懂，因为没有和书中的智慧产生共鸣。直到他看到了我这个'盲人'手中的灯笼，才算找到了自己的感觉。"用一句话概括就是：眼盲心不能盲。

每个人本身都有很可贵的东西，但是自己可能难以看到。

没关系，手里如果有个火把，也可以照亮别人……

附：般若波罗蜜心经

观自在菩萨，行深般若波罗蜜多时。照见五蕴皆空，度一切苦厄。舍利子，色不异空，空不异色，色即是空，空即是色，受想行识，亦复如是。舍利子，是诸法空相，不生不灭，不垢不净，不增不减。是故空中无色，无受想行识，无眼耳鼻舌身意，无色声香味触法，无眼界，乃至无意识界。无无明，亦无无明尽，乃至无老死，亦无老死尽。无苦集灭道，无智亦无得。以无所得故，菩提萨埵，依般若波罗蜜多故，心无挂碍。无挂碍故，无有恐怖，远离颠倒梦想，究竟涅槃。三世诸佛，依般若波罗蜜多故，得阿耨多罗三藐三菩提。故知般若波罗蜜多，是大神咒，是大明咒，是无上咒，是无等等咒，能除一切苦，真实不虚。故说般若波罗蜜多咒，即说咒曰：揭谛揭谛，波罗揭谛，波罗僧揭谛，菩提萨婆诃。

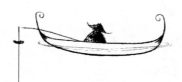

人生就像是钓鱼，真正的收获只在于过程

真诚的希望这本书，帮助你垂钓一个健康而丰实的人生